JN297003

図表で学ぶ
子どもの保健 Ⅰ

編著：加藤忠明・岩田　力

共著：加藤則子・小枝達也・成　和子・高野貴子
　　　谷村雅子・広瀬宏之・横山正子

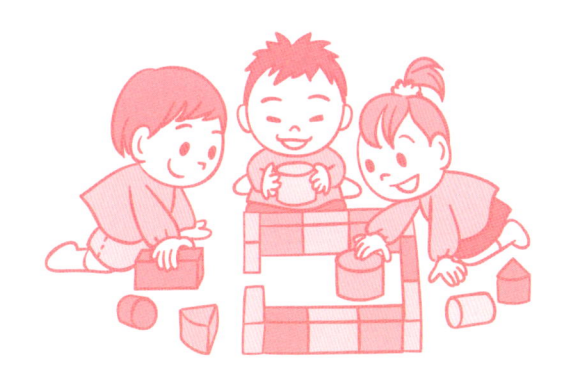

建帛社
KENPAKUSHA

はじめに

　すべての子どもは，その幸福をはかるため，人として尊ばれ，社会の一員として重んぜられながら，よい環境のなかで育てられなければならない（児童憲章，昭和26年制定）。

　子どもの出生や発育をとりまく環境は，近年，急速に変化している。乳児死亡率の低下，少子化の進行，核家族化の定着，女性の社会進出，高齢化の進展，国際化，そして地球規模の環境問題，インターネットなどによる情報量の急増など，大きく変わりつつある。子どもの生活や環境は，子どもと大人との相互関係のなかで，大人が整えなければならない。一般的な社会支援とともに，個々の家庭への適切な支援や助言が望まれるので，一人ひとりの保育者が果たすべき役割は大きい。

　それぞれ個性のある子どもが本来もっている能力を十分に発揮できるよう，また，その可能性を伸ばすことが「子どもの保健」の目標である。社会の変化は，子どもに多くの恩恵をもたらした反面，ストレスに関連した心身症や不登校，いじめ，さらには虐待や自殺の増加が危惧される。

　本書は，保育など子どもと接しようとする皆さんが，自ら考えてほしい課題をとりあげた。図表を多くしたのは，視覚刺激が右脳を活性化し，発想を豊かにする効果をねらっている。一人ひとりの子どもを知るためには，接する大人にこそ生き生きとした感受性が求められる。

　保育士養成課程の平成23年度以降の大幅改正に準拠して本書を作成した。20年余ご愛顧いただいた「図説小児保健」，また，その後の「図表で学ぶ小児保健」の書式を踏襲しながらも，新進気鋭の著者たちによる新版を発行できた。意図が本当に生かされているかどうか，ご批評いただければ幸いである。

平成22年11月

著　者　一　同

目　　次

第1章　子どもの健康と保健の意義
1. 保健活動　　(1)(2)加藤忠明，(3)(4)岩田力 ……………………………… 2
   (1)子どもの特徴　2　(2)保健活動の意義と目的　2
   (3)生命の保持に係る保健活動　4　(4)情緒の安定に係る保健活動　6
2. 健康の概念と健康指標　　加藤忠明 …………………………………… 8
   (1)健康とは　8　(2)人口動態統計からみた子どもの保健　10
3. 地域のおける保健活動と児童虐待防止　　谷村雅子 ……………… 18

第2章　子どもの発育・発達と保健
1. 生物としてのヒトの成り立ち　　加藤忠明 ………………………… 24
   (1)発育・発達の原則　24　(2)生命の特徴　25
   (3)生命リズムの重要性　26　(4)母乳栄養　28
2. 身体発育と保健　　加藤則子 …………………………………………… 30
   (1)発育評価の方法　30　(2)身体発育基準　32　(3)身長－成長曲線と低身長　36
   (4)体重－体型と肥満症　38　(5)頭囲－正常と異常　39
3. 生理機能の発達と保健　　加藤忠明 ………………………………… 40
   (1)生理機能の発達　40　(2)脳の発育の特徴　40　(3)骨と歯の発育　42
   (4)消化器，循環器，生殖器の発達　44　(5)免疫機能の発達　47
4. 運動機能・精神機能の発達と保健　　加藤忠明 …………………… 47
   (1)発達の評価　48　(2)胎児・新生児の行動　52　(3)乳幼児の行動　54

第3章　子どもの健康状態の把握と保育　　加藤忠明
1. 健康観察 ……………………………………………………………………… 58
   (1)日常的な観察　58　(2)身体計測値　58
2. 慢性疾患のある子どもの保育 …………………………………………… 60
   (1)疾患のチェック　60　(2)QOLの向上　60　(3)罪悪感を抱かせない配慮　61
   (4)健康観察　61　(5)親の気持ちの変化　62
3. 院内保育 …………………………………………………………………… 62
4. ターミナルケア …………………………………………………………… 62

5．乳幼児突然死症候群（SIDS） ……………………………………………… 63
第4章　先天異常　　高野貴子
1．先天異常を学ぶ重要性 …………………………………………………… 66
2．先天異常の原因 …………………………………………………………… 66
3．遺伝と環境 ………………………………………………………………… 68
4．遺伝病 ……………………………………………………………………… 68
5．染色体異常 ………………………………………………………………… 70
6．多因子遺伝 ………………………………………………………………… 72
7．先天異常の治療と予防 …………………………………………………… 73
8．遺伝カウンセリング ……………………………………………………… 74

第5章　感染症　　岩田力
1．感染症とその予防 ………………………………………………………… 78
2．感染症各論 ………………………………………………………………… 83
　　(1)かぜ症候群（急性上気道炎）　83　(2)突発性発疹　84
　　(3)急性灰白髄炎（ポリオ）　84　(4)ジフテリア　84
　　(5)インフルエンザ　86　(6)百日咳　87　(7)麻しん　87　(8)風しん　88
　　(9)流行性耳下腺炎（ムンプス，おたふくかぜ）　88
　　(10)水痘（みずぼうそう）　89　(11)咽頭結膜熱・アデノウイルス感染症　90
　　(12)結核　90　(13)細菌性赤痢・腸管出血性大腸菌感染症　91
　　(14)日本脳炎　91　(15)ウイルス性肝炎　92
　　(16)後天性免疫不全症候群（エイズ）　92　(17)破傷風　93
　　(18)RSウイルス感染症　93　(19)A群連鎖球菌（A群溶連菌）感染症　93
　　(20)感染性胃腸炎・流行性嘔吐下痢症　95　(21)手足口病　95
　　(22)ヘルパンギーナ　96　(23)伝染性紅斑　96
　　(23)マイコプラズマ肺炎　97　(25)伝染性膿痂疹（とびひ）　97
　　(26)伝染性軟属腫（みずいぼ）　97　(27)アタマジラミ　97　(28)蟯虫症　98

第6章　免疫とアレルギー疾患　　岩田力
1．免疫とは ……………………………………………………………………100
2．免疫系に異常がみられる疾患 ……………………………………………100
3．アレルギー疾患 ……………………………………………………………100
4．川崎病 ………………………………………………………………………108

第7章 慢性疾患　　加藤忠明

1．小児がん（悪性新生物） ……………………………………… *110*
2．心疾患 ……………………………………………………………… *112*
3．泌尿器疾患 ……………………………………………………… *116*
4．血液・免疫疾患 ………………………………………………… *117*
5．内分泌疾患 ……………………………………………………… *118*
6．膠原病 …………………………………………………………… *120*
7．糖尿病 …………………………………………………………… *120*
8．消化器疾患 ……………………………………………………… *121*
9．神経疾患 ………………………………………………………… *124*

第8章 小児期からの生活習慣病予防の重要性　　加藤忠明

1．生活習慣病とは ………………………………………………… *132*
2．生活習慣病，動脈硬化症とその危険因子 ………………… *132*
　(1)悪性新生物　*132*　(2)動脈硬化症の予防とその危険因子　*134*
3．小児期の生活習慣病予防の具体策 ………………………… *136*

第9章 子どもの疾病の予防と適切な対応

1．病児の世話　　横山正子 ……………………………………… *140*
2．発　熱　　岩田力 ……………………………………………… *140*
3．嘔　吐　　岩田力 ……………………………………………… *145*
4．下　痢　　岩田力 ……………………………………………… *148*
5．けいれん（ひきつけ）　　岩田力 …………………………… *149*
6．せ　き　　岩田力 ……………………………………………… *152*
7．喘　鳴　　岩田力 ……………………………………………… *155*
8．腹　痛　　岩田力 ……………………………………………… *157*
9．頭　痛　　岩田力 ……………………………………………… *158*
10．一般的な新生児マススクリーニング　　成和子 ………… *160*
11．タンデムマススクリーニング　　加藤忠明 ……………… *160*
12．新生児聴覚スクリーニング　　加藤忠明 ………………… *160*
13．予防接種　　(1)(2)成和子，(3)加藤忠明 ………………… *161*
　(1)予防接種の種類　*161*　(2)接種時の注意点　*163*
　(3)最近のがんの予防接種　*164*

第10章　子どもの生活環境と精神保健

1．子どもの生活と環境　　横山正子 ……………………………………… *166*
  (1)子どもの生活　*166*　(2)家庭と地域社会　*174*
  (3)保育所　*176*　(4)生活環境　*178*
2．子どもの心身症と精神疾患　　広瀬宏之 ……………………………… *179*
  (1)心身症と精神疾患の概要　*179*　(2)疾患の例　*180*
  (3)対応の原則　*186*

第11章　子どもの心の健康とその課題－発達障害を中心に－　　小枝達也

1．発達障害の概念 ……………………………………………………………… *190*
2．自閉症・アスペルガー症候群 ……………………………………………… *192*
3．注意欠陥多動性障害・学習障害 …………………………………………… *194*
4．言語発達遅滞 ………………………………………………………………… *196*

第12章　保育環境と衛生・安全管理

1．保育環境整備と保健　　加藤忠明 ……………………………………… *200*
2．保育現場における衛生管理　　加藤忠明 ……………………………… *200*
  (1)食中毒への対応　*202*　(2)子どもへの衛生指導　*202*
  (3)職員の衛生知識の向上と手順の周知徹底　*202*
3．事故防止と安全対策・危機管理　　加藤忠明 ………………………… *204*
  (1)子どもの死因として多い不慮の事故と自殺　*204*
  (2)年齢により異なる死亡事故　*204*　(3)事故とけが　*207*　(4)事故の原因　*208*
  (5)事故の防止対策　*208*　(6)保育所等における具体的な対策　*213*
4．けがや事故への対応　　横山正子 ……………………………………… *217*
  (1)けがの応急処置　*218*　(2)リスクマネジメント　*222*
  (3)一次救急救命：心肺蘇生法とAED　*222*

第13章　健康および安全の実施体制

1．職員間の連携と組織的取り組み　　加藤忠明 ………………………… *226*
2．母子保健対策と保育　　成和子 ………………………………………… *228*
  (1)児童福祉法と母子保健法　*228*　(2)児童福祉施設　*232*
  (3)乳幼児健康診査　*234*
3．保育所と，家庭・専門機関・地域との連携　　加藤忠明 …………… *235*

索　引 ……………………………………………………………………………… *238*

第1章 子どもの健康と保健の意義

本章のねらい　大人にはない子どもの特徴としての発育・発達する能力が十分発揮されるように支援，保健活動を行いたい。子どもの命を守り，一人ひとりの子どもが快適に，そして健康で安全に過ごせるように，また，その生理的欲求が十分に満たされるようにする。子どもが養育者等に受け止められながら，安定感をもって過ごし，自分の気持ちを安心して表せるようにする。子どもの健康状態，発育・発達状態を把握しながら，健康の保持，増進に努める。また，子ども集団全体の健康指標としての人口動態統計を理解する。そして，地域における保健活動として児童虐待防止にも心がけたい。

キーワード　子どもの健康，小児保健，保健活動，生命の保持，情緒の安定，健康，健康指標，人口動態統計，合計特殊出生率，乳児死亡率，周産期死亡率，子どもの死亡，児童虐待，被虐待児

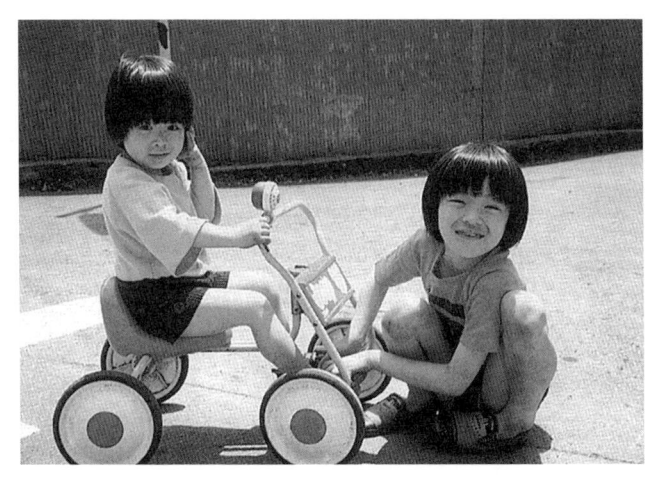

1．保健活動
（1）子どもの特徴

子どものもっとも大きな特徴の一つは，発育・発達することである。からだがしだいに大きくなって発育（成長）していくと，子どもはいろいろなことができるようになり発達する。また，発達に伴って身体が成長していくので，成長と発達は密接な関連がある。そこで，両者をあわせて発育ということもある。子どもの保健に関して比較的よく使用される語句を表1-1に示す。

（2）保健活動の意義と目的
1）保健活動の目標

子どもが本来もっている発育・発達する能力が十分発揮されるように支援することが保健活動の目標である。主体は子ども自身であるが，健康に関するさまざまな職種の人々の協力が必要である。個人個人の努力とともに，地域や行政組織の人々の努力が大切であり，また，それらを支える母子保健や児童福祉施策が必要である。「健やか親子21」の主な目標を表1-2に示す。また，2015年度からは「健やか親子21（第2次）」が始まる（p.228参照）。

子どもの健康を維持増進させることは大切であるが，子ども一人ひとりについてとともに，社会全体も考慮する必要がある。たとえば，細菌感染症の治療に抗生物質が使用されて患者の感染症は治っても，多用すると耐性菌の出現が心配される。また，遺伝病のある一部の患者は，医療の進歩，治療乳などにより普通の生活を送れるようになったが，病的遺伝子が人類のなかに増えている。

2）時代や地域により異なる目標

昔の日本，また現在の発展途上国では，栄養不良に伴って発育不良となり，免疫の抵抗力が低下して，消化不良症や肺炎，結核などの感染症にかかる子どもへの対策が保健活動の重要な課題である。

現在の日本，また先進国では，さまざまな環境の変化への対策が課題である。女性の高学歴化や職場進出に伴って，育児休業制度や保育体制の整備，育児不安を相談できる場の確保，正しい情報提供などが重要である。また，少子化に伴って，人間関係の希薄化が心配されるので，子どもたちが自由に楽しく安全に遊べる場を確保したい。そして，長期生存が可能となった慢性疾患のある子どもへの対応，QOL（生命・生活の質）の向上が保健活動の課題である。

第1章　子どもの健康と保健の意義

表1-1　子どもの保健に関してよく使用される語句

発　育（成長）：からだが形態的に大きくなること
発　達：精神面、また運動面で機能的に成熟していくこと
健　康：WHOの定義では、身体的、精神的、社会的に完全に良好な状態
小児保健：子どもが本来もっている能力を十分発揮できるように支援すること
新生児：出生直後より母体外生活に適応可能となるまでの乳児、統計上は生後28日未満の乳児
早期新生児：統計上は、生後7日未満の乳児
乳　児：満1歳に満たない者
幼　児：満1歳から、小学校就学の始期に達するまでの者
少　年：小学校就学の始期から、満18歳に達するまでの者
学　童：小学生
児　童：児童福祉法では、満18歳に満たない者
児童生徒：学校教育法では、児童は小学生、生徒は中学生と高校生

表1-2　「健やか親子21」の主な目標
21世紀初頭における母子保健の国民運動計画（2001→2014年）

課題	思春期の保健対策の強化と健康教育の推進	妊娠・出産に関する安全性と快適さの確保と不妊への支援	小児保健医療水準を維持・向上させるための環境整備	子どもの心の安らかな発達の促進と育児不安の軽減
主な目標（2014年）	＊十代の自殺率（減少傾向へ） ＊十代の人工妊娠中絶実施率（減少傾向へ） ＊十代の性感染症罹患率（減少傾向へ）	＊妊産婦死亡率（半減） ＊産後うつ病の発生率（減少傾向へ） ＊産婦人科医・助産師数（増加傾向へ）	＊全出生数中の低出生体重児の割合（減少傾向へ） ＊不慮の事故死亡率（半減） ＊妊娠中の喫煙率、育児期間中の両親の自宅での喫煙率（なくす）	＊虐待による死亡数（減少傾向へ） ＊出産後1か月時の母乳育児の割合（増加傾向へ） ＊親子の心の問題に対応できる技術を持った小児科医の割合（増加傾向へ）

（「健やか親子21」公式ホームページより）

（3）生命の保持に係る保健活動

　保育所保育指針（以下「指針」）には，保育の目標として**表1-3**が示されている。子どもたちが，「現在を最も良く生き，望ましい未来をつくり出す」ということは，まさに胎内からの発育と発達を経て，この世にヒトとしての一定の条件を備えて生まれてきた子どもたちが，いかにその生命を全うしてさらなる発展を遂げるためにお膳立てをしていくのか，ということを示している。具体的な目標としてあげられているのが，表中の（ア）である。

　この，「生命の保持」とはどのような内容を持つのであろうか。「指針」による生命の保持のねらいは，**表1-4**のように述べられ，かつその内容もそれぞれの項目に応じて示されている。

　より具体的に考えてみたい。子どもも大人も生物学的にヒトであることは言うまでもない。基本的な生命活動は，両者で異なる部分は非常に少ない。しかしながら，子どもにおいては自らの経験という部分はなく，また自ら判断するということはほぼ不可能である。基本的な生命活動においても，たとえば体温の維持，栄養素の摂取，排泄，睡眠という要素を保障しなければ容易に生命そのものの存続が不可能となってしまう。誰が保障をするのか，それは家庭においては保護者であり，保育所においては保育士である。保育士は，保育者として保育所に通所している子どもすべてに対して，この生命の保持という部分においてもそれを保障する責務を有している。一人ひとりの子どもの健康状態をよく把握することが出発点である。朝，子どもを迎えるとき，親子双方の様子を観察し，家庭のなかでその子が，前日から朝にかけて，どのような状態であったかを詳しく尋ね，保護者からできるだけ情報を引き出すことが必要である。食べ具合，睡眠の時間と質，排尿・排便の様子，機嫌，これらを具体的に尋ねる必要がある。乳児や年少幼児においては，もしも前夜の睡眠時間に不足があるようなときは，午前中の活動計画もそれを考慮すべきであろう。保育所内では，体温の測定，機嫌，食欲の判定は必須である。子どもの体調は早く変化しやすい。1時間前までは快調であったとしても，急に体温の上昇があり，あるいは腹痛の出現などで不機嫌になることは珍しくない。経時的な密接な観察が重要であろう。子どものかかりやすい疾病に関しては，適切な知識をもっていることも必要である。何らかの疾病が疑われる場合には，その種類に応じて迅

第1章 子どもの健康と保健の意義

表1-3　保育所保育指針における保育の目標

第1章総則3．保育の原理
（1）保育の目標
ア　保育所は，子どもが生涯にわたる人間形成にとって極めて重要な時期に，その生活時間の大半を過ごす場である。このため，保育所の保育は，子どもが現在を最も良く生き，望ましい未来をつくり出す力の基礎を培うために，次の目標を目指して行わなければならない。
（ア）十分に養護の行き届いた環境の下に，くつろいだ雰囲気の中で子どもの様々な欲求を満たし，生命の保持及び情緒の安定を図ること。

表1-4　保育所保育指針による生命保持のねらい

第3章保育の内容1．保育のねらい及び内容
（1）養護に関わるねらい及び内容
ア　生命の保持
　（ア）ねらい
　① 一人一人の子どもが，快適に生活できるようにする。
　② 一人一人の子どもが，健康で安全に過ごせるようにする。
　③ 一人一人の子どもの生理的欲求が，十分に満たされるようにする。
　④ 一人一人の子どもの健康増進が，積極的に図られるようにする。

速な処置が必要なこともある。嘱託医との連携が重要となる。子どものかかる疾病については，頻度としては感染症が多いため，代表的な感染症についての新しい知識を得て，対処法や予防法について認識を深めておく必要がある。

　疾病のみでなく，事故の予防も大変に重要であることは言うまでもない。特に子どもは運動機能が発達していくため，それまでできないと思っていた行動が，ある時急にできるようになり，そのため事故の起こる可能性もまた増強していくという認識が必要である。室内，屋外の環境整備は常に必要である。事故にも関連して，子どもの生活リズムに注意を払う必要がある。保育所内では一定の生活リズムが保たれていようが，家庭におけるリズムの崩れが，保育所での生活リズムと関連する。ここでも家庭との情報交換が大切となる。

　子どもの健康増進を積極的に図るということは，子どもの発達過程に応じた能力の発現を促すということでもあり，保育所における長時間保育の中でそれ

らを保障していく。子どもの発達に応じた運動を適度に取り入れること，必要な休息を取ること，発育状況に応じた食事をとること，そして発達に応じた排泄のやり方を学び，衣類の着脱も含め基本的な生活習慣の確立も保育者がかかわっていくことである。これらは基本的に生命の保持に必要であるとともに，子どものその月齢年齢に応じた発達の確認と援助をもって，その子どもの将来を保障していくものである。

（4）情緒の安定に係る保健活動

　前項では生命の保持について述べたが，その生命の保持とともに情緒の安定を図ることが保育所における保育の目標として重視されている。

　「指針」では**表1-5**の4点が示されている。

　生命の保持と同じく，「情緒の安定」が図られなければ，人間は極端な場合死に至ることがある。そこまでいかなくとも，子どもの正常な発育と発達が損なわれてしまうことは決して珍しいことではない。親と子の関係において，これらの4点が自然に満たされていくように思われるかもしれないが，必ずしもそうではないことは，近年の児童虐待の増加や，子ども自身の人間関係構築が不得手となっている例を見聞きすることから想像される。情緒の安定は，ヒトが人間として成長していくために必須の条件であろう。親にとっても，場合によっては子どもとのかかわりに困難さを覚えることがあるとき，保育士の立場から子どもと親に接していく中で，双方の情緒の安定を保障していくことが可能であり，役割である。

　安定感とはどのようなことを意味するのであろうか。たとえば生まれたばかりの新生児では，胎内でとっていたような姿勢を，両腕の中で抱くことによって与え，ゆっくりとからだを動かし，小さな声で語りかけることによって　泣も収まり，心地良さそうに眠り出す。これは新生児にとって安定な状態であるからであり，おそらくは安定感を感じていることであろう。乳児，幼児では基本的な生命の欲求が満たされることを前提として，保育者とのかかわりの中で日々安定感を得ることによって発達していくことが可能である。家庭で親が与えているであろう安定感を，保育士が自然に同じように与えることはできないが，一人ひとりの子どもの心身の状態と発達過程を把握して，それぞれの子どもの示す反応や気持ちにそって対応していくこと，その子どもにとって何をど

第1章 子どもの健康と保健の意義

表1-5 保育所保育指針による情緒の安定のねらい

第3章保育の内容 1．保育のねらい及び内容
（1）養護に関わるねらい及び内容
イ　情緒の安定
　（ア）ねらい
　　① 一人一人の子どもが，安定感を持って過ごせるようにする。
　　② 一人一人の子どもが，自分の気持ちを安心して表すことができるようにする。
　　③ 一人一人の子どもが，周囲から主体として受け止められ，主体として育ち，自分を肯定する気持ちが育まれていくようにする。
　　④ 一人一人の子どもの心身の疲れが癒されるようにする。

うすることが望ましいのかを検討しながら保育を行うことが，専門職としての保育士に求められるであろう。子どもは，自分に向けられるまなざしや扱われ方を実は冷静に見ているものである。保育士から適切な世話を受け，優しいまなざしや温かな態度を示されること，適度なスキンシップを受けることによって，自分自身が認められ愛されていることを感じ，自分もまた愛情を相手に示していくようになる。人とかかわり合う相互の作用によって，子どもにとっても保育士にとっても情緒的な安定感が生じていくであろう。

大人もそうであるが，子どもは自分自身が信頼されていることを自覚することで，人への信頼感も育まれていく。保育者が，それぞれの子どもの気持ちや思いを感じ取り，適切に応答していく行為は保育の基本であろう。また保育者自身の感じ方，願いを子どもに返していくことで，子どももまた自分とは異なる人の存在を意識して認めることができるようになる。信頼関係を基盤として成り立つ人間関係は，家庭での生活とともに保育所での生活によっても培われていくことを理解し，子どもの心を豊かに育てていくことは保育士の責任と言ってもよかろう。

子どもの心が豊かに育っていくということは，自己肯定感が育っていくことでもあり，一人ひとりの子どもが自らのもつ可能性を発揮して，その子の人生を十分に歩んでいくことができるよう，保育士は子どもとかかわっているのである。そのことを保健的な見地から再びみると，保育所における子どもの生活のリズムの確立，その子どもの発達過程に応じた食事や休息の取り方を考慮し

ていくことが大切である。子どもは，日頃の睡眠が不足であったり，栄養面のみならず食事そのものが不十分であったり，心身の疲労がたまってしまうと，情緒的な安定感を欠くことになる。そのためには家庭との連絡を密にして，保護者の様子にも気を配り，子育てという共通の場での話ができるように，連携が必要であろう。

　最後に，保育者自身の情緒が安定していないと，子どもとのかかわりにおいて好ましくないことは言うまでもない。自ら豊かな心をもてるように，研鑽することもまた必要である。

2．健康の概念と健康指標
（1）健 康 と は
　病気がなくて心身が健やかな状態であること（無病息災）を一般的にいう。しかし，各種の病気や障がい（p.22 注参照）がありながらも，健康的な生活を送る人は多い（一病息災など）。そこで，各種の状況に応じた健康の概念が示されている。

　1）WHO（世界保健機関，World Health Organization）　　健康を**表1-6**のように定義している。これは，理想的な健康として定義されたものであり，このように健康な人は少ないものの，世界中の人たちがこのような健康状態になれるようにしたい，との努力目標である。

　2）保育所保育指針　　保育所保育指針では，子どもの生命の保持と健やかな生活の基本を子どもの健康及び安全としている。一人ひとりの子どもの健康の保持及び増進並びに安全の確保とともに，保育所の子ども集団全体の健康及び安全の確保に努めなければならない。また，子どもが，自らのからだや健康に関心をもち，心身の機能を高めていくことが大切である。そこで，子どもへの健康支援として，以下の3）～5）を示している。また，保育内容の領域健康に関して，**表1-7**の「ねらい」と「内容」を示している。

　3）子どもの健康状態並びに発育及び発達状態の把握　　子どもの心身の状態について，定期的，継続的に，また，必要に応じて随時把握する。母子健康手帳の利活用も望まれる。保護者からの情報とともに，登所時及び保育中を通じて子どもの状態を観察し，何らかの疾病が疑われる状態や傷害が認められた

第1章 子どもの健康と保健の意義

表1-6 WHO（世界保健機関，World Health Organization）による健康

身体的，精神的，及び社会的に完全に良好な状態であり，単に疾病または病弱の存在しないことではない。

表1-7 保育所保育指針による保育内容としての健康

健康な心と体を育て，自ら健康で安全な生活をつくり出す力を養う。

ねらい
① 明るく伸び伸びと行動し，充実感を味わう。
② 自分の体を十分に動かし，進んで運動しようとする。
③ 健康，安全な生活に必要な習慣や態度を身に付ける。

内　容
① 保育士等や友達と触れ合い，安定感を持って生活する。
② いろいろな遊びの中で十分に体を動かす。
③ 進んで戸外で遊ぶ。
④ 様々な活動に親しみ，楽しんで取り組む。
⑤ 健康な生活のリズムを身に付け，楽しんで食事する。
⑥ 身の回りを清潔にし，衣類の着脱，食事，排泄など生活に必要な活動を自分でする。
⑦ 保育所における生活の仕方を知り，自分たちで生活の場を整えながら見通しを持って行動する。
⑧ 自分の健康に関心を持ち，病気の予防などに必要な活動を進んで行う。
⑨ 危険な場所や災害時などの行動の仕方が分かり，安全に気を付けて行動する。

場合，保護者に連絡するとともに，嘱託医と相談するなど適切な対応を図る。また，不適切な養育の兆候が見られるなど，虐待が疑われる場合，速やかに市区町村または児童相談所に通告，連携を図る。

　4）**健康増進**　　子どもの健康に関する保健計画を作成し，全職員がそのねらいや内容を明確にしながら，一人ひとりの子どもの健康の保持及び増進に努める。子どもの心身の健康状態や疾病等の把握のために，嘱託医等により定期的に健康診断を行い，その結果を記録し，保育に活用するとともに，保護者に連絡し，保護者が子どもの状態を理解し，日常生活に活用できるようにする。

　5）**疾病等への対応**　　保育中に体調不良や傷害が発生した場合，その子どもの状態等に応じて，保護者に連絡するとともに，適宜，嘱託医や子どものかかりつけ医等と相談し，適切な処置を行う。看護師等が配置されている場合，

その専門性を生かした対応を図る。感染症やその他の疾病の発生予防に努め，その発生や疑いがある場合，必要に応じて嘱託医，市区町村，保健所等に連絡し，その指示に従うとともに，保護者や全職員に連絡し，協力を求める。子どもの疾病等の事態に備え，医務室等の環境を整え，救急用の薬品，材料等を常備し，適切な管理の下に全職員が対応できるようにしておく。

（2）人口動態統計からみた子どもの保健

1）人口動態統計とは 人口動態統計は，出生，死亡，婚姻，離婚，及び死産について，その実態を明らかにするため，各種の届け出の内容を厚生労働省がまとめているものであり，人口に関する基礎資料として活用されている。日本では，戸籍法制定の翌年の1899(明治32)年から現在まで公表されている。現在の公表資料には，人口動態統計の年報と月報がある。

一定期間内での出生や死亡など人口の変動と，それに密接に関連する婚姻や離婚などを人口動態といい，地域や国家など，また年代ごとの健康水準を評価する大事な指標の一つである。ただし，その発生件数のみでは人口規模による影響が大きいので，地域の比較，また年次推移をみる場合は，人口などで除し，率（多くは人口千対）で示されることが多い。子ども集団全体の健康指標としての人口動態統計を理解していきたい。

2）出生に関する統計 出生数は生まれた子ども数であり，その人口千対の数値が出生率である。日本の出生数は，戦後の第一次ベビーブーム（1945〜1952年）の時には多かったが（1947年は268万人），1970年代前半の第二次ベビーブーム（1973年は209万人）以降は少しずつ減少し，2011（平成23）年は105万人になった。

合計特殊出生率は，女性1人が一生の間に産む平均子ども数であり，人口の自然増減を評価しやすいので，使用されることが最近多い。「母の年齢別出生数÷年齢別女子人口」に関して15〜49歳までを合計した数値である。自然増減の境目は2.08とされ，日本では，1973（昭和48）年の2.14以降，2.08未満であるので，平均寿命が延びなければ人口が減少する時代が続いている。2011（平成23）年は1.39であった。出生率低下の背景には，育児の身体的かつ精神的負担，子育てコストの上昇，独身生活の魅力，都市での住宅の狭さなどがある。子どもの人間関係の希薄化，将来の労働人口の減少などが心配される。

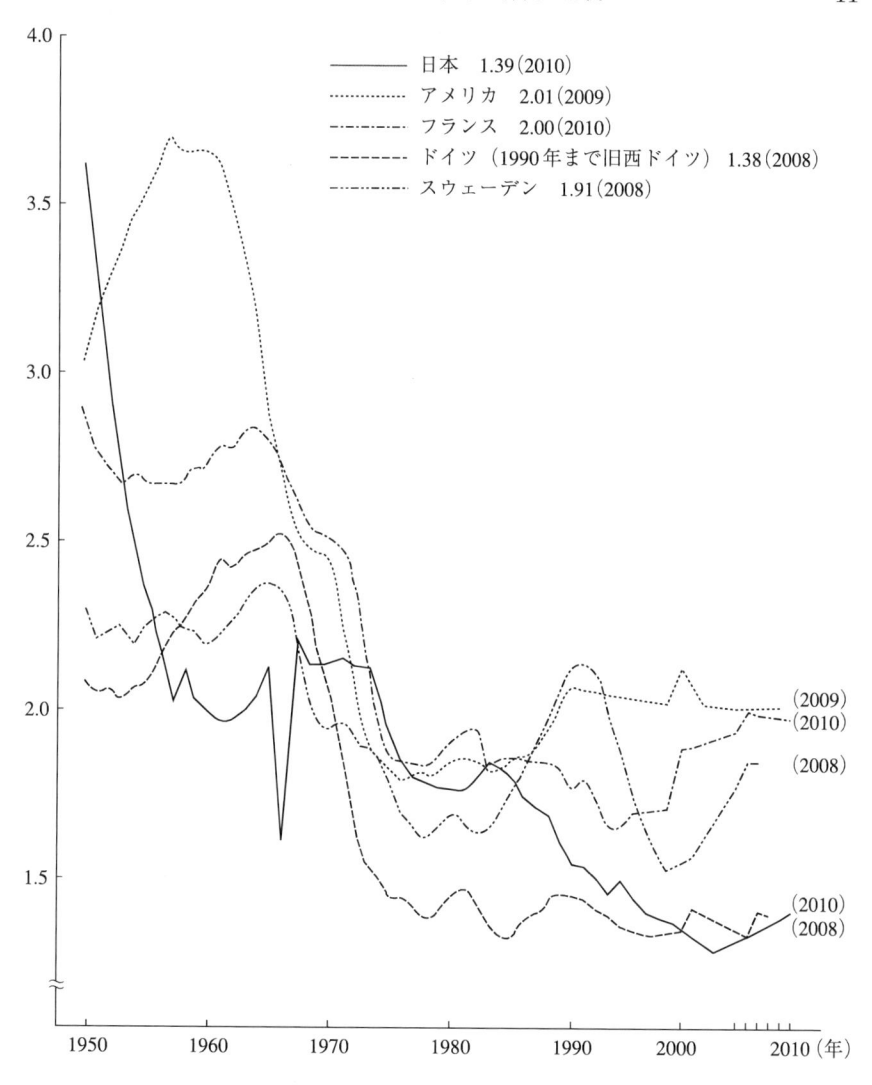

第1章 子どもの健康と保健の意義　　*11*

―――― 日本　1.39(2010)
……… アメリカ　2.01(2009)
―・―・― フランス　2.00(2010)
―――― ドイツ（1990年まで旧西ドイツ）　1.38(2008)
―・・―・・― スウェーデン　1.91(2008)

図1-1　主要先進国の合計特殊出生率の推移
（国連：Demographic Yearbook より）

合計特殊出生率の推移の国際比較を図1-1に示す。1980年代以降，低い先進国が多い。アメリカが比較的高いのは，移民と婚外子の出生が多いことによる。スウェーデンで高かった一時期は，高額の育児手当を支給した時期であった。フランスは近年育児支援政策の充実で上昇している。出生率の低い日本では，出産や育児環境のさらなる整備が望まれる。

　3）乳児死亡率　　乳児死亡率は，「1年間の生後1歳未満の死亡数÷1年間の出生数」×1,000であり，1,000人生まれた子どもが1歳までに亡くなる人数を示している。ほぼ世界中の国々で算出されているため，各地域，また各年代の保健水準を把握，比較する簡便な指標として重視される。日本での年次推移を図1-2に示す。

　日本では，統計資料のある1899（明治32）年から大正時代前半まで150〜170と高率であったが，インフルエンザが大流行した1918（大正7）年の188.6をピークに，現在までほぼ毎年減少し続けている。各年代での減少理由は異なり，おおむね以下のように推測されている。

　明治時代に，ほとんどの子どもたちが小学校で読み書きの教育を受けられるようになり，その子どもたちが親となって子育てする大正時代に入り，乳児死亡率の減少が始まった。その理由は，当時強い兵隊を作るために健康な子どもを産み育てる富国強兵政策に関して，雑誌などを通して，読み書き可能となった親たちに教えられたことである。すなわち国民の初等教育レベルと健康意識の高さの重要性を示している。第二次大戦直前の1940（昭和15）年の90.0から，大戦中の1943（昭和18）年の86.6，さらに大戦直後の1947（昭和22）年の76.7への減少理由は，日本人の教育レベルの高さ以外に考えられない。

　大戦後，乳児死亡率が減少した理由は，当初は衛生環境の向上や栄養状態の改善，そして，その後は感染症に対する抗生物質や抗結核剤の使用など保健・医療の進歩による。乳児死亡率の著しい減少に伴って死因の構成割合は大きく変化してきたが（図1-3），当初は肺炎などの呼吸器疾患，腸炎などの感染症による死亡が激減した。

　乳児死亡率が1985（昭和60）年に世界最低の5.5になった以降も世界最低値を更新し続けている。その主な理由は，日本の各地に新生児集中治療管理室（p.61，図3-4）が設置され，そして，総合周産期母子医療センター設置など

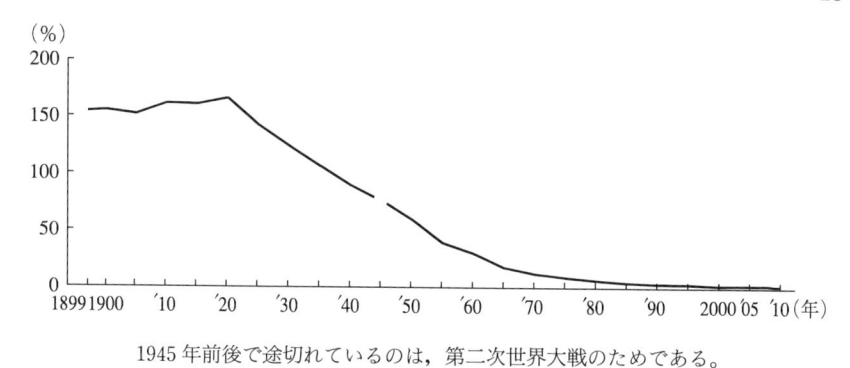

第1章 子どもの健康と保健の意義

1945年前後で途切れているのは，第二次世界大戦のためである。

図1-2　日本の乳児死亡率の年次推移

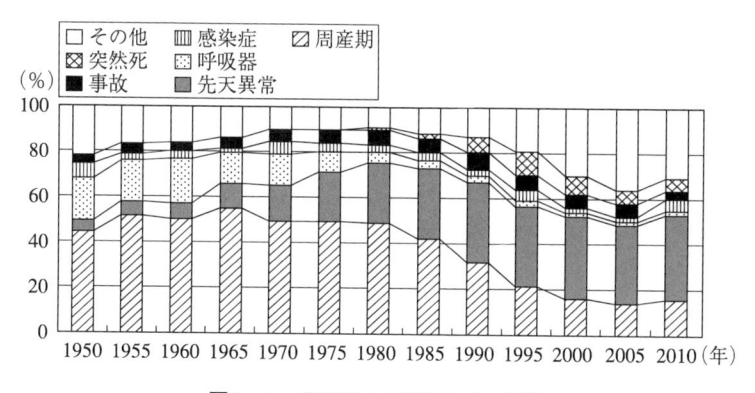

図1-3　乳児死亡の死因割合の推移

の周産期医療ネットワークが整備されてきたことによる。乳児死亡率は2011（平成23）年に2.3まで減少した。図1-3では「周産期に特異的な呼吸障害や心血管障害」の割合の減少に示される（死因第2位）。医療現場の従事者の献身的な努力の結果であり，今後も産科医や小児科医の確保が急務である。また，乳児の死因の第1位は先天異常であり，出生前からの予防が望まれる。

4）周産期死亡率　　周産期死亡率は，「（1年間の早期新生児死亡数＋妊娠

満22週以降の死産数)÷(1年間の出生数＋妊娠満22週以降の死産数)」である(1995年以降)。早期新生児とは生後1週未満の新生児である。妊娠期間は，最終月経初日を0日とした場合の満の週数で表される。関連した用語の使い方を表1-8に示す。

周産期死亡率が計算される一つの理由は，図1-4に(国際比較のため1994年以前に使用された「妊娠満28週以降の死産比」で)示すように，国によって早期新生児死亡率と死産比のバランスが異なるためである。日本では，出生後すぐ新生児が亡くなった場合，死産扱いのほうが死産届1通で済むし，また生まれなかったというほうがほかの人に説明しやすいので，比較的死産扱いが多い。制度や文化が異なる国の保健水準は，乳児死亡率のみでなく，周産期死亡率も比較することが多い。

表1-8　妊娠期間と関連用語など

妊娠期間	用語	参考
21週6日以前	流産	人工妊娠中絶適用の範囲
22週0日～36週6日	早産	22週0日は成育可能な限界
37週0日～41週6日	正期産	40週0日が分娩予定日
42週0日以降	過期産	胎盤機能不全症候群が心配

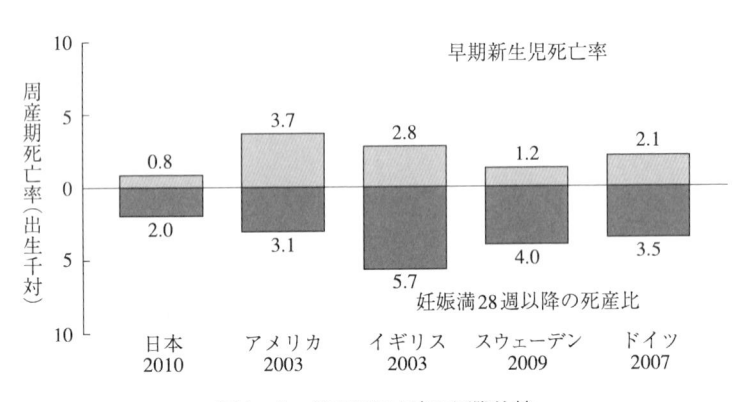

図1-4　周産期死亡率の国際比較
(国連：Demographic Yearbook より)

5）1～19歳児の死亡

図1-5～1-8に年齢階級別の死因の推移を示す。1～4歳，5～9歳，10～14歳，15～19歳の死亡率（各年齢階級別人口千対）は，1950年から2010年にかけて，9.27→0.22，2.08→0.09，1.17→0.09，2.48→0.24と激減した。

子どもは1歳をすぎると各種の抵抗力が増すため，死亡率は，乳児期に比べて減り，発育・発達とともに10歳代前半までは減少し続ける。しかし，10歳代後半になると，無謀な自動車運転などによる不慮の事故，また自殺が増えるため，死亡率は上昇に転じる。

結核は1950年代に激減し，その後も腸炎や肺炎などの感染症は著しく減少した。1960年代以降の死因の第1位は，ほぼすべての年齢階級で「不慮の事故」となった。近年減少傾向は認められるものの，さらなる事故対策が必要である。1970年代以降の死因の第2位は，1～4歳が先天異常，5～14歳が悪性新生物，15～19歳は自殺の年が多い。10歳代の自殺が近年増加し，2008～2010年の15～19歳の死因の第1位は自殺となったので，自殺対策は急務である。

1975年と2010年の1～19歳児の慢性疾患による死亡者数に関して，主として小児慢性特定疾患治療研究事業（小慢事業）の疾患群別に**表1-9**に示す。小慢事業対象疾患による死亡者数は，全体として3,458人から700人に，また，1～19歳の人口10万対の死亡率は10.46から3.13に減少した。

近年の保健・医療の進歩に伴い，悪性新生物や先天性心疾患を除けば，たとえ慢性疾患にかかっていても子どもはほとんど亡くならなくなったことが示されている。また，悪性新生物をもっている子どもの約70％は成人に達すると算出される。1974（昭和49）年に制度化された小慢事業は，医療費助成制度の一つであり，治療が必要な患児に対して必要な医療を，一部自己負担を除き原則無料で受けられるようになった効果も大きい。

慢性疾患のある子どもたちは，近年の医療の向上によって生命の危機は防ぎやすくなった反面，その療養が長期になり，逆に心身面での負担は増している。その子どもたちがより良く育っていくためには，保健，医療，福祉，教育の統合的なアプローチが必要であり，個々の子どもの成長と発達に応じた適切なケアがなされなければならない。

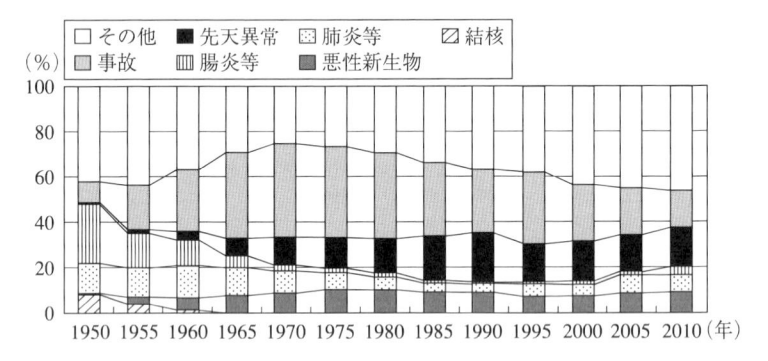

図1-5　死因別死亡割合（1〜4歳）

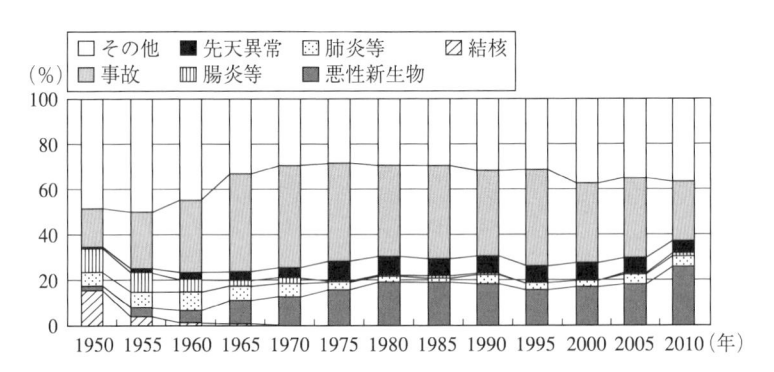

図1-6　死因別死亡割合（5〜9歳）

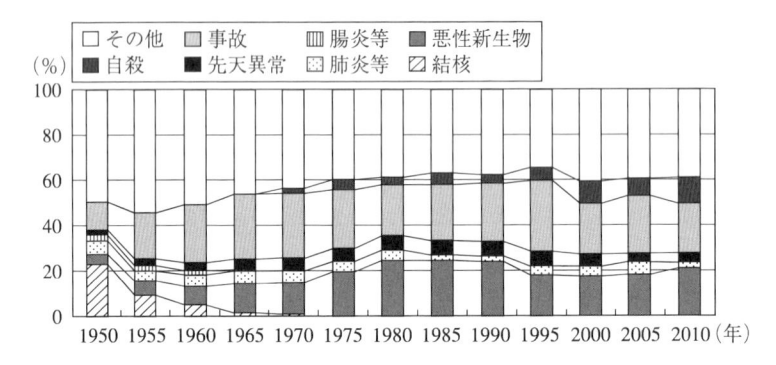

図1-7　死因別死亡割合（10〜14歳）

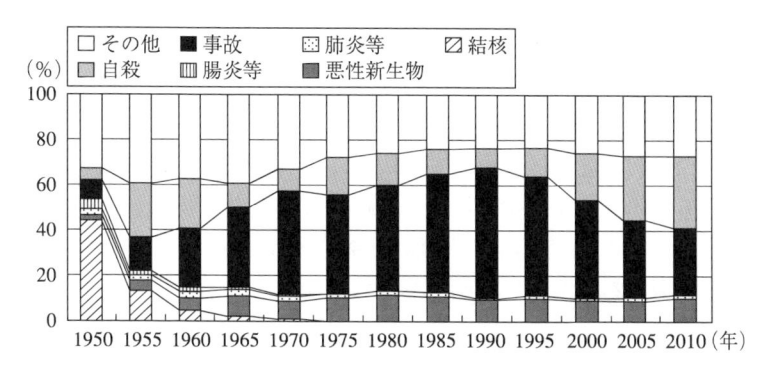

第1章　子どもの健康と保健の意義

凡例：□その他　■事故　▨肺炎等　▨結核　▨自殺　▨腸炎等　■悪性新生物

図1-8　死因別死亡割合（15〜19歳）

表1-9　小児慢性特定疾患治療研究事業開始後の死亡者数の推移（1〜19歳児）

疾病分類	1975年	2010年
悪性新生物	1,824人	459人
循環器系の先天奇形（主として慢性心疾患）	937	134
血液・免疫疾患	207	45
喘息（主として慢性呼吸器疾患）	176	10
慢性腎疾患	153	10
代謝疾患（体液異常を除く代謝障害，主として先天性代謝異常）	64	26
糖尿病	36	7
その他の小慢事業対象疾患（主として内分泌疾患と慢性消化器疾患）	61	9
合計	3,458人	700人

3．地域における保健活動と児童虐待防止
(1) 児童虐待とは

　親による子どもへの虐待は昔からあったが，子どもの人権を侵害し，心身の成長と人格の形成に重大な影響を与えるため，2000(平成12)年に児童虐待の防止等に関する法律（児童虐待防止法）が制定された。児童虐待が法律で定義されて禁止され，教師，保育士，保健師，医師などは発見しやすい立場にいるので早期発見に努めること，児童虐待に気づいた者は市町村や児童相談所に通告する義務があることなどが明記された。しかし，児童相談所での虐待の相談対応件数は年々増加し，2013(平成25)年度には7万3千件を超えて，69名の生命が奪われており，依然として社会全体で取り組むべき課題である。乳幼児が半数を占め，実母によるものが多い。厚生労働省ホームページの「子ども虐待対応の手引き」に具体的な対応方法が解説されている（章末参考図書参照）。

　児童虐待は，身体的虐待，性的虐待，ネグレクト，心理的虐待に分類されており(表1-10)，複数の種類を伴う場合が少なくない。身体的虐待には殴る，蹴る，異物を飲ませるなど，性的虐待には性的暴行，子どもをポルノの被写体とするなどがあり，ネグレクトには必要な情緒的欲求に応えない，車中に放置，病院に連れていかないなどの不適切な養育のほか，同居人による虐待を放置することも含まれる。心理的虐待にはことばによる脅し，他のきょうだいとの差別，配偶者や他の家族への暴力を見せることも含まれる。

　虐待者は虐待した理由を，愛せず育てる意志がない，育児負担などと供述し，しつけと主張したり養育が不適切であることを認識していない者もいる。

　虐待により，死亡，身体的障害，心的外傷，情緒不安定・怯え・抑鬱，無表情・無感情，成長・発達の遅れ（愛情不足による成長ホルモンの分泌不全），対人関係の問題(攻撃的，過剰接近，引きこもりなど)，自己評価が低い，非行・問題行動などの症状が生じ，放置すると，心身の発達や人格形成に深刻な影響を及ぼし，さらに，成人後に次の世代の養育にも影響するおそれがある。外傷がないネグレクトや心理的虐待の影響も深刻である(図1-9)。しかし，適切な治療・ケアにより，多くは精神的に安定し，症状も改善するので，早期に発見して早期に対応することが大切である。

　虐待対応は，子どもの安全を守り心身ともに健全に成長して自立するまで支

第1章 子どもの健康と保健の意義

表1-10 児童虐待の定義と主な症状

児童虐待防止法 平成20.12.3改正，〔例〕：子ども虐待対応の手引き（厚生労働省）

身体的虐待：身体に外傷が生じたり，生じるおそれがある暴行を加える
　〔例〕　外傷を負わせる，首を絞める，逆さ吊りにする，異物を飲ませる，冬に戸外に閉め出す，病気にさせる　など
　〔症状〕　傷が多発，新旧の傷が混在，通常では考えにくい部位の傷など
性 的 虐 待：子どもにわいせつな行為をしたりわいせつな行為をさせる
　〔例〕　性的暴行，性行為の強要，性器を見せる，ポルノの被写体とする
ネグレクト：子どもの心身の正常な発達を妨げるような著しい減食または長時間の放置，保護者以外の同居人による虐待行為の放置，その他保護者としての監護を著しく怠る
　〔例〕　遺棄，登校させない，車中に放置，病院に連れて行かない，子どもに必要な情緒的欲求に応えない，食事が不適切，衣服・住居などが不潔，同居人の虐待を放置　など。
　〔症状〕　栄養・成長障害，不衛生，発達遅滞，精神不安定症状が入院やかかわりで改善
心理的虐待：子どもに著しい心理的外傷を与える言動を行う
　〔例〕　ことばによる脅しや脅迫，自尊心や心を傷つける言動，他のきょうだいとの差別，配偶者や他の家族への暴力を見せる　など。
　〔症状〕　発育障害，成長障害，問題行動，固い表情

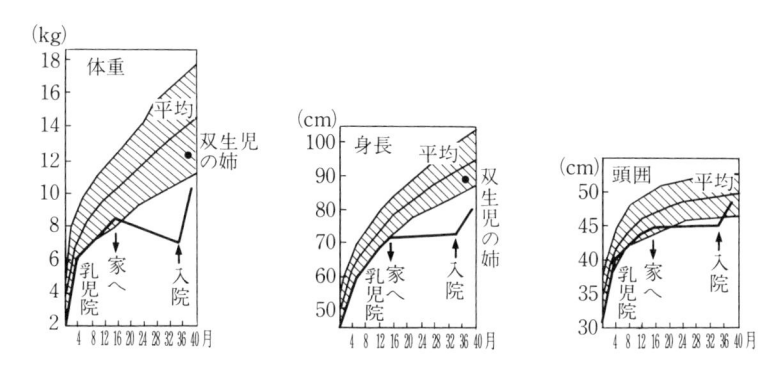

双生児の一方のみの成長が遅れている。
入院すると体重が増加するが家に戻ると増加しない。

図1-9　ネグレクトによる成長の遅れと入院時の回復
　　　（愛情のない親のもとで発育ストップの例：村上　勉）

援する。子どもの治療・ケアとともに，良好な家庭的環境で生活するための親への支援が必要である。虐待には多くの要因が絡んでいてさまざまな支援が必要であるので，関係機関や職種のそれぞれの特性を活かして連携して支援することが効果的であり，市町村の要保護児童対策地域協議会の設置が期待されている。

（2）児童虐待の予防

児童虐待は，放置すると深刻な後遺症や死亡に至らしめる段階まで進行しやすい。育児不安や子どもへの否定的感情を抱く段階から育児支援で虐待への進行を予防し，軽度の虐待では通告して支援し再発を防止し，生命に危険がある場合は子どもを保護者から離すなど，状態に応じた予防的対応が必要である。

虐待はリスク要因が複数重なると発生しやすいので，一つひとつのリスク要因を軽減して虐待への進行や再発を予防する。リスク要因には，子どもや保護者，家庭の問題があり，子どもへの否定感情，育児への不安や負担，困難さに関連するものが多い（**表1-11**）。子どもの状態に合ったあやし方や育児のこつを助言したり，保育所の利用や市町村や民間の支援機関への相談を助言して，育児不安や負担を軽減させ，虐待に進行しないように見守る。子どもが笑顔を見せ成長し可愛くなると，子どもへ否定的感情が好転することもある。

それまで元気に育っていた子どもでも，保護者の離婚や再婚，家族の病気，失業，きょうだいの出生，転居などのように家庭環境が変わって虐待が始まることがあるが，気付かれにくい。子どもや親子のかかわりの様子の変化を見逃さないように気をつけたい。

（3）被虐待児の処遇（図1-10）

虐待が疑われる場合は，児童相談所や市町村，都道府県の福祉事務所に通告する。子ども本人や親が相談することもある。通告や相談を受けた児童相談所や市町村は虐待状況を調査し，子どもと保護者の様子，生活環境を評価し，子どもに直接会って安全を確認する。危険があると判定した場合は児童相談所は子どもを一時保護する。生命に危険がある場合は入院させて保護する。

児童相談所は援助方法を検討し，虐待が軽度で，子どもが保育所や幼稚園や学校などに通っている，保護者が援助機関との面談を受け入れる姿勢がある場合は，在宅での養育を続け，子どもの安全を見守りながら親を指導し援助する。

在宅での援助が困難と判定された場合は，施設入所や里親委託などの措置をとる。施設入所後も親子再統合に向けて指導する。

表1-11 児童虐待のリスク要因

子ども側の要因
  乳児，多胎で他方に較べて発達が遅い
  低出生体重・病気・障がい
  親の気に入らない行動
  養育者の交代（愛情をもてない・なつかない）　など
親側の要因
  望まない妊娠・出産，育児・子ども嫌い
  精神的不安定（産後うつ病など），知的問題や精神疾患，アルコールや薬物依存
  社会的不適応，未熟，被虐待経験　など
家庭・養育環境の要因
  孤立（外国人，転居後，実家や地域から孤立）
  育児負担が大きい（病人，多子），一人親家庭，夫婦不和，家族間に葛藤
  経済的不安定
  子どもが未入籍，健診未受診，反社会的行動　など

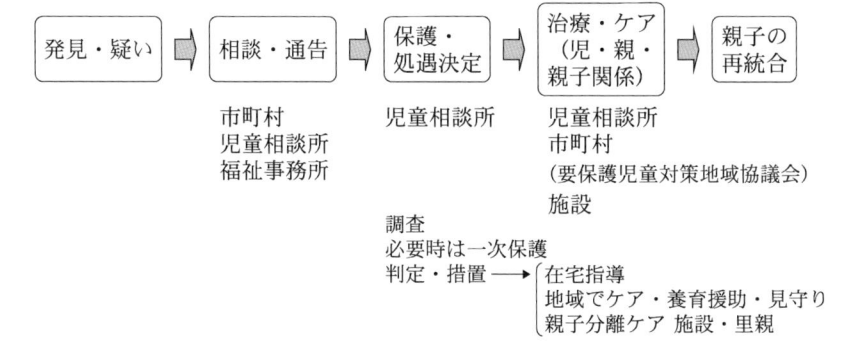

```
発見・疑い ⇒ 相談・通告 ⇒ 保護・処遇決定 ⇒ 治療・ケア(児・親・親子関係) ⇒ 親子の再統合
            市町村        児童相談所       児童相談所
            児童相談所                    市町村
            福祉事務所                    (要保護児童対策地域協議会)
                                          施設
                          調査
                          必要時は一次保護
                          判定・措置 → 在宅指導
                                      地域でケア・養育援助・見守り
                                      親子分離ケア 施設・里親
```

図1-10 児童虐待対応の流れ

＊注　「障害」「障がい」の表記について

「害」という漢字のイメージ，また，障がい児（者）の差別・偏見を助長するとの考え方から，人や人の状態を表す場合は「障がい」と表記，法律用語，制度・事業等の名称，医療用語については「障害」の表記とする。

考えてみよう

1．子どもの健康の保持，増進のためには，どのような点に配慮したらよいか。
2．人口動態統計から，どのようなことがわかるか。
3．児童虐待防止，また被虐待児の処遇はどうしたらよいか。

参考図書

- 高野　陽・加藤則子・加藤忠明編著：小児保健，北大路書房，2009
- 保育士養成講座編纂委員会編：改訂4版小児保健，全国社会福祉協議会，2009
- 日本子ども家庭総合研究所編：日本子ども資料年鑑，KTC中央出版，2010
- 母子衛生研究会編：母子保健の主なる統計，母子保健事業団，2010
- 高野　陽・柳川　洋・加藤忠明編著：改訂7版母子保健マニュアル，南山堂，2010
- 厚生労働省雇用均等・児童家庭局総務課虐待防止対策室：子ども虐待対応の手引き，厚生労働省ＨＰ http://www.mhlw.go.jp/bunya/kodomo/dv12/00.html
- 「健やか親子21」公式ホームページ
  http://rhino.med.yamanashi.ac.jp/sukoyaka/abstract.html
- 「健やか親子21（第2次）」公式ホームページ
  http://sukoyaka21.jp

第2章

子どもの発育・発達と保健

本章のねらい 生物としてのヒトの成り立ちを考えながら，子どもの身体発育や生理機能，運動機能，精神機能の発達と保健について理解する。乳幼児の発育・発達はめざましく，乳幼児は少しずつ，次々と新しいことができるようになる。そのことは乳幼児自身にとっても，また両親や保育者にとっても大きな喜びである。ただ，その発育・発達段階は一人ひとりの子どもで違うので，他の乳幼児と比較して一喜一憂するより，その子ども独自の発達ぶりが家族の幸せや保育者の生きがいにつながるようにしたい。発達の個人差とともに，母子相互作用としての母乳栄養も理解したい。

キーワード 発育，発達，生命，母乳，身体計測，身長，体重，頭囲，生理機能，脳，骨，歯，虫歯，消化器，循環器，生殖器，運動発達，精神発達，胎児・新生児の行動，乳幼児の行動

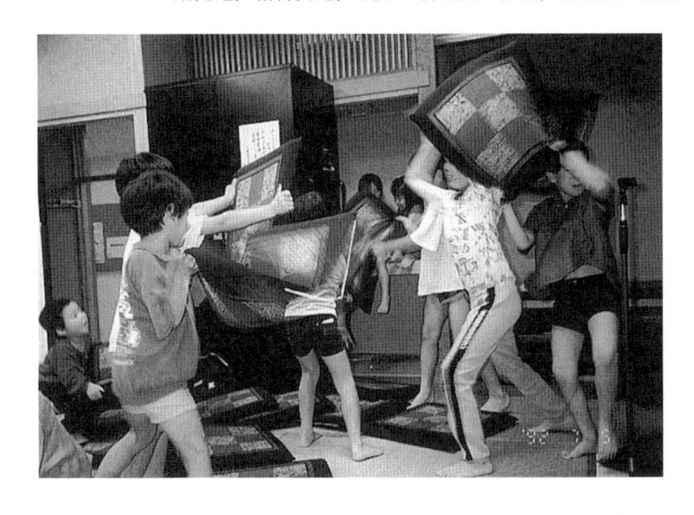

1．生物としてのヒトの成り立ち
（1）発育・発達の原則
　子どもは，それぞれの遺伝的素因に基づき，また，養育条件など環境との相互作用による影響を受けながら発育・発達していく。発育・発達には個人差が大きいが，生物学の一般法則が当てはまり，以下のような原則がある。

　1）第一原則　　発育・発達は連続した現象である。原則としてある段階から次の段階に飛躍することはない。

　2）第二原則　　発育・発達は秩序正しく，遺伝的に規定された一定の順序で進む。たとえば，運動機能は，首すわり→おすわり→一人立ち→歩行へと進む。

　3）第三原則　　発育は身体の各部に均一に起こるのではなく，その速度も一定ではない（図2－1）。一般的に体重や身長は，乳児期に急速に伸び，幼稚園〜小学校低学年ではゆっくりになり，思春期に急速に伸びて（スパートして）大人になる。しかし，器官別にみると，神経系の発育は乳幼児期にもっとも急速であり，生殖器系の発育がもっとも遅い。また，免疫機能を担うリンパ系は子どもの時，一時的には大人よりも大きくなり，感染防御機能の基礎をつくる。

　4）第四原則　　発育にとっては決定的に大切な時期がある。その時期に発育現象が起こら（経験し）ないと，将来，その能力を獲得できない期間のことで，臨界期（感受期）という。アヒルのヒナは生まれて最初に見た動くものを（たとえ動く人形であっても）母親と認めてその後を追うようになる。人間では，出生後に明確なものは知られていないが，主な臓器・組織は妊娠初期につくられるので，奇形の発生を予防するためには，妊娠初期に母体の健康を保つことが大切である。

　5）第五原則　　発育には方向性がある。代表的なものには，頭尾方向（頭部から尾部への発育），近遠方向（身体の中心に近い部位から遠い部位への発育），粗大→微細方向（粗大な動きから微細な動きへの発育）などがある。

　6）第六原則　　発育は相互作用によって支配される。その相互作用は，細胞，組織，臓器，さらに個人のレベルでも行われる。子どもにとっては，養育者をはじめとする環境との相互作用が大切であるが，人と人との相互作用で重要なものは，出生直後からの母子相互作用である。

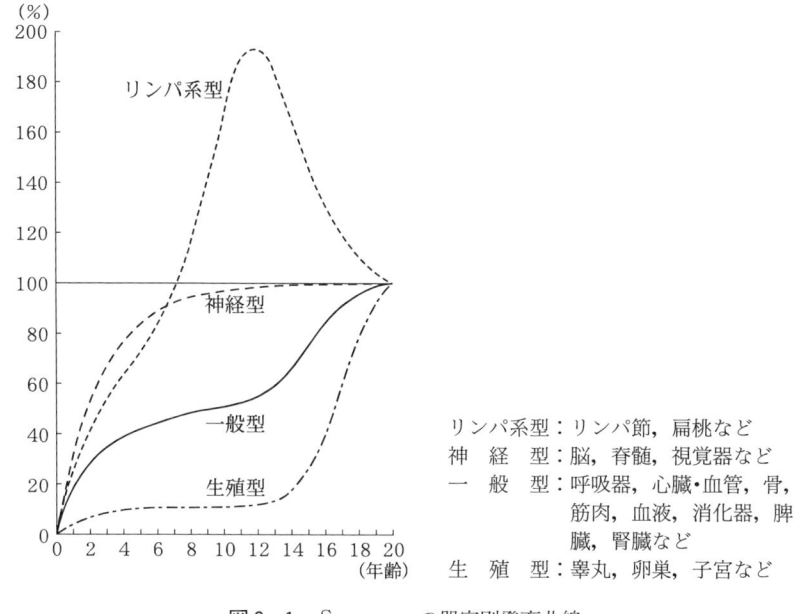

図2-1　Scammonの器官別発育曲線
　　　(Scammon, 1930)

リンパ系型：リンパ節，扁桃など
神　経　型：脳，脊髄，視覚器など
一　般　型：呼吸器，心臓・血管，骨，筋肉，血液，消化器，脾臓，腎臓など
生　殖　型：睾丸，卵巣，子宮など

(2) 生命の特徴

　生命活動は動的平衡状態で行われており，たえず変化しながらも，見事な調節能力でバランスを保っている。

　細胞数は，1個の受精卵から出生時には約2兆個，大人では約60兆個に達するが，常に消滅と新生を繰り返している。大人では，脳細胞以外の細胞は，2年間で約97％が入れ替わる。ことに血球の交代は早く，赤血球の寿命は約120日，血小板は約10日である。

　からだは，神経系，ホルモン系，免疫系の3系統で調節されている。神経系が神経を通して伝える情報は，1秒間に約1mの早さでもっとも早く伝えられるが，長続きしない。ホルモン系と免疫系は，血液などを介してゆっくりと，しかし長く情報を伝える。神経系は脳から指令が出されることが多く，また，ホルモン系は脳内にある視床下部や脳下垂体が調節している。そして，免疫系は脳内の松果体がかかわっているので，脳が生命活動を調整しているといえよう。

(3) 生命リズムの重要性

　生命現象には，心拍や呼吸など重要なさまざまなリズムがみられる。そのなかでホルモン分泌，体温や血圧などとも関連して健康や病気にかかわるサーカディアンリズム（概日・周日リズム），昼夜の区別について述べる。

　人は，時計のない別空間で生活すると，25〜26時間周期で睡眠―覚醒を繰り返す。したがって，寝起きの際はもう少しふとんの中で休みたい，就寝時はもう少し遊んでいたい，と思う気持ち自体は正常である。しかし，多くの人は，太陽が昇って沈む24時間周期に合わせて生活している。健康を保つためには，その生活リズムが大切である。

　1）睡眠―覚醒リズムの発達　　妊婦の子宮内で胎児は，妊婦と同様の24時間周期で生活している。しかし，出生後の新生児は，3〜4時間の授乳リズムで睡眠―覚醒を繰り返し，昼夜の区別があまりない。それが，月齢とともに親の睡眠―覚醒リズムを見習うことによって，生後2〜3か月ころ昼夜の区別が可能になる。したがって，寝室は薄暗い静かな部屋が望ましく，夜中は乳児をあまり構わないで授乳間隔を長めにする方がよい。

　乳児は，生後半年ころから夜泣きが始まり，1歳すぎまで続きやすい。人の睡眠は，一晩で4〜5回深くなったり，浅くなったりを繰り返す。乳児は浅い眠りのときに夜泣きしやすい。昼間元気で食欲があれば，夜泣きする乳児自身の問題は少なく，周囲の人を困らせる場合が問題となる。その際の注意点を表2-1に示す。ただし，乳児が空腹のため夜中1〜2回泣くのは夜泣きとはいえない。

　2）睡眠―覚醒リズムとホルモン分泌　　睡眠にはレム睡眠とノンレム睡眠があり，90〜120分周期で反復している（図2-2）。レム睡眠中は，眼球が急速に動き（rapid eye movement：REM），呼吸や心拍，体動が増え，夢を見ていることが多い。加齢とともに減少する。

　各種のホルモンは24時間周期で分泌され，身長を伸ばす成長ホルモンは入眠時に，日中の活動を支えてストレスへの対応反応をする副腎皮質ホルモンは朝方に，脳の松果体でつくられ睡眠リズムの調節と免疫機能の向上作用をもつメラトニンは睡眠中に分泌される。これらの生体リズムの乱れは，自閉症，情緒障害，不登校などで発生するので，治療の第一歩として改善させたい。

第2章　子どもの発育・発達と保健

表2-1　夜泣き防止の注意点

① 夜中，乳児が少しくらいぐずっても，すぐには構わない。しだいに激しく泣く場合に授乳する。
② 就寝前に乳児を興奮させすぎない。
③ 昼寝を含めた一日全体の睡眠時間が長すぎないようにする。
④ 就寝前に空腹や満腹になりすぎないようにする。
⑤ 昼間，十分運動させる。
⑥ アトピー性皮膚炎，汗疹などかゆい皮膚は治療して治す。
⑦ 幼児期には減りやすいが，母乳をやめられなかったり，体調の悪いとき，疲れたとき，ストレス時などには夜泣きしやすいので注意する。

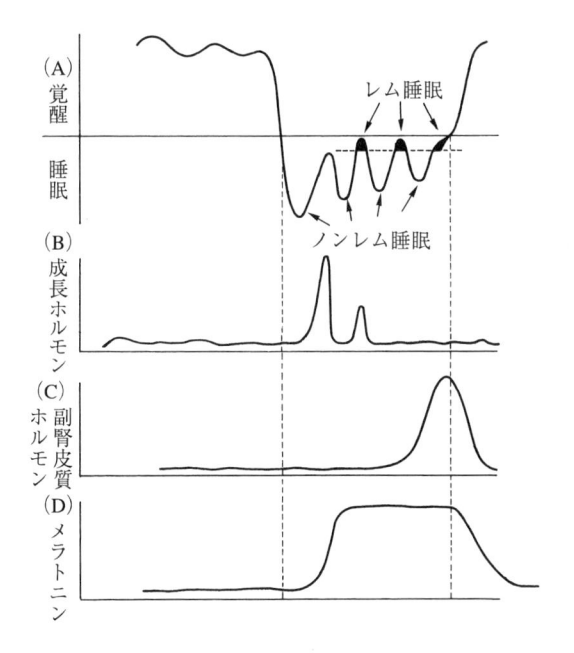

図2-2　睡眠－覚醒リズムとホルモン分泌との関係
睡眠中はレム睡眠とノンレム睡眠を繰り返す(A)。成長ホルモンは入眠時に多く(B)，副腎皮質ホルモンは早朝に増加する(C)。メラトニンは睡眠中に増加する(D)。

（4）母乳栄養

1）母乳栄養の利点と欠点

新鮮かつ清潔な母乳が，乳房から直接適切な温度で衛生的に与えられ，ほぼ100％消化吸収される。母乳中の免疫グロブリン（分泌型 IgA）は，乳児の感染防御に役立つので，乳児の罹患率は低く，未熟児や発展途上国の乳児では死亡率も低い。乳幼児突然死症候群の発生率も低い。母乳は異種タンパクを含まないのでアレルギー予防になる。スキンシップにより母性愛の確立が容易で，母子ともに満足感を得る。比較的簡便に与えられ，経済的である。しかし，母乳栄養の欠点として，母親の体調・ストレス・疲労などによる母乳分泌量の変化，母親の外出時の不便さ，母乳栄養児のビタミン K 欠乏による出血傾向（現在は出産施設でのビタミン K 投薬により予防可能），ダイオキシンなど内分泌かく乱化学物質（環境ホルモン）の含有問題などがあげられる。

2）母乳栄養の進め方

母乳分泌促進のため，出産直後から母親の乳頭を吸わせる病院は多いが，産後 24 時間以内の母乳分泌はほとんどない。母乳栄養確立のため表 2 - 2 にあげた注意をすることにより，生後 3～5 日くらいで分泌量が増し，生後 3～4 か月ごろには 1 日 1 L くらい分泌されることが多い。授乳方法は表 2 - 3 のように自律授乳と規則授乳があり，表 2 - 4 のように授乳する。表 2 - 5 の母乳不足サインが複数ある場合，また表 2 - 6 の授乳障害がある場合は人工乳を足す。

3）母乳栄養の注意点

母乳性黄疸では母乳を継続する。授乳婦がかぜをひくと母乳中にかぜに対する免疫グロブリンが分泌されるので，乳児のかぜの悪化を防ぐ意味で，母親が重症でなければ母乳栄養は継続する。母親の服薬により母乳中への薬剤移行はありうるが，乳児に投薬可能なくすりなら，母親の一時的な服薬はかまわない。

軽い乳腺炎の場合は，母乳栄養を継続し乳汁の通りをよくさせるほうが，乳腺炎の予防や治療になる。マタニティーブルーや軽度の産褥うつ病では，母親の精神衛生上，母乳栄養を継続する。公害による母乳汚染防止のためには，魚介類は遠洋のもの，肉類は脂肪や内臓をさけたほうがよい。清潔に搾乳して哺乳びんで冷蔵庫に母乳を保存する場合は 1～2 日，冷凍保存は 1 か月くらい保存可能である。

表2-2　母乳栄養確立のために

① 母児の早期接触
② 乳児の頻回な吸てつ刺激
③ 授乳後，乳腺を空にする
④ 授乳婦の精神的安定，十分な休養と栄養
⑤ 授乳婦に対する周囲からの助言と励まし（母乳栄養に対する母親の努力，搾乳器，母子分離の場合などについて母親と話し合うこと）

表2-3　自律授乳と規則授乳

① 乳児の要求に合わせて授乳するのが自律授乳，時間を決めて授乳するのが規則授乳である。
② 母乳栄養ではどちらでもよいが，人工栄養では規則授乳をする。
③ 生後1～2か月までの母乳栄養では自律授乳が多い。
④ 生後3～4か月以後は，3～4時間間隔で，夜中は1回中止し，1日5～6回の規則授乳が一般的である。

表2-4　母乳の授乳方法

① 授乳婦は，手を洗い，乳房を煮沸綿でふく。
② 乳児を膝の上に抱き，静かな気持ちで授乳する。
③ 乳頭だけでなく，乳輪まで口のなかに入れる。
④ はじめの5～10分で大部分飲ませ，1回の授乳時間は10～30分が標準である。
⑤ 授乳時間は月齢とともに短くなる。
⑥ 残った母乳は搾っておく。
⑦ 授乳が終わった乳児は，ゲップ（排気）させてから寝かせる。
⑧ 授乳する乳房は，左右交互にする。

表2-5　母乳不足のサイン

① 30分以上乳首を離さない。
② 授乳後すぐ泣き出し，授乳間隔が短い。
③ 体重増加が順調でない。
④ 哺乳量を2～3回測定して，常に哺乳量が少ない。
⑤ 眠りが浅く，機嫌が悪い。
⑥ 便秘気味である。

表2-6　授乳障害

① 母体側要因（乳頭の亀裂，乳腺炎，陥没乳頭，扁平乳頭など）
② 乳児側要因（哺乳力微弱，口唇裂，口蓋裂，口内炎など）

2．身体発育と保健
（1）発育評価の方法

　発育評価は，経験に基づいて，視診・触診などによりある程度可能であるが，その正確な把握のためには客観的な情報が必要である。発育の評価は発育の経過を問題にしなければならないので，正確で再現性のよい身体計測の結果を，年月齢別の基準に参照するという方法がとられる。

　健康診査の場で用いられる計測項目は，ある程度簡便にデータの得られる実際的なものでなければならない。一般的に乳幼児期には体重，身長，胸囲，頭囲の4項目が，学童期以降は体重，身長，座高が取り上げられる。身長は長骨の伸張を反映し，体重は筋や皮下組織の状態によっても変わる。計測はその趣旨を理解したうえで，計測対象の性質に応じて工夫を加えながら，要点を押さえて行うのがよい。

　1）体重の計測　　原則として全裸で計測する。乳児の場合，授乳直後の計測はさけ，仰臥位（仰向けに寝ころんだ状態）か座位ではかりの台かかごに乗せる。おむつを敷いたり，乳児を布で包んで計測するときは，その重量を差し引く。乳幼児は計測の際泣き暴れることが多いが，一瞬力を抜くときがあるので，この静止した状態での数値を読み取るとよい。

　2）身長の計測（図2-3，2-4）　　乳児では仰臥位で計測する。全裸にした児を仰向けにして身長計の台板の上に寝かせる。補助者は児の頭頂点を固定板につけ，耳眼面（耳珠点と耳窩点とがつくる平面）が台板と垂直になるように頭部を保持する。2歳以上は立位で計測する。あごを引き，耳眼面が水平になるようにする。

　3）胸囲の計測（図2-5）　　背面では巻き尺が左右の乳頭点のすぐ上を通り，体軸に垂直な平面内にあるようにする。自然の呼吸をしているときの呼気と吸気の中間であること。

　4）頭囲の計測（図2-6）　　後頭部のいちばん突出している点（後頭点）を通り，前頭部の左右の眉の中間点（眉間点）を通る周径を計測する。前頭部は，ひたいの突出部ではなく，眉間点を通ること。

第2章　子どもの発育・発達と保健

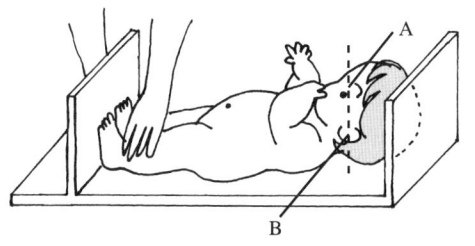

図2-3　仰臥位身長の計測
眼窩点(A)と耳珠点(B)とを結んだ直線が台板（水平面）に垂直になるように頭を固定する。図では，頭部を保持するための手を省略してある。

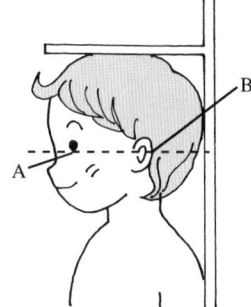

図2-4　立位身長の計測
眼窩点(A)と耳珠点(B)とを結んだ直線が水平になるように頭を固定する。

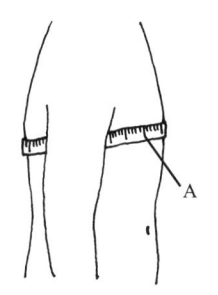

図2-5　胸囲の計測
巻き尺が，前方の左右の乳頭点(A)を通り，体軸に垂直な平面内にあること。

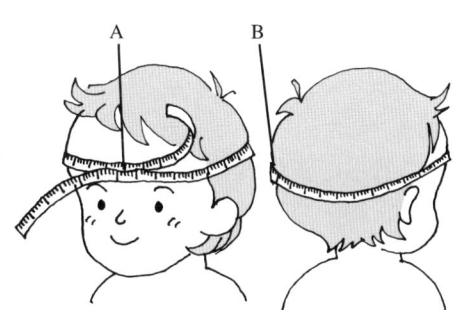

図2-6　頭囲の計測
前方は眉間点(A)，後方は後頭部のいちばん突出している点すなわち後頭点(B)を通る周径を計測すること。前方の計測点はひたいの最突出部を通らないことに注意すること。

(2) 身体発育基準

　身体発育評価の基準としては古くからいろいろなものが使われている。現在乳幼児の発育基準としては一般的に，平成22年厚生労働省乳幼児身体発育値が用いられることが多い。これは2010（平成22）年に厚生労働省が行政調査として全国的規模の調査を行った結果に基づいたものである。行政調査としては1960（昭和35）年以降，10年ごとに行われ，6回目である。公表されたのは体重，身長，胸囲，頭囲の3，10，25，50，75，90および97の各パーセンタイルと平均値，標準偏差である。パーセンタイルとは計測値の統計的分布のうえで，小さいほうから数えて何％目の値がどれくらいかを示す統計的表示法である。10パーセンタイル値は，計測項目の年月日齢階級別にみた統計分布のなかで，小さいほうから数え10％目の数値にあたっている。体重，身長，頭囲について男女別に図2-7〜9に示す[1]。母子健康手帳に用いているのはこのうち身長，体重，頭囲に関する3，および97パーセンタイル値である。評価にあたってはいくつかの留意しなければならない点がある。

1）安易に発育異常と判断しないこと　欧米では古くから，パーセンタイル法が用いられており，3パーセンタイル未満および97パーセンタイルを超えるものを「発育の偏り」として問題とする方法がとられている。また，10パーセンタイル未満および90パーセンタイルを超えるものは「偏りの疑い」として経過をみる場合が多い。

　3パーセンタイル未満および97パーセンタイルを超えるものは総合的な精密健診の対象となる。しかし，この場合，精密健診を待たずに安易に発育異常と考えることは厳に慎まなければならない。出生時の計測値などを参考にすべき場合がある。

2）横断的調査による値であること　これらの発育値は，ほぼ同じ時期に調査された12,426人の横断データに基づくものであって，同一の例を時間的経過を追って観察したものではない。パーセンタイル曲線はおのおのの年月齢が同じレベルのパーセンタイル値を横に結んだものであって，個々の例が実際にこのような曲線にのって発育することを示しているのではない。ことに生後4，5か月は曲線を横切って経過するものが多い。図2-10（A）のように出生体重が非常に大きくても，しだいに中くらいの大きさに近づくこともある。反対に

第 2 章 子どもの発育・発達と保健

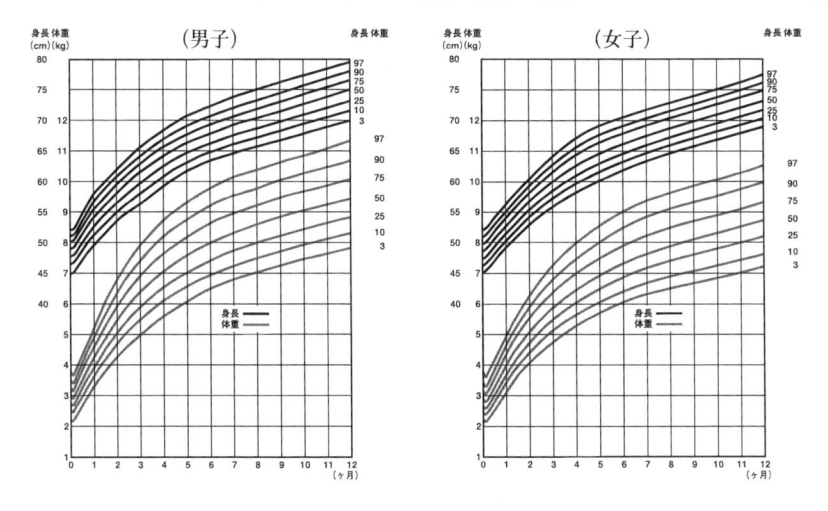

図 2-7 乳児身体発育パーセンタイル曲線（平成 22 年調査）[1]
注：身長と体重についてそれぞれ 7 本の線は，下から 3，10，25，50，75，90 および 97 の各パーセンタイル値を示す。

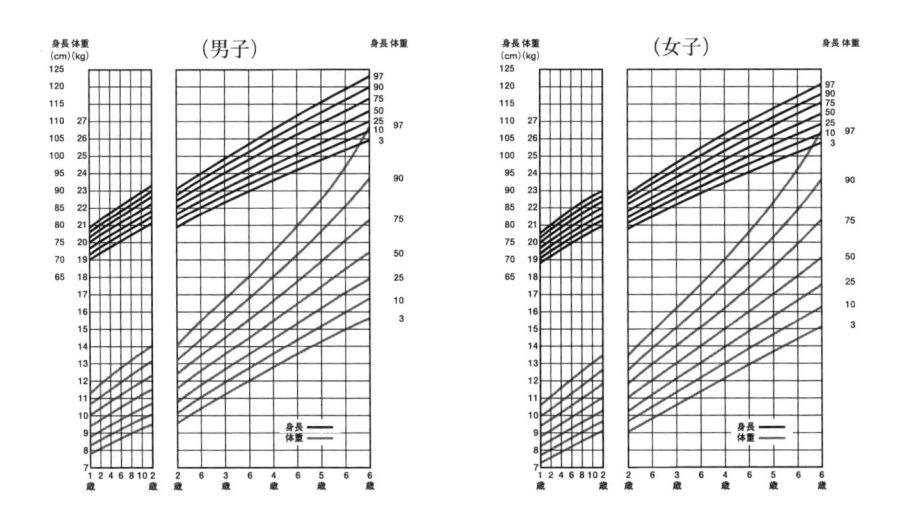

図 2-8 幼児身体発育パーセンタイル曲線（平成 22 年調査）[1]
注：1 歳代の身長は仰臥位身長を示して，2 歳以降は立位身長を示す。

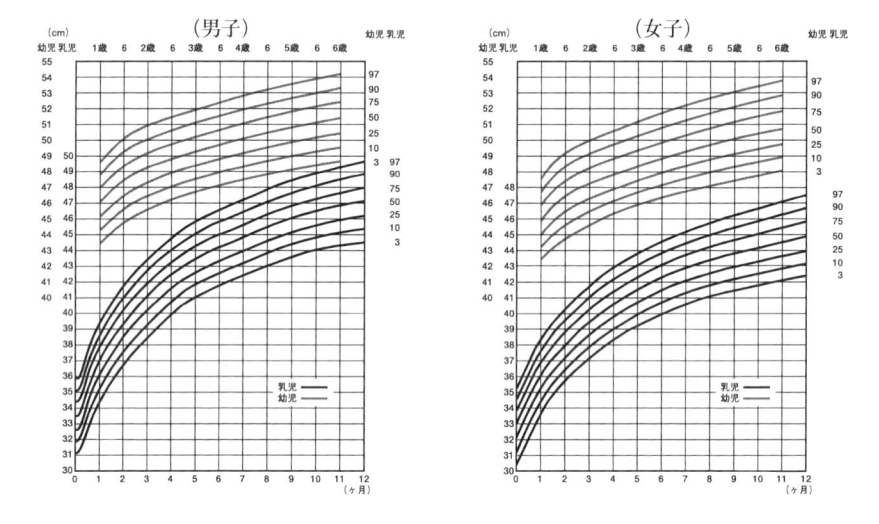

図2-9　乳幼児頭囲発育パーセンタイル曲線（平成22年調査）[1]

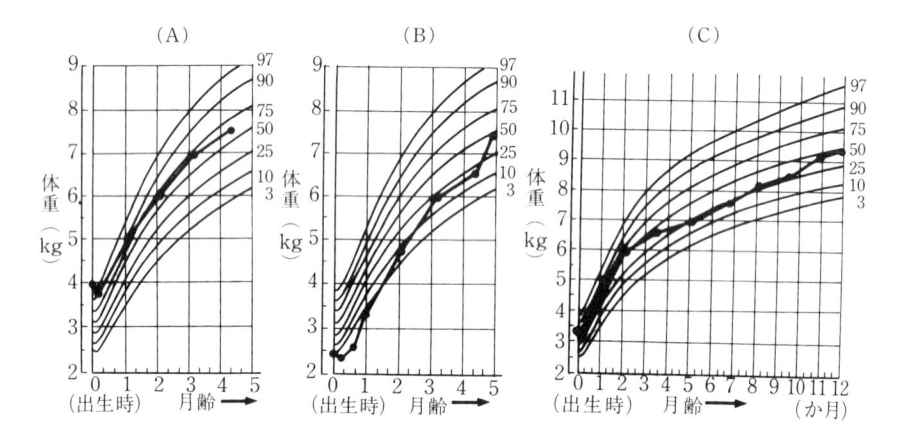

図2-10　さまざまな正常範囲内での乳児期の体重発育
(神岡英機，他：小児の身体発育健常値，小児科臨床 37(4)：928〜930 より)

第 2 章　子どもの発育・発達と保健

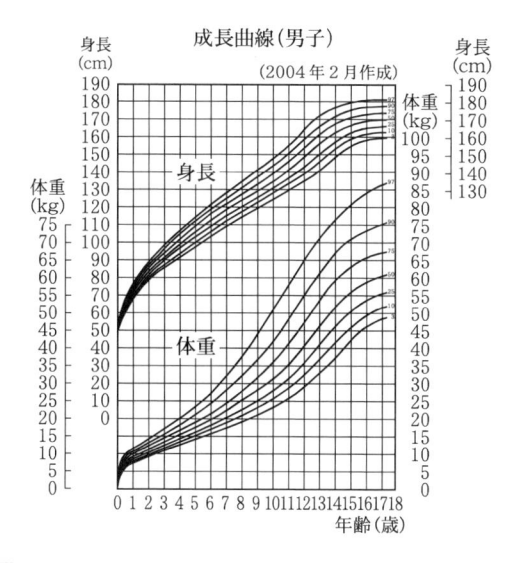

図 2-11　体重・身長パーセンタイル曲線（2000 年度・男）

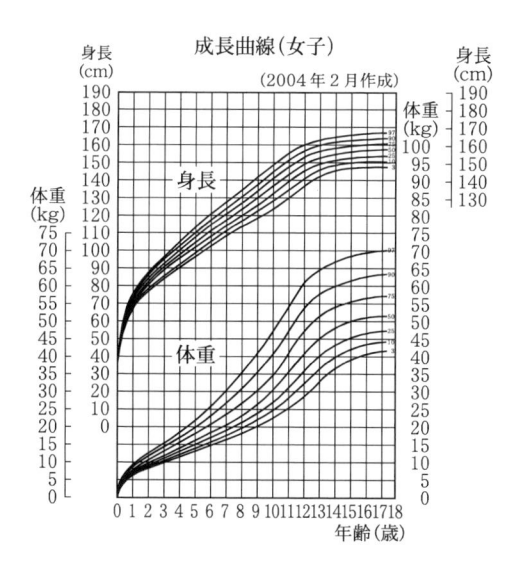

図 2-12　体重・身長パーセンタイル曲線（2000 年度・女）
（日本児童福祉協会：楽しく食べる子どもに〜食からはじまる健やかガイド〜, 2004 より）

図 2-10（B）のように出生体重が小さくても，体重がとてもよく増えることもある。また，図 2-10（C）のように乳児期の途中で，季節や離乳などの要因がからんで，一時的に体重の増えが悪くなることもある。これらはみな，正常範囲内の乳児発育経過である。

3） **2 歳時の身体計測について**　2 歳ちょうどの身長計測値をみると，1 歳の終わりの値と 2 歳のはじめの値がやや異なる。これは，2 歳未満の場合は仰臥位により，また，2 歳以上の場合は立位により計測を実施したためである。したがって，2 歳ちょうどの部分は曲線に段差がみられる。この曲線を利用するときはこの点を考慮する必要がある。

文部科学省学校保健統計には学年別，性別の身長，体重，座高（1994 年度まではこれに胸囲が加わる）について平均値と標準偏差が示されている。体重と身長についてはこのデータをもとにパーセンタイル曲線がつくられた（図 2-11，2-12）。乳幼児身体発育調査とこの学校保健統計をつなげて，0～18 歳までの体重と身長の発育基準がつくられている。

（3）**身長－成長曲線と低身長**

身長は長骨の発育を反映するものであるが，身長そのものの標準からの隔たりに注目する場合と，肥満やるいそうの判定のときなど，身長とほかの計測値のバランスをみるために参考にする場合とがある。

身長の値が正常範囲を外れる場合は，巨人症あるいは低身長が考えられる。小児期における巨人症の発症はまれであるので，小児期に問題になるのは低身長のほうが主である。図 2-13 は成長ホルモン分泌不全性低身長症の身長発育データを 56 例につきプロットしたものであるが，0～1 歳では，標準偏差の 1～2 倍小さい者が多いが，大きい年齢では，標準偏差の 4 倍近く小さい者が多い。小さくてもほぼ曲線にそって増える正常範囲の小柄と異なり，低身長の場合は発育曲線から外れて小さくなる。判断を誤らないためには継続観察が必要である。

現在の身長が同性，同年齢の［標準値－2×標準偏差］以下（ただし 6 歳未満では－1.5×標準偏差以下），あるいは年間の成長速度が 2 年以上にわたって［標準成長率－1.5×標準偏差］以下である場合（ただし，男子 11 歳以上，女子 9 歳以上は骨の発育が何歳程度かを示す骨年齢を年齢とみなして判断する）に，

第2章 子どもの発育・発達と保健

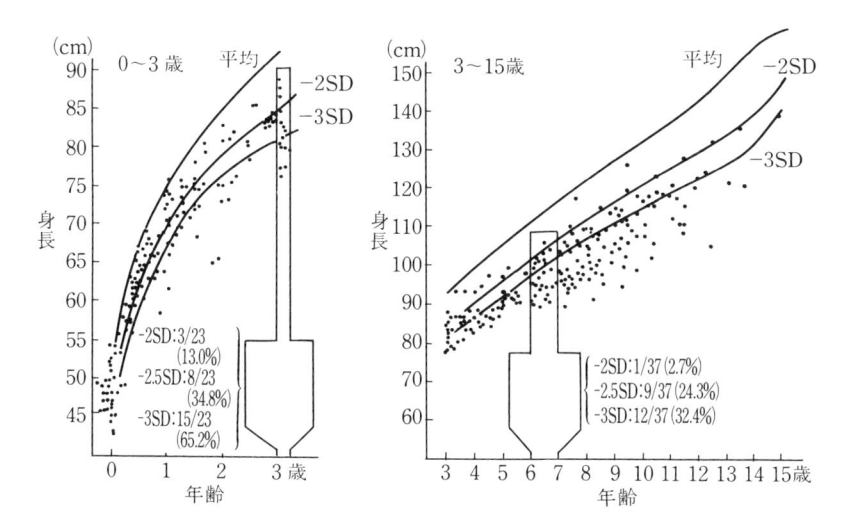

図2-13 成長ホルモン分泌不全性低身長症（いずれも男児56例）の身長発育曲線
（国立小児病院，1975）（小林 登，他編：新小児医学大系16 B，小児内分泌学II，中山書店，1985，p. 277より）

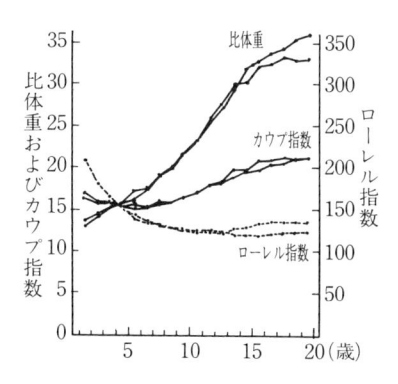

図2-14 比体重，カウプ指数およびローレル指数の年齢推移
（国民栄養調査資料より算出，作図，高石）（高石昌弘，他：からだの発達，大修館，1981，p. 265）

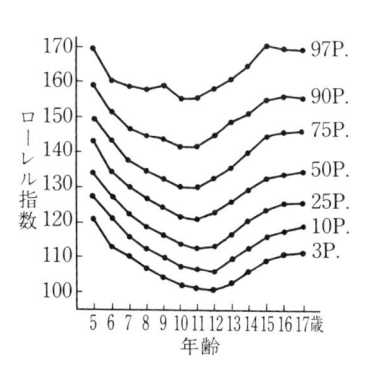

図2-15 発育と肥満度
（馬場一雄，他編：肥満児，小児科Mook 24，金原出版，1982，p. 247より）

ホルモン治療を行うかどうかの検査をする。血液検査や尿検査をはじめとして骨のレントゲン撮影も重要である。低身長の場合骨年齢が低いことが多いからである。低身長はいろいろな原因で成長ホルモンが正常に働かないで起こるものであるが，原因によりその分類もさまざまである。治療法も原因に対応したものでなければならず，それゆえ専門医にかかって検査することが重要である。

（4）体重－体型と肥満症

体重と身長の相互の関係は体型の評価を意味し，肥満やるいそうの状態の判断の際に参考にされる。身長と体重のバランスをみただけでは厳密には脂肪太りと筋肉太りの違いを区別できない。皮下脂肪厚は肥満やるいそうの度合いをより正確に知る手がかりとして有効であるが，集団健診などでは扱いにくい。

身長と体重のバランスを知るための参考として体型を表す指数が計算される。もっともよく知られているのは比体重，カウプ指数（ケトレー指数，BMIともいう），ローレル指数である。身長をL，体重をWとして次のように表される。

$$比体重 = \frac{W(kg)}{L(m)}$$

$$カウプ指数 = \frac{W(kg)}{[L(m)]^2}$$

$$ローレル指数 = \frac{W(kg)}{[L(m)]^3} \times 10$$

図2-14にはこれらの指数の，年齢による推移を示してある。比体重は年齢とともにどんどん増加する。カウプ指数の値は主に幼児期に安定している。一方ローレル指数の値は学童期以後に安定している。したがって体型を表す指数として乳幼児期にはカウプ指数が，学童期以後にはローレル指数が用いられることが一般的である。ローレル指数は，図2-15のようにそのパーセンタイル値も計算されているが，160以上を肥満とすることも多い。カウプ指数は乳児期には月齢別にかなり変化するので，月齢を考慮して基準に照らしあわせるのがよい。乳児期の肥満がそれ以降の年齢に持ち越されるかどうかには定説はないが，注意しながら経過を観察し指導するのがよいと考えられる。

肥満の判定には，このほかに身長別の標準体重に比べて何％上回っているかという考え方もある。2000（平成12）年の学校保健統計から5歳以上の肥満度

判定曲線が計算されている（伊藤，他：小児科診療，66(11)，1913～1919)[2]。乳幼児期の標準体重は厚生省(2000年当時)の調査結果から計算されたもの(加藤，他：小児保健研究，60(6)，707～720)[3]が参考になる。肥満症をみつけだすには，継続的な観察記録に基づく成長曲線を調べることによって肥満のなりはじめを把握することが重要である。

肥満がいろいろな病気の症状の一つになっていることがある。症候性肥満といい，肥満のなかでは割合は少ない。体重が大きい割に低身長であるなどの特徴がある。

やせ症のなかで特記すべきは思春期の不健康なやせであり，心因性の拒食によるやせが主症状で，思春期が主であるが学童期にもみられる。

(5) 頭囲－正常と異常

頭囲の評価は，ほかの計測項目とのつり合いにおいてなされることが多い。乳幼児の頭囲と胸囲をだいたい同じと考えて，頭囲が胸囲に比べて著しく大きいか小さい場合を問題にすることが多い。

頭囲が大きいのは，先天的に単純に頭蓋が大きいだけの場合（大頭症）もあるが，水頭症や腫瘍などのこともある。その場合，大泉門が開大し縫合が離開していることが多い。CTスキャンによってより詳しいことがわかる。頭の小さい場合（小頭症）は，新生児仮死の後遺症である脳性まひがその代表である。縫合が早期に閉鎖する疾患（狭頭症）では，閉じ方の早い方向によって頭の形が変わってくる。1回の計測で判断しかねる場合は，継続的に観察することによって，基準曲線から離れていくかどうか観察するのがよい。

3．生理機能の発達と保健
（1）生理機能の発達

1）胎芽・胎児　妊婦の母体内で受精した時点から人間としての発育・発達が始まる。受精卵は分裂と分化を繰り返し，子宮内で人間の形態と機能を備えた個体にまで発育する。この妊娠期間中の危険因子（子どもに異常を生じさせる可能性のあるもの）として，近親婚，若年の妊娠（20歳未満），高年齢の妊娠（35歳以上），重症な妊娠高血圧症候群，妊娠中の重労働（農繁期の専業農家など）・喫煙・飲酒・薬物服用・風しん罹患・X線照射（胃のレントゲン検査など）などがある。したがって極力これらをさけることにより，すこやかな赤ちゃんを産む確率が増す。また，妊娠中はストレスをさけるため，妊婦自身の精神的安静，そしてそれらを助けるため周囲からの協力が大切である。

2）新生児　循環機能すなわち血液の流れ方は，出生を境に胎児循環から成人型循環へ移行する。また，胎児は胎盤を通して酸素や栄養を吸収していたが，新生児は肺呼吸を開始し，自分の消化管で消化吸収するようになる。出生直後の便を胎便といい，黒く無臭である。新生児の体内では大きな変化が生じているので，安静と保温が大切である。

3）子ども　子どもの生理機能の指標は，大まかに表2-7のように変化する。子どもは低年齢なほど，新陳代謝が盛んで運動も活発であるので，脈拍数（心拍数）や呼吸数は多く，体温は高めである。子どもの血管壁は薄く，硬化が少ないため，血圧は低めである。単位体重あたりのからだの水分量は年少なほど多いが，体重は少ないので，尿量は大人に比べて少ない。

（2）脳の発育の特徴

1）脳の発育　人間の脳は，おおまかに3層からできていて，ほかの臓器とは異なる特徴的な発育をする（図2-16）。下層の脳幹は，生命の維持に必要な心拍，呼吸，体温調節などの機能を司っており，出生時にほぼ完成している。中層は，大脳辺縁系と呼ばれ，本能や情動の座であり，たくましく生きていく役割を果たしている。上層の大脳新皮質は，人間を特色づける知性の中枢であり，乳幼児期，急速に発育・発達する。

脳の重量は，図2-17に示すように，出生時に約350gで大人の約25％であり，出生後急速に増加して3歳で約80％，6歳で約90％に達する。大脳新皮質

表2-7　生理機能の発達のめやす

生理機能	1歳	10歳	成人
脈拍数（毎分）	120	80	60〜80
呼吸数（毎分）	30	20	15〜20
体　温（℃）	36.0〜37.4		35.5〜36.9
血　圧（最高/最低）	100/60	110/70	120/80
尿　量（L/日）	0.5	1.0	1.0〜1.5

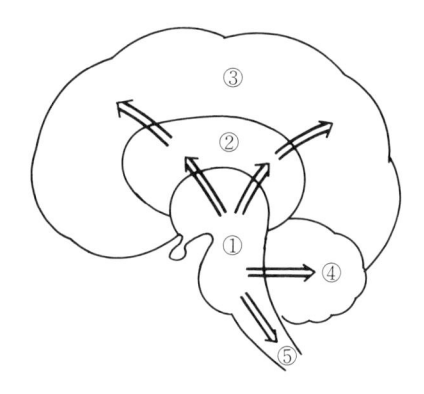

図2-16　脳の三層構造
①脳幹：生命の座。②大脳辺縁系：本能の座。
③大脳新皮質：知性の座。④小脳。⑤脊髄。
矢印は発育の方向性を示す。

の約140億個の脳細胞の数は，出生時にほぼ揃っており，出生後には増えない。しかし，この脳細胞の働きを助けるグリア細胞の増加と，脳細胞どうしの連絡網（神経回路）が密になるため重量が増加していく。この回路の形成によって以下のように，脳細胞は情報を効果的に伝えることができる。

　2）脳の機能発達　　一つひとつの脳細胞の役割は，情報の受け渡しである。脳細胞からでている突起（軸索）が，情報の連絡網の役割を担っている（図2-18）。情報は，軸索のなかを電気信号で伝わり，隣接した細胞にはシナプスから神経伝達物質を分泌して情報を伝える。そして，脳全体として自己の身体調整能力を担っている。

　軸索は，グリア細胞がつくる髄鞘という膜をかぶることによって，情報をより早く，より正確に伝えるようになる。この髄鞘化は，脳細胞の成熟を意味しており，部位により異なるが，乳幼児期に盛んに行われる。たとえば，手足の運動神経では，満1歳ころ大人と同程度に発達する。

　脳細胞や神経回路は，遺伝的に決められた範囲内でのみ機能，成熟していく。しかし，実際に使用されて機能するのは，それらの10％以下である。どの部分がどのように成熟，発達していくかは，子どものときにどのような有効な刺激が加わるかによって決まる。それを援助できる良好な保育環境を整えることが望まれる。使われない脳細胞や回路は消滅し，よく使用される部分はさらに発達すると考えられている。

（3）骨と歯の発育

　1）骨　　骨の発育は化骨現象によってなされる。化骨は，軟骨にカルシウムが沈着して行われる。その中心となる化骨核は，年月齢によってその出現数がだいたい決まっている。その出現状況が骨年齢であり，一般的にはレントゲン検査により，手根部の化骨数や形態を診て骨年齢を判定する。その化骨数は，かぞえ年の暦年齢とほぼ同数である（図2-19）。

　頭蓋は，15種23個の頭蓋骨から形成されるが，出生時は各々の縫合は閉鎖していない。前頭骨と頭頂骨で囲まれた菱形の部分と，後頭骨と頭頂骨とに囲まれた部分は，泉門といい軟部になっている。前者は大泉門といい，生後6か月〜2歳で閉鎖する。後者の小泉門は生後まもなく閉鎖する。

　2）歯　　乳歯は，妊娠初期から形成され始め，胎児期にすべて石灰化が始

第2章　子どもの発育・発達と保健

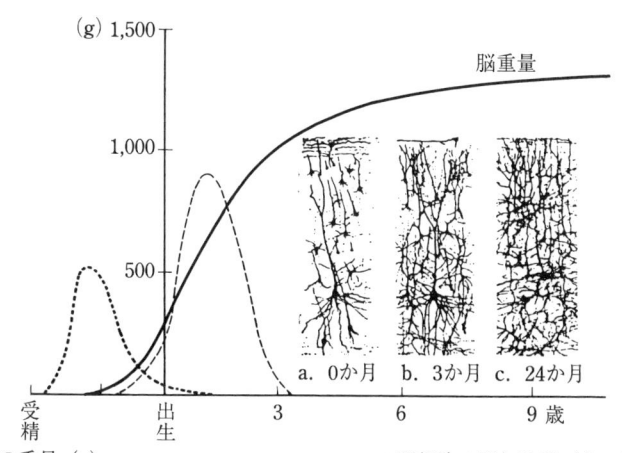

―――：脳の重量（g）　　　　　　　------：脳細胞の増加時期（主に胎児期）
-----：グリア細胞の増加時期（主に乳児期）　a.b.c.：月齢別の神経回路（顕微鏡下の発育）

図2-17　脳の発育

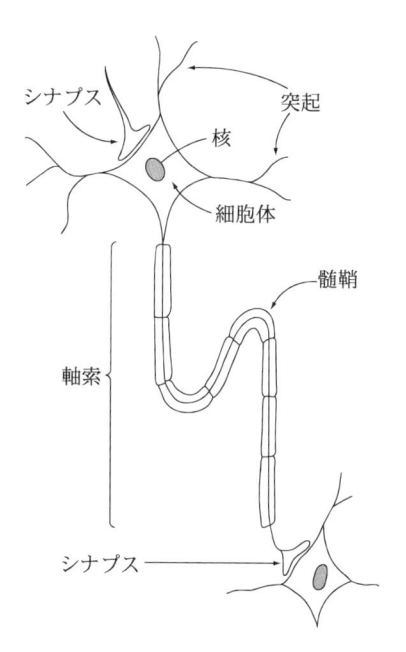

図2-18　脳細胞の模式図

まり，出生時にはかなりできあがっている。永久歯の多くは，妊娠中期に形成を開始し，石灰化は主として乳幼児期に行われる。

　乳歯は，前歯が生後6〜8か月ころ生え始め，2〜3歳までに20本生えることが多い。しかし，歯の萌出時期や順序は個人差が多く，1歳までに1本でも生えれば正常範囲である。多少，遅めの方が虫歯にはなりにくい。永久歯は6歳ころから生え始める。

　乳歯の生え始めは，斜めに生えたり，すき間が開いている乳児が多い。乳児が食べる離乳食は，舌や歯ぐきでつぶせる固さであり，歯をほとんど使わないため，多くは心配ない。1歳すぎて，形のある食品，固めの食物を食べて，歯を使用することにより歯並びは改善する。また，乳歯は多少すき間が開いている方が，食べ物が歯につまりにくいので虫歯になりにくいし，永久歯は生えやすい。

　3）虫歯予防　　虫歯の進み方を図2-20に示すが，乳歯の虫歯は進行が比較的早い。虫歯予防の意味では，砂糖分の過剰摂取をひかえること，規則正しい食習慣をつけること，できれば毎食後，少なくとも1日1回（ことに就寝前）は歯みがきをすること，食事や間食の時は野菜や果物など食物繊維の多く含まれる食品も食べ，自然に歯がみがかれるようにすること，などが大切である（表2-8）。不正咬合予防の意味では，1歳すぎたら硬めの食物を食べて歯と顎を使う，1歳半を目安に哺乳びんは中止する，指しゃぶりは無理のない範囲でやめさせる，などが大切である。

（4）消化器，循環器，生殖器の発達

　1）口　腔　　乳児の摂食行動は哺乳運動から始まるので，新生児の口腔は，哺乳するのに都合がよいようにできている。成人に比べて長時間，きわめてリズミカルに口腔内を陰圧にしてぜん動運動しながら，哺乳できる。そして，生後半年ころそしゃく運動が可能になり離乳食を，また，乳歯の数が増えていく1〜2歳ころ固形食を食べられるようになる。

　2）胃　腸　　乳児初期は胃の筋肉が十分成熟していないため，吐乳や溢乳が多いが，筋肉がしだいに発達するにつれて吐きにくくなる。低年齢児では，食物が十分分解されずに消化器から吸収されるため，からだが感作されて食物アレルギーを起こしやすい。しかし，しばらくその食物を食べないでいると，

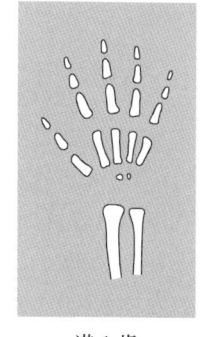

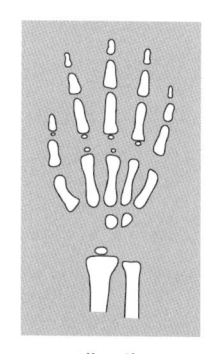

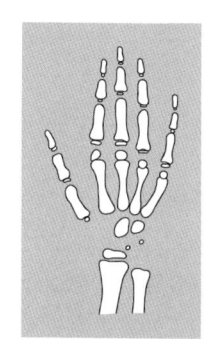

第2章　子どもの発育・発達と保健

満1歳　　　　満2歳　　　　満4歳

図2-19　骨年齢

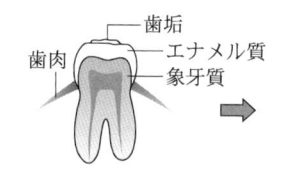

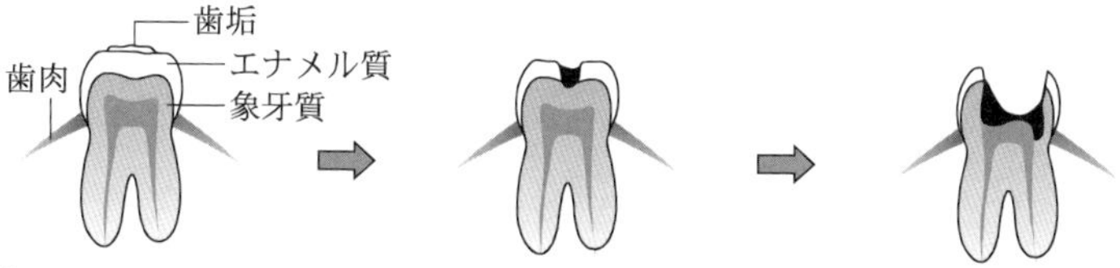

食べ物の残りかすと細菌から形成される歯垢（しこう）が，ミュータンス菌などのすみかとなる。

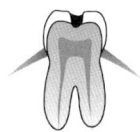

ミュータンス菌のつくる酸が，歯を溶かしはじめる。冷たいものがしみるようになる。

エナメル質が溶かされると，次第に穴が大きくなり，激しい痛みが起こる。

図2-20　虫歯の進み方

表2-8　年齢別の虫歯予防

0歳	・歯についた食物のかすは，きれいなガーゼでふきとる。 ・寝る前にさゆか番茶を少し飲ませる。 ・砂糖の使用は多すぎないようにする。
1歳	・大人がする歯ブラシをまねさせ，歯ブラシをしゃぶらせる。最後に1～2回は大人が歯をこする。歯ブラシはどのような種類でもよい。 ・甘いお菓子はなるべく家に買っておかない。 ・哺乳びんの使用を中止させ，コップかストローで飲ませる。
2歳	・虫歯予防のためにフッ素を塗布する。 ・歯みがきはなるべく何もつけないで行う。 ・歯みがきしなかったり，甘い食物を多く食べると虫歯になって歯が痛くなることを，本人にわかるように何回も言いきかせる。
3歳以上	・歯みがきの習慣をつける。 ・友だち遊び，幼稚園，保育所での生活を通して，規則正しい食習慣をつける。 ・虫歯になりかけた場合は，早めに歯科に連れていく。

年齢とともに消化器が発達して，食物を各栄養素に分解してから吸収するようになって治癒しやすい。

乳児の便は，図2-21のように水様，泥状便のことが多く，色は黄，緑，茶色等が正常である。異常な便では，白，黒，赤色，または膿粘血性となる。

3）栄養摂取　低年齢児では，単位体重当たりの食事摂取基準量が多いにもかかわらず，消化器官などの内臓が未熟であるので，乳児の授乳回数は多く，幼児も1日3回の食事以外に間食することが多い。そして乳幼児の吸てつやそしゃく能力の発達に応じて，食物の形は乳汁から離乳食，幼児食へと変わっていく。また必要な栄養は養育者が選び与えるので，養育者は栄養に関する十分な知識をもちたい。また，食事を通して食事マナーを身につけさせ，社会性を発達させることが望まれる。

4）循環器　胎児の血液の流れ，すなわち胎児循環では，胎盤・臍帯を介して母体の血液から酸素や栄養を胎児はもらっていた。この循環は，出生後，肺呼吸の開始とともに消失し，成人と同様の肺循環が形成される。そのため卵円孔や動脈管の閉鎖，臍血管の閉鎖など，心臓・血管系の解剖学的変化が生じる。

胎児循環では，酸素や栄養を多く含む血液が，胎盤から臍静脈を通して下大静脈，右心房に流れてくる。この血液を肺を通さず全身に少しでも多く送るため，右心房から左心房に卵円孔という孔が開いており，また肺動脈から大動脈に流れる動脈管という管がつながっている。卵円孔は，機能的には生後数分で閉鎖するが，器質的には生後1歳で50％しか閉じていない。しかし，構造上，血液が一方的に右から左に流れるようにできていて，通常，出生後は左心房の圧の方が高いので問題ない。動脈管は，機能的には生後1日くらいで，器質的には生後2か月ころ閉じる。

5）生殖器　小学校低学年のころまではほとんど発育しないが，思春期になると急速に成熟する。そして，個人差は大きいが，小学校高学年から中学生のころ，大人のからだつきに変化していく。

思春期の女子は，少しずつ乳房がふくらんでいく。卵巣が成熟すると，そのなかの卵子がおよそ月1回子宮に送られ，その後，子宮内の血液などといっしょに，月経としてからだの外に出される。そして，女性ホルモンの影響で，か

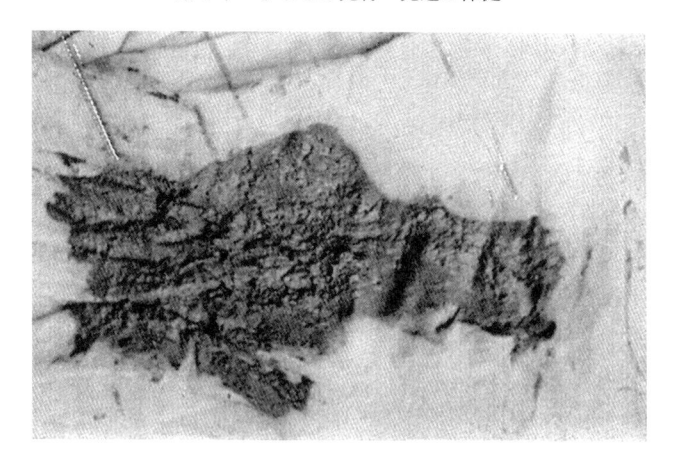

図 2-21　乳 児 の 便

らだつきが丸みをおびてくる。

　思春期の男子は，精巣で精子がつくられるようになり，他の分泌物と混ざって精液となり，射精としてからだの外に出される。そして，声が低くなり，ひげなどが生えてくる。

(5) 免疫機能の発達

　免疫には，受動免疫（母子免疫など）と能動免疫（自分でつくり出す免疫）とがある。

　1) 母子免疫　　母子免疫では，胎盤を介して母体内の IgG などが胎児内に移行し，これは出生後減少するが，生後半年間くらいは種々の感染症を防止する。また，母乳哺育の場合は，母親がかぜなどの感染症にかかると，母乳中にその感染症に対する分泌型免疫グロブリン (IgA) が分泌され，乳児の感染症の予防，治療に役立つ。

　2) 能動免疫　　乳幼児の能動免疫は，ウイルスや細菌などの異物がからだのなかに適宜，侵入することで成熟していく。人体は，初めて侵入した異物に対して免疫応答に時間がかかるため，乳幼児のかぜは長引きやすい。しかし，一度侵入した異物に対しては，免疫系がそれを記憶しているため，再度の侵入時に比較的早く免疫応答することが可能となる。そのため子どもは，年長になるにしたがって症状が軽くなる。

4．運動機能・精神機能の発達と保健
（1）発達の評価

目の前にいる乳幼児の発達を評価し，理解を深めることによって，その乳幼児とよりよく接することができる。乳幼児の発達の指標を**表 2－9**に示す。各年月齢段階での行動は，その年月齢に達すれば，乳幼児の約 80 ％が可能であることを意味している。主として左側に運動発達の指標，中側に精神発達（乳幼児期は視聴覚系の発達），右側に情緒・社会性の発達を示すが，これらがお互いに関連し合って乳幼児は発達していく。

1）変容可能な発達　　良好な親子関係のもとで，乳幼児を温かく受容する親に育てられた子どもの発達はよりよいものになる。しかし，個々の子どもにとってどのような親子関係や養育環境がもっともよいかは必ずしもわかっていない。また，乳幼児の脳神経系はある程度可塑性があるので，乳幼児の発達に多少不都合なことがあっても，一時的なら十分回復可能である。したがって，どのような環境がよいか，親や保育者が試行錯誤しながら自分たちなりの育児方針や保育方針を模索し，個々の乳幼児についてより理解を深めようとする気持ちや姿勢が大切である。

乳幼児の発達の個人差とともに，親や保育者にもいろいろな育児や保育のやり方がある。それらをお互い認め合い尊重し合い，助力や助言をしながら助け合うことが大切である。発達の遅れや育児不安など何か問題がある乳幼児も，周囲の人々に支えられ適切な環境で育てられれば，その問題は子どもの成長とともに解消していくことが多い。

2）運動発達　　乳幼児の運動発達は，不随意運動から随意運動へ，そして，頭のほうから下肢のほうへ進み，からだの中枢部から末梢部へ広がり，全身性の運動から細かい運動へと巧緻性が増していく。新生児はほとんど無目的に手足を動かす不随意運動であるが，生後 3～4 か月になるとかゆいところに手をもっていったり，指しゃぶりができるようになる。生後半年ころ欲しいものを手でつかめるようになり，1 歳ころ足で歩けるようになる。これらの発達は，脳・神経系の発育・発達のほか，筋肉・骨格系や平衡器官の発育・発達によって促される。また，栄養状態，性格（たとえば，用心深い子どもでは一人歩きやでんぐり返しなどが遅い），保育条件(たとえば，低い階段やブランコがそば

にない乳幼児は，それらを使いこなしにくい）などにも影響され，個人差が大きい。

3）乳児の精神（視聴覚系）発達　乳児の視覚や聴覚の発達はめざましく，生後3～4か月ころになると，周囲のものに対して積極的に目で追う行動，また，音に対して敏感に反応し，ガラガラのような玩具を喜び，やがて手に握らせると自分で振ってその音を楽しむようになる。乳児期後半になり自由に指が使えるようになると，目と指との協応動作もうまく働くようになり，見たものを正確に敏速につかめるようになる。そして，触ったり，振ったり，なめたりしてその物の性質を知ろうとする。生後3～4か月ころから喃語(なんご)（アー，ウーとか意味不明の乳児の発音），そして，1歳近くなると大人の言葉を理解したり，まねするようになる。

4）幼児の精神発達　1歳をすぎると，自分の要求や意志がしだいにはっきりし，それを言葉で相手に伝えることが少しずつ上手になる。そして，人と交わることに楽しみを感じ，積極的に周囲の人と接触し，やがて集団生活を円滑に営めるようになる。しかし，幼児の思考は，具体的に目の前にあるものを自己中心的に考える傾向が強い。たとえば，ボールで遊んでいる場合，興味のあるボールのことのみ考え，ボールが道路にとび出ると，幼児もそれを追いやすい。それが交通事故の原因にならないよう特に注意しなければならない。

5）記　憶　短期間の記憶は乳児でも可能であるが（新生児でも自分の母親のブラジャーの匂いを記憶してそれに振り向きやすい。乳児期後半の人見しりなど），3歳をすぎると，幼児自身が非常に興味をもったもの，激しい情緒の働きを伴ったものは半永久的に記憶できるようになる。何日も前に約束したことを正確に覚えていて周囲を困惑させることもある。

6）乳児の運動発達　寝返り，はいはい，一人歩きなど乳児の動作性運動発達は，1980年代以降，多少早くなった。この要因として，母乳育児などの母子相互作用がいわれ，乳児をより温かく受けとめる親が増加した点，父親の育児参加が増加し父親と乳児との運動遊びが多くなった点，部屋全体を暖める暖房器具の普及などにより薄着の乳児が増えた点，多少スリムな乳児が多くなった点などが考えられる。ただ，乳児の発達の早さはうれしいが，将来の能力とはほとんど関係ない。また，最近は親子のコミュニケーション不足が心配されて

表2-9 健康な乳幼児の発達

0〜1か月	・ひじや膝を軽く曲げている ・手足を左右にほぼ同じように動かす ・手のひらに触れたものを握る（把握反射）	・大きな音にびっくりする ・人の顔をぼんやり見る ・20cmくらい離れたボールや顔を目で少し追う	・気分のよいときは一人で微笑する ・空腹時にはよく吸てつする ・空腹時には元気に泣く
3〜4か月	・立て抱きで頭がぐらつかない（首すわり） ・支えて立たせると両足に少し体重をかける ・両手を合わせて遊ぶことがある	・人の声に振り向く ・180度追視ができる ・抱いて歩くと周囲をキョロキョロ見回す	・話しかけるとアーウーなど，声を出して喜ぶ ・親と他人の顔を多少区別する ・気に入らないことに対してそっくり返る
6〜7か月	・寝返りする ・支えなしで座る（おすわり） ・手に持っているものでテーブルなどをたたく	・テレビの番組の変わり目にハッと向く ・声をかけると意図的にさっと振り向く ・遠くのおもちゃを取ろうとする	・イナイ，イナイ，バーを喜ぶ ・要求があると声を出して大人の注意をひく ・遊んでいる玩具を取ろうとすると抵抗する
9〜10か月	・はいはいする ・何かにつかまって一人で立ち上がる ・親指を使って小さなものをつかむ	・意味なく「ママ」「パパ」などを言う ・引き出しを出したり，中のものをいじる ・不快な行動を経験した後，それをさける	・音楽や歌を聞かせると手足を動かして喜ぶ ・他人が食べている食物を欲しがる ・知らない人をはじめは意識する
12〜14か月	・ぎこちなく歩く（一人歩き） ・階段をはってのぼる ・めちゃくちゃ描きをする（なぐり描き）	・「ママ」「パパ」など意味のある単語を言う ・大人の簡単な行動をまねする ・簡単な言いつけを理解してする	・子どもの中に交じって一人で機嫌よく遊ぶ ・自分でさじを持ち，すくって食べようとする ・怒って物を投げることがある

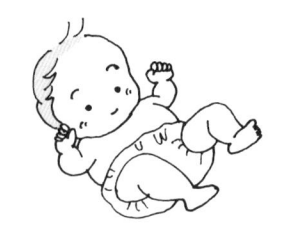

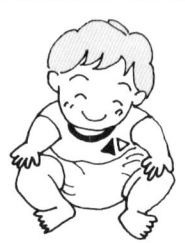

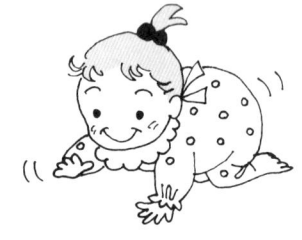

第2章　子どもの発育・発達と保健

18〜20か月	・音楽に合わせて全身を動かす ・片手を支えられて階段をのぼる ・積木を2〜3個重ねる	・欲しいものの名前を言う ・本を見て知っているものを指さす ・おしっこをした後でチーチーなどと言って知らせる	・好きな遊びに夢中になる ・食物以外は口に入れなくなる ・大人の反応を見ながらいたずらをする
2歳	・両足でピョンピョンととぶ ・自分でボールをける ・本のページを1枚ずつめくる	・二つの単語をつなげて言う（2語文） ・いちいち「ナアニ」と聞く ・よく言いきかせるとがまんすることもある	・子どもどうしで追いかけっこする ・食卓で他人のものと自分のものを区別する ・玩具をめぐって子どもどうしでケンカする
3歳	・三輪車をふんで動かす ・ブランコに立ってのる ・丸を描く	・「ボク」「ワタシ」などと言う ・名前を呼ばれると返事をする ・「これは何」「どうして」と盛んに聞く	・他の子に「〜しようか」と誘いかける ・昼間のおもらしはなくなる ・友だちとケンカをすると言いつけにくる
4歳	・でんぐり返しをする ・片足でケンケンをしてとぶ ・正方形を描く	・経験したことを話す ・片方の指を数える ・はさみで簡単な形を切りぬく	・友だちを自分の家に誘ってくる ・食事は自分でだいたい食べる ・自分が負けるとくやしがる
5歳	・スキップを正しくする ・なわブランコに立って自分でこぐ ・ひもを片結びに結ぶ	・自分の家の住所，番地を言う ・思ったものを自分で書く ・いくつかの文字や数字を読んだり書く	・一人で衣服の着脱ができる ・一人で大小便ができる ・いけないことを他の子に注意する

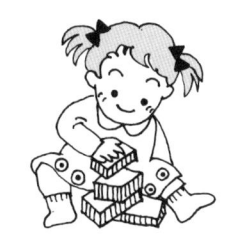

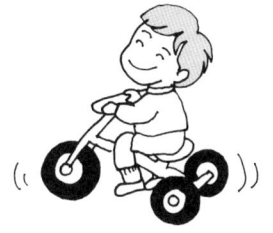

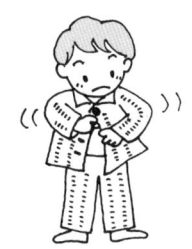

いる。

(2) 胎児・新生児の行動

1）胎　児　妊婦は，妊娠 12 週ころに超音波診断装置で胎児心拍動音を初めて聞き，妊娠 20 週ころから胎動を自覚し，自分の体内にある胎児の生命力を実感していく。さらに超音波断層装置で観察すると，妊娠 10 週ころから子宮内で胎児は上下肢や頭部を動かしている像，14 週ころには胎内で指しゃぶりしている像なども観察できる（図 2 -22）。中絶を希望して産婦人科を訪れた妊婦は，この映像を見ると中絶を思いとどまることがある。妊婦がたばこを吸うと一時的に胎児の動きがゆっくりになるので，その場面を実際に見ると妊娠中は禁煙しようと決心する妊婦もいる。このようにして母性意識が高まっていく。また，胎児はホルモンを分泌して母体をコントロールし，出産時期を自ら決めている。

2）新生児　出産直後 1 ～ 2 時間は母児ともに比較的覚醒状態であり，その間の母親と新生児の接触が大切である。出生直後の新生児を母親のおなかにのせたり，乳頭を吸わせている病院が増えている。昔，新生児は，眠っているか，哺乳しているか，泣いているだけであるといわれていた。しかし，視覚（注視，追視），聴覚（驚がく反射，定位反応），嗅覚，味覚など，新生児でもある程度発達しており，動作の模倣，慣れの現象（音や光などの刺激を新生児に与えるとはじめはからだを動かして反応するが，しだいに慣れて反応しなくなること），エントレインメント（人が新生児に語りかけたとき，その語りかけと新生児の体動が同期すること，図 2 -23）なども，扱い慣れた人が条件を設定して検査すれば新生児でもできる。

　それらの能力は成長後の子どもの能力とほとんど無関係であるが，それらの事実などから，出生後なるべく早期からの母子接触の重要性，新生児期から一人の人間として接することの大切さがわかってきた。出産後，母子別室から母子同室を取り入れる病院が増えているが，母と子が同じ布団で過ごす助産所では出産の満足度がより高い。

　健康な成人にはみられない原始反射として，哺乳反射，把握反射，バビンスキー反射，自動歩行，緊張性頸反射，モロー反射（図 2 -24）などがみられる。これらは月齢とともに大脳皮質が発達すると抑制され，しだいに消えていくが，一部は自分の考えでコントロールして動作するようになる。

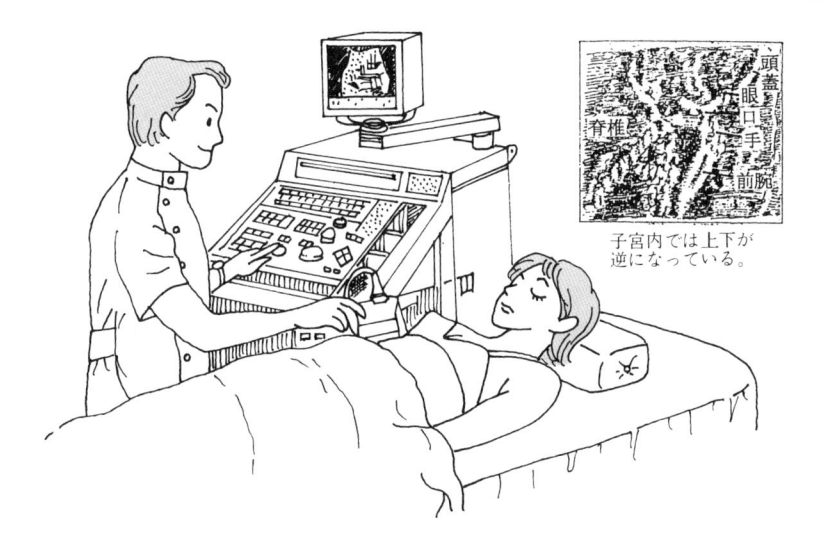

第 2 章　子どもの発育・発達と保健　　　　　　　　　　　　　　　　53

頭蓋／眼／口／手／前腕／脊椎

子宮内では上下が逆になっている。

図 2 -22　妊婦の超音波検査と胎児の超音波像（妊娠15週，指しゃぶり）

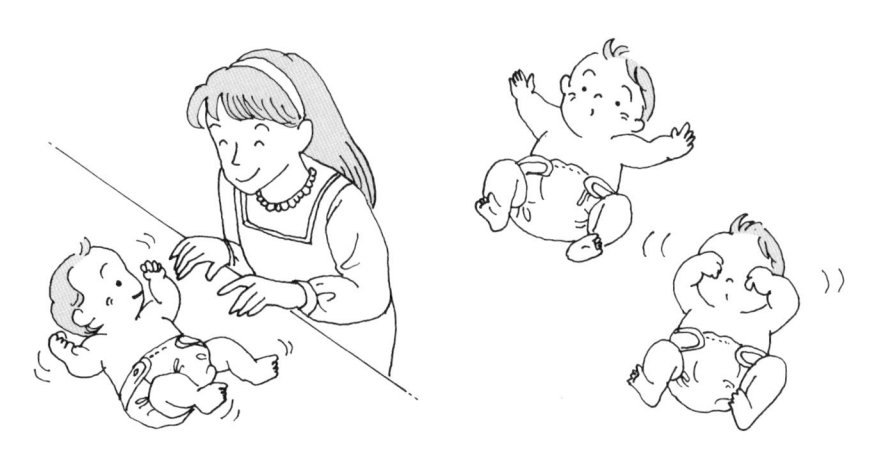

図 2 -23　母子相互作用－語りかけに同期してか
　　　　　らだを動かす（エントレインメント）

図 2 -24　モロー反射

(3) 乳幼児の行動

1）乳　児　母親は乳児に母乳を与えたり（図2-25），抱いたり，話しかけたり，眼を合わせようとしたり，おむつを換えたりする。逆に乳児は，母親を見つめたり，母親の乳頭を吸って母乳分泌を促進させたり，母乳を吸いながら母親の体温や母乳の匂いを感じ，泣いて種々の情報を送り，要求したり，母親の愛撫に気持ちよさそうにしたり，微笑，すがりつき，後追い行動などを通して積極的な働きかけをする。このような母と子の相互作用（図2-23）は，その後の種々の人間関係の基礎をつくっていく。

乳児初期の叫喚はやがて喃語に発展し，言葉の発達につながり，微笑は子どもの社会性や情緒発達の基礎となる。乳児の側からそうした行動がみられたら相手になり，しっかりそれを受けとめ，声をかけたり，あやしたり，笑いかけたりして応えている場合には盛んに現れるが，それを無視したり，タイミングがずれて反応していると，乳児からの働きかけは少なくなる。したがって，乳児からの働きかけを，相手となる人間が温かく受けとめることが，子どもの行動を積極的にさせ，情緒・社会性の発達を促す意味で大切である。

2）幼　児　1歳代になり幼児自身の意志がより明確になってくると，子どもどうしまねしたり，ちょっかいを出したりして社会性がしだいに身につく。その意味では幼児どうしの接触が大切になり，集団保育する利点が多くなる。2歳代になると，嫉妬したり，すねたり，はにかんだり，てれたりといった情緒面で複雑な感情がよりはっきりしてくる。反抗期に入ると，道路や店の前で寝ころんで抵抗することもある。3歳くらいになると子どもたちだけでの友だち遊びもしだいに上手にできるようになり，同年齢の子どもたちとの遊びのなかで，いろいろ身につけられるようになる（図2-26）。家庭での生活を基盤にしながらより広い社会生活を経験しはじめ，その喜びや葛藤体験のなかで社会性を発達させていく。4，5歳になると子どもはいろいろな規則もわかり，生活や遊びのなかで，人間に対する信頼感，自発性，意欲，豊かな感情，物事に対する興味，関心，思考力，表現力などの基礎が養われていく。

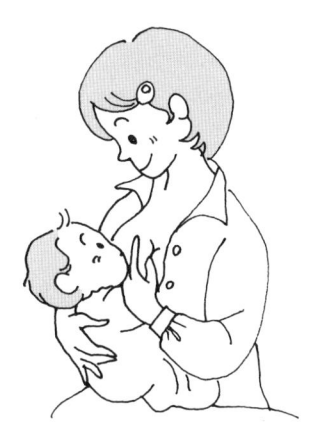

第2章　子どもの発育・発達と保健　　　　　　　　55

図2-25　授乳－母乳を与えながら，母子の眼が合っている

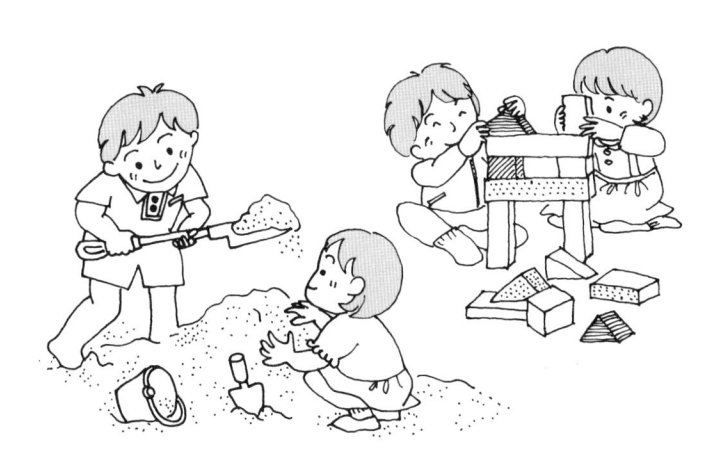

図2-26　幼児の遊び

考えてみよう

1．生物としてのヒトとはどのようなものか，自分なりに考えてみよう。
2．正常範囲からはずれた身体発育を示す場合，どのような疾患の可能性があるか，計測項目ごとに調べてみよう。
3．臓器ごとの発育・発達の特徴を考えてみよう。
4．自分で覚えやすい主な発達の指標の表をつくってみよう。

引用図書

1）厚生労働省雇用均等・児童家庭局：平成12年乳幼児身体発育調査報告書，2001
2）伊藤善也，他：肥満，小児科診療，66(11)，2003
3）加藤則子，他：平成12年乳幼児身体発育調査結果について，小児保健研究，60(6)，707〜720，2001

参考図書

・子ども家庭リソースセンター編：ノーバディーズ・パーフェクト（Nobody's Perfect カナダからの子育てメッセージ），ドメス出版，2007
・森上史朗・柏女霊峰編：保育用語辞典第6版，ミネルヴァ書房，2010
・山縣文治・柏女霊峰編：社会福祉用語辞典第8版，ミネルヴァ書房，2010
・林 謙治監修：子どもをとりまく環境と食生活，日本小児医事出版社，2010
・藤枝憲二監修，加藤則子編集：現場で役立つラクラク成長曲線，診断と治療社，2007

第 3 章

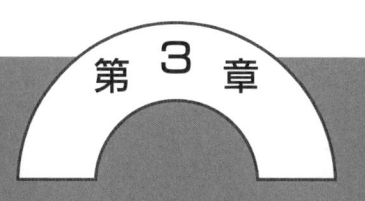

子どもの健康状態の把握と保育

本章のねらい　子どもの健康状態の把握には，日常的な健康観察と同時に，時には意識的な観察が大切である。また，体重など身体計測を定期的に行ってチェックしたい。近年の医療の進歩に伴い，一般の保育所等でも慢性疾患のある子どもたちが増えている。その保育の際には，疾患のチェック，医療機関との連携，子どもの QOL の向上，感染症への注意，親のもつ罪悪感への配慮，気持ちの変化への対応が望まれる。また，病院に入院している子どもを病院内で保育する院内保育，及び，死に直面した患児，家族に対する看護，ターミナルケアについて述べる。

キーワード　健康観察，身体計測，体重，病児の経過観察，疾患のチェック，QOL 向上，親の罪悪感，親の気持ちの変化，院内保育，ターミナルケア，乳幼児突然死症候群

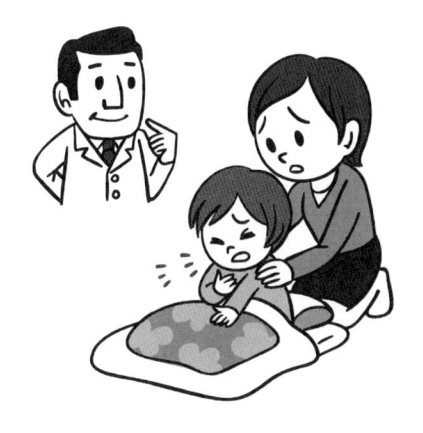

1．健康観察

子どもの病気の症状には大きく分けて，急に現れる症状（図3-1）と，徐々に出現してくる症状（図3-2）とがある。これらを早期に発見して，早めに対処するためには健康観察が大切である。

(1) 日常的な観察

日頃よく子どもと接している親や保育者などの養育者は，子どもの様子がいつもと違う感じであることに気づきやすく，それが異常の発見につながる。子どもの表情，顔色，機嫌，活発さ，食欲，便通，発疹や発熱の有無などを日常，養育者は無意識的に観察している。

時には意識的に子どもを観察して，それらの見落としを防ぐ努力も望まれる（図3-3）。食事，排泄，入浴するときなど時刻を決めて，また保育所などの施設では職員の勤務交代のとき，そして，いつもと感じが違うときなど，意識して観察したい。

子どもの顔つきや身体などをよく観察し，鼻水，目やに，発疹などの有無，そして身体や衣服の清潔にも注意したい。食事の食べ具合，午睡後は，睡眠の充足さ，表情，機嫌，元気さなどを観察し，いつもと異なる場合は必要に応じて，安静，水分補給，体温計測，医療機関の受診などを行う。

特に障がいのある子どもは，異常に対して反応が鈍かったり，症状が出てきたときには病気が進行している場合がある。子ども一人ひとりの体質傾向や基礎疾患を理解した上での健康観察が望まれる。

(2) 身体計測値

体重，身長，頭囲，胸囲などの計測を定期的に行い，バランスのとれた発育をしていることを確認したい。一般的に，身長は長期的な健康のバロメーターに，また頭囲は神経系の病気の発見につながることがある。

1) 体重計測値

体重は，その時々の健康状態を知る簡便なよい指標となる。新生児の生理的体重減少を除けば，子どもの体重計測値は，その時々の健康状態や栄養状態を反映して多少増減しながら，年月齢とともに少しずつ増加していく。

かぜや消化不良症などの急性疾患のため体調が悪化した子どもは，一時的に体重が減少しても，多くの場合，体調の回復とともにキャッチアップしてもと

の体重になる。夏，暑いときはクーラーの効いた部屋で遊び続け，運動不足や間食の食べ過ぎによる体重増加にならないよう注意したい。

定期的に体重を測定して，一人ひとりの子どもの日頃の状態を知っておくことが望ましい。自宅では入浴時などに毎日，また保育所や乳児院にいる乳幼児では毎月，体重を測定して健康状態をチェックしたい。

　2）**病児の経過観察**　　各種の慢性疾患のある子どもでは，長期的にも短期的にも体重の増減がみられるので，病気を早期に発見する意味，またその疾患の経過を知る意味で体重は大切な指標となる。

一般的に慢性疾患児は，治療しないと徐々に体重増加不良になることが多い。また，急に体重が減ったり，逆に増えた場合は，急に悪化したおそれがあるので注意したい。病院に入院している子どもは毎日，体重を測定して健康状態をチェックすることが多い。

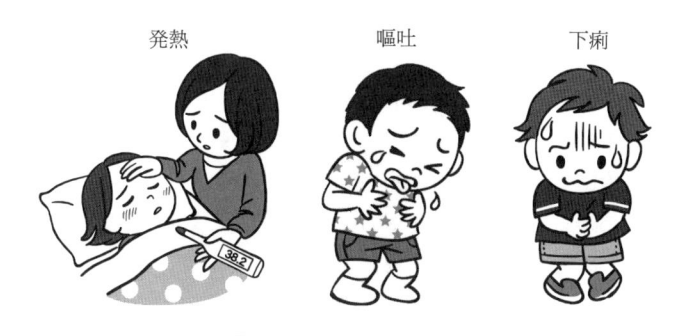

図3-1　急に現れる症状

図3-2　徐々に現れる症状

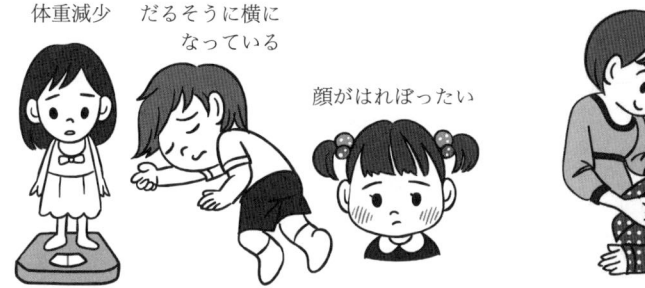

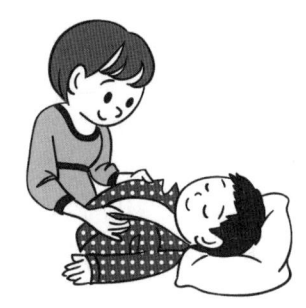

図3-3　意識的に発疹の有無を観察

2．慢性疾患のある子どもの保育

慢性に経過する疾病のある子どもたちが，近年，一般の保育所や幼稚園などにも比較的多くみられる。慢性疾患のある子どもは，近年の医療の進歩に伴って一見，普通の子どもと同じように見えることは多いが，体調が急に悪化する疾患もある。保育者は，以下の事項などを参考に，子どもへの接し方を考えたい。

（1）疾患のチェック

さまざまな慢性疾患があり，症状や対応はそれぞれ異なる。入園前に診断書を取り寄せて疾患のチェックを行い，保育上の注意点を把握する。

慢性疾患のある子どもには，通常その治療方針を決める主治医がいる。保育するうえで不明の内容は，その主治医と連絡を取り合って解決させたい。ただし，医師には守秘義務があるので，保護者の了解のもとに行う。初めは，疑問点を手紙に書いて保護者に手渡し，医師からの返事は保護者を通じて行うとよい。そして，主治医との連携に関して保護者の了解を得られれば，医師と直接メールなどでやりとりして医療的意見を求めたり，また緊急時は医療機関に電話連絡などして直接指示を得られるようにしておくとよい。

（2）QOL（生命・生活の質，quality of life）の向上

慢性疾患である以上，一生続くかもしれないし，長期の療養が必要かもしれない。それは子どもも親も不安である。ある時は死と直面していたかもしれない（図3-4）。そのことを心にとめて愛情ある言動で接して生きる喜びを与えたい。

保育者として，子どものQOLを高めさせたい。慢性疾患のある子どもも，同年齢の友だちが経験すること（いろいろな遊び，家庭生活，教育など）を，可能な範囲で体験することが望まれる。極力特別扱いしない配慮が必要である。ただし，感染症に注意しなければならない疾患は多いので，感染症にかからないような注意とともに，園内で感染症が発生した場合など，その情報を早めに保護者に伝え，適切な対応を行う。

慢性疾患のある子どもとその家族への接し方を，他の保育者と話し合ったり，自分で本を調べたり，インターネットで検索したりして考えたい。自分のことを気にとめて考えているかどうかは，小さな子どもでも敏感に感じ取っている。

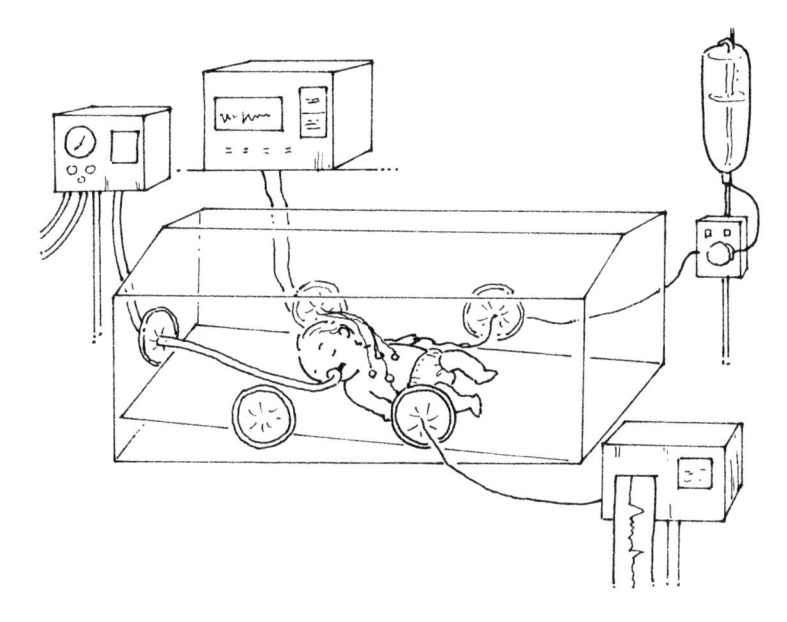

図3-4　NICU（新生児集中治療管理室）

（3）罪悪感を抱かせない配慮

　慢性疾患のある子どもの親，ことに母親は自身で罪悪感をもっていることが多い。妊娠中の生活，または自分の育て方が悪くて子どもが病気になったのではないかと心配している母親が多い。

　母親との話の際，そのことを念頭において，母親が弱点と思っている内容をつつく発言はさける。母親のせいで発生する子どもの慢性疾患はほとんどないので，そのことを母親に理解させ，無用な心配をさせない配慮も大切である。

（4）健康観察

　慢性疾患のある子どもでは，症状が出てきたときには病気が進行していたり，異常に対して反応が鈍い場合がある。子ども一人ひとりの基礎疾患や体質傾向を理解したうえで健康観察を行う。普段の子どもの様子と違ったら早めに保護者に連絡する。

（5）親の気持ちの変化

　親は，自分の子どもに慢性疾患があると初めて知ったとき，非常なショックに陥り，自責の念にかられたり，人間不信に陥りやすい。このときは，周囲の人たちが，そのつらい気持ちを受けとめることが大切である。他の人に話を聞いてもらえるだけでも親の気持ちは多少落ち着く。

　その時期を乗り越えると，しだいにあきらめの気持ちが強くなり，できる範囲でがんばろうとする親が多くなる。このとき初めて，親の会があることなど適切な助言に耳を傾けるようになる。親の苦労は並大抵のことではないが，周囲からの助言・助力により，自分が育てればこの子どもも幸せに生きられると思える親になって欲しい。

3．院内保育

　病院に入院している子どもを病院内で保育することであり，小児病院など一部の乳幼児病棟で行われている（図3-5）。慢性疾患で入院している子どもにも「遊びと生活」を保障し，QOLを向上させることは大切である。病状が比較的落ち着いているときには，同年齢の子どもと同様な体験を極力させたい。

　病棟に常勤の保育士とプレイルームを設置している場合，診療報酬の加算が行われる。また，民間支援団体による病児訪問などの取り組みが行われることもある。こうした取り組みなどを通じて，入院治療を受けている慢性疾患のある子どもの発育・発達を支援したい。

4．ターミナルケア

　ターミナルケアとは，末期がんなど死に直面した患児，家族に対する看護のことである。病気による苦痛とともに死への不安を感じている子どもとその家族に対しては，身体的苦痛を軽減させる緩和医療とともに精神的な援助が欠かせない。医療的処置（緩和医療）に加え，精神的側面を重視した総合的な措置をとることによりQOLを向上させたい。

　患児，家族が最期まで充実した時を過ごせるように援助することが大切である。子どもの病気の受容過程で生じるさまざまな葛藤，家族内の問題や心身の疲労，医療者に抱く敵対心など，とりわけ不安や否定的な感情を受けとめたい。

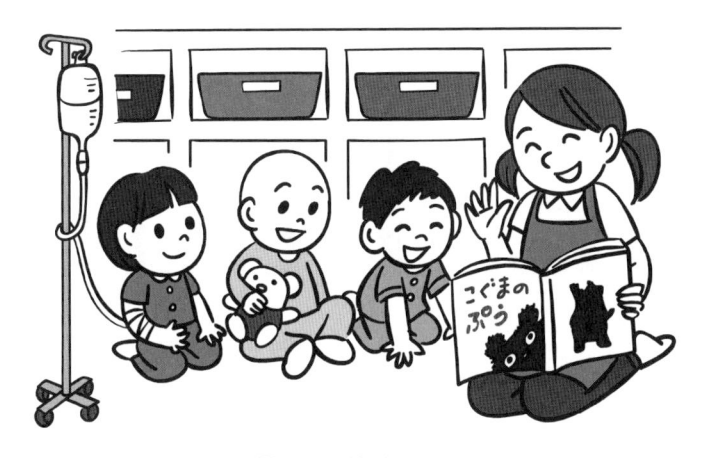

図3-5　院内保育

5．乳幼児突然死症候群（SIDS）

　それまでの健康状態や既往歴からその死亡が予測できず，しかも死亡状況及び剖検によってもその原因が不詳である，原則として1歳未満児の突然の死亡をいう。厚生労働省研究班は2005（平成17）年3月にSIDSのガイドラインを作成し，その診断は解剖検査に基づいて行い，窒息や虐待などの外因死と鑑別診断することとした。

　日本のSIDSは1980年代，窒息死とは別の疾患として一般に知られるようになったため，統計上は毎年増加した（図3-6）。しかし，欧米諸国が予防対策を実施し始めた1995（平成7）年をピークに頭打ちとなった。さらに「うつ伏せ」は「仰向け」に比して3.0倍程度，「人工栄養」は「母乳栄養」に比して4.8倍程度，「父母ともに習慣的喫煙あり」は「父母ともに習慣的喫煙なし」に比して4.7倍程度，SIDS発症のリスクが高まることを厚生省（当時）は1998（平成10）年6月に公表した。それらの予防活動を行った結果，2002（平成14）年には半数以下となり，その後も減少傾向が認められる。しかし，保育所などによる集団保育開始1週間以内の乳児はSIDS発症率が比較的高く，乳児なりにストレスを感じている可能性が指摘されているので，対策をさらに強化したい。

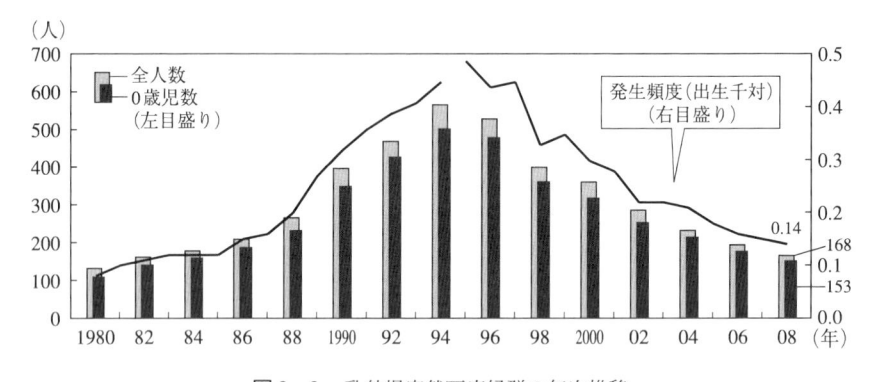

図 3-6　乳幼児突然死症候群の年次推移
注：1994 年以前は，0〜4 歳児の「原因不明の突然死」

考えてみよう

1．子どもの健康観察のポイントをまとめてみよう。
2．慢性疾患のある子どもを保育する際，その子どもへのかかわり方をどうしたらよいのか，また，親へ配慮すべき点も考えてみよう。
3．乳幼児突然死症候群の発生をさらに減らすために，どうしたらよいか考えてみよう。

参 考 図 書

- 小児科臨床 58(4)「特集　子どもの集団生活と心身の健康」日本小児医事出版社，2005
- 加藤忠明・西牧謙吾・原田正平編著：すぐに役立つ小児慢性疾患支援マニュアル，東京書籍，2005
- 丹羽登監修：病気の子どもの理解のために，全国特別支援学校病弱教育校長会，国立特別支援教育総合研究所，2008
- 加藤忠明・岩田 力編著：図表で学ぶ小児保健，建帛社，2009

第4章

先天異常

本章のねらい　先天異常は生まれつき形態や機能に異常があることをいう。乳児期に死亡する症状の重いものから，その原因が出生前からあってもすぐに症状が現れない場合や，放置してかまわない軽微な小奇形までさまざまである。先天異常のなかには生後まもなく治療することで良好な生命予後が得られるようになってきているものや，予防可能なものがある。先天異常のある子どもたちができるだけハンディキャップを感じないで生活できるような配慮やケアを考え，思春期から成人期へと大きくなっていくことを見通した子育てが必要である。

キーワード　先天異常，遺伝，環境，遺伝子，染色体，遺伝病，染色体異常，多因子遺伝，遺伝カウンセリング

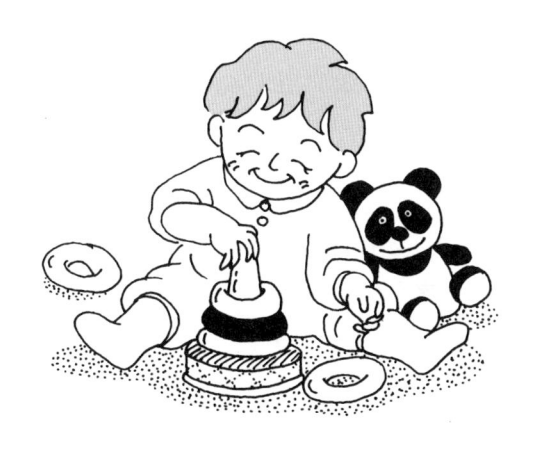

1．先天異常を学ぶ重要性

　先天異常とは生まれつき形態（かたち）や機能（はたらき）の異常があることをいう。全体で出生児の3～5％にみられるので，まれではないが，一つひとつの病気は10万人に1人のようなまれなものもある。形態の異常には視診でわかる外表奇形と，検査しないとわかりにくい内臓奇形がある。また手術で治さないと生存にかかわる大奇形と，放置してかまわない小奇形までさまざまである。治療の不要な小奇形のある出生児は15％ともいわれている。奇形という表現は本人や家族には抵抗があるので，形態異常を用いる方がよい。

　先天異常の子どもたちは生まれることができずに流産や死産に終わる場合と，そのような淘汰をまぬがれて生まれてくることができても乳児期に死亡する場合がある。先天異常全体でみると，戦前に比べて増えているわけではないが，感染症などが克服され，相対的に先天異常をもって生まれてくる子どもたちの割合は増している。そのため世界最高水準（世界最低値）を維持している日本の乳児死亡の原因の第1位が先天異常である。一方で，先天異常の患者の治療も進み，平均寿命は延びている。したがって，先天異常の子どもたちが成人になることを踏まえて，見通しのある保育や療育が必要となる。

2．先天異常の原因

　先天異常の原因は出生前から存在している。人は一つの受精卵から発生し，母親の胎内で分裂を繰り返して，さまざまな機能をもつように分化して器官を形成し，胎芽から胎児へと成長し，赤ちゃんのからだができあがる（図4-1）。

　先天異常の原因は親から遺伝する場合（遺伝病），卵子や精子をつくる段階で生じる場合（染色体異常），受精卵で生じる場合（遺伝子の突然変異），子宮内の環境要因や周産期や分娩時の原因による場合などがある。一つの遺伝子が病気の原因となる単一遺伝子病は，優性遺伝病や劣性遺伝病に分けられる。複数の遺伝子と環境要因の相互作用による多因子遺伝病にはアトピー，口唇口蓋裂，股関節脱臼，幽門狭窄などのほか，大人の生活習慣病のようなありふれた病気が含まれる（図4-2，表4-1）。

　先天異常の原因が出生前にあっても，すぐに症状が現れず，出生後かなり経ってから症状が現れることもある（先天性代謝異常や遅発性の成人発症の遺伝

第4章 先天異常

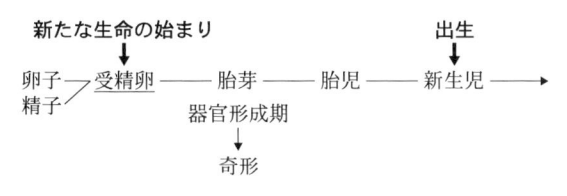

```
新たな生命の始まり          出生
     ↓                      ↓
卵子 ╲
     受精卵 ──── 胎芽 ──── 胎児 ──── 新生児 ────→
精子 ╱         器官形成期
                ↓
               奇形
```

図4-1　出生前期

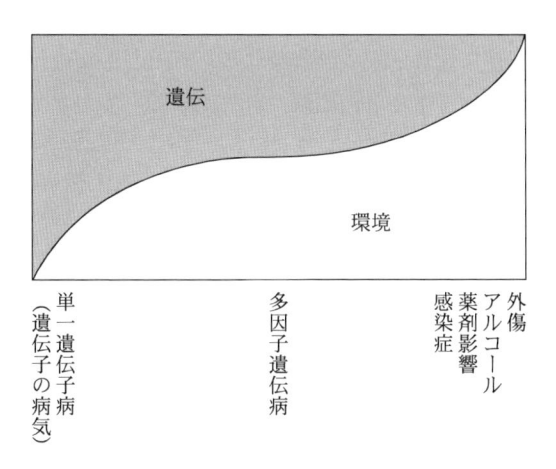

図4-2　遺伝と環境の病気の発症への寄与

（横軸左から右へ：単一遺伝子病（遺伝子の病気）、多因子遺伝病、感染症、薬剤影響、アルコール、外傷）

表4-1　先天異常の原因

---
① **遺伝子の病気（単一遺伝子病）**
　　　　　例：ハンチントン病，神経線維腫症
　　　　　　　フェニルケトン尿症，筋ジストロフィー
② **染色体異常**　例：ダウン症候群，ターナー症候群
③ **多因子遺伝病（複数の遺伝子と環境要因による）**
　　　　　例：アトピー，口唇口蓋裂，股関節脱臼
　　　　　　　糖尿病，高血圧，高コレステロール血症
④ **環境要因**　例：ウイルス感染（先天性風しん症候群）
⑤ **原因不明**

病など)。

3．遺伝と環境

ほとんどの形質や病気の背景に遺伝要因と環境要因が考えられるが，その影響の強さを図4-2のように考えるとよい。

胎内環境要因としては，胎内感染や中毒，放射線，母体の薬剤摂取・飲酒・喫煙の影響などがある。病気の例としては先天性風しん症候群，先天性トキソプラズマ症，先天性梅毒，先天性肝炎，胎児性水俣病(有機水銀中毒)，サリドマイド奇形，胎児性アルコール症候群などがある。しかし後天的な感染症でも環境要因である外因（ウイルス，細菌，寄生虫など）で100％病気が決まっているとはいえず，遺伝要因も無視できない。たとえばあるDNAの塩基配列(遺伝要因）をもった人は，HIVウイルスに感染してもAIDS（エイズ）を発症しにくいことが明らかになっている。

4．遺 伝 病
（1）遺伝子は染色体に存在している

親から子に伝わる遺伝子は細胞の核のなかの染色体の上に並んでいる。染色体は人では46本ある。母親のつくる卵子（染色体数23）に父親の精子（染色体数23）が受精することで新しい命である受精卵（染色体数46）ができる。母親からもらった染色体と父親からもらった染色体がペアになっていて（相同染色体），その上に並んでいる遺伝子は2個ずつある（対立遺伝子）。受精卵が分裂を繰り返して細胞数が増えて，からだのすべての細胞は受精卵と同じ染色体と同じ遺伝子をもっている。

（2）メンデルの遺伝で説明される遺伝のしくみ

たとえば，染色体の上のある遺伝子Aは父からA，母からAをもらい，AAとして子どもに受け継がれる。遺伝子Aが突然変異で変化してA′になって，Aより強いと優性といい，AA′の人に変化が現れる。この変化で病気になる場合を優性遺伝病という。AA′の人の子どもがA′を受け継ぐ確率は50％で，半分の確率で優性遺伝病が伝わる（図4-3左側）。優性遺伝病の例としてはハンチントン病や神経線維腫症(レックリングハウゼン病，NF1，図4-7）などがある。

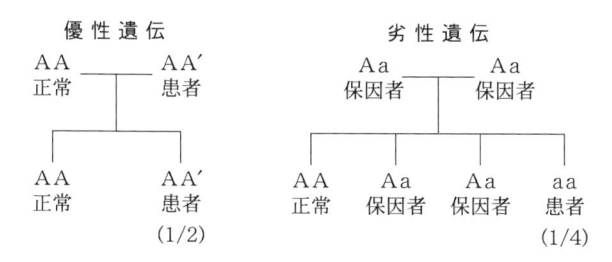

```
        優性遺伝                劣性遺伝
    AA ─────── AA'          Aa ─────── Aa
    正常        患者        保因者       保因者
     │                        │
  ┌──┴──┐                ┌──┬─┴┬──┐
  AA    AA'              AA  Aa  Aa  aa
  正常   患者             正常 保因者 保因者 患者
        (1/2)                              (1/4)
```

図 4-3　優性遺伝と劣性遺伝の伝わり方
（A が正常な遺伝子，A′と a は変異遺伝子とする）

　もし，遺伝子 A が突然変異で変化して a になって，A より弱いとき，Aa の人ではまったく変化が現れない。つまり a は隠れているので，劣性という。aa となった人ではじめて変化が現れる。この変化で病気になる場合を劣性遺伝病という。Aa の人はふつう正常なので，検査をしないとわからず，保因者という。aa の子どもが生まれた場合，父と母は Aa の可能性があり，子どもは両親から a をもらった場合で，その確率は 1/4 である（図 4-3 右側）。劣性遺伝病の例としては先天性代謝異常のフェニルケトン尿症などがある。

　X 連鎖劣性遺伝病は，X 染色体上に病気の遺伝子があり，劣性のため，患者は男性がほとんどである。赤緑色覚異常，血友病，筋ジストロフィー症などである。

　ゲノム研究の進展でヒトの遺伝子の数は 25,000 弱と推定されている。ひとつの遺伝子で，からだに現れる形質（表現型）が決まっている単一遺伝子の病気や形質は 15,000 以上が判明している。遺伝子が変化しても病気になるとは限らず，生存に有利に働く場合ヒトを含む生物は進化してきたと考えられ，進化の面でも遺伝の研究が行われている。

（3）血　液　型

　血液型はたくさんの種類があるが，もっともポピュラーなのは ABO 式血液型である。この親からの伝わり方はメンデルの遺伝の法則で説明でき，遺伝子は 9 番染色体上にある。遺伝子 A と B は O に対して優性で，AO は A 型の血液型に，BO は B 型の血液型になる。したがって A 型は遺伝子でみると AA か AO で，B 型は遺伝子でみると BB か BO である。

5．染色体異常

（1）男の子と女の子が生まれるしくみ

　核のなかの染色体を染色体分染法という方法で染色し，顕微鏡写真をとってならべると図4-4のようになる。これは正常な男性の染色体である（46, XY と表す）。染色体の下の番号の1番から22番までは男女ともに共通の常染色体で，2本ずつの相同染色体である。それ以外に性染色体が2本あり，男性ではX染色体が1本，Y染色体が1本ある。正常な女性の染色体は46, XX で，性染色体はXが2本である。2本ずつの相同染色体のうちどちらか1本を子に伝える（23本の染色体からなる卵子と精子）ので，兄弟姉妹は似ていて異なる染色体の組み合わせになる。性染色体は母がどちらかのX染色体を子に伝え，父からX染色体をもらうと女の子，Y染色体をもらうと男の子になる。

（2）染色体異常

　このように子どもに半分の23本の染色体を渡すしくみは卵子や精子をつくるときの減数分裂というしくみで起こるが，このときうまく半分にならないと，卵子や精子に24本や22本の染色体が持ち込まれることになる。1本多く持ち込まれるとトリソミー，1本少ないとモノソミーとなり，流産することが多い。21番染色体の21トリソミー（ダウン症候群），18トリソミー，13トリソミー，Xトリソミーなどは出生できる。トリソミーの出生頻度は母親の出産年齢が高いと高くなる。一部分の過剰など微細な染色体異常も含めた染色体異常全体の出生頻度は約0.6％（出生児1,000人中6人）である。

（3）ダウン症候群

　21番染色体が過剰な染色体異常である（図4-5）。1本過剰な21トリソミーが95％，ほかの染色体に転座している転座型が2％，正常細胞とのモザイク型が数％である。親からの遺伝は転座型の一部で，ほとんどは遺伝でない。出生頻度は約0.1％，新生児期に顔の特徴や筋緊張低下などで診断される。約半数に先天性心疾患の合併があるが，手術の成績がよくなり，寿命が延長し，日本での平均寿命は50歳を超えた。消化管異常，難聴，白血病の合併もある。上気道炎，結膜炎，滲出性中耳炎になどにかかりやすく，精神運動発達遅滞，言語発達障害は必発で，肥満，甲状腺疾患にも注意が必要である。思春期発来は遅れない。健常児と一緒に生活する統合保育が普及し，活発な社会参加の機会が

第4章 先天異常

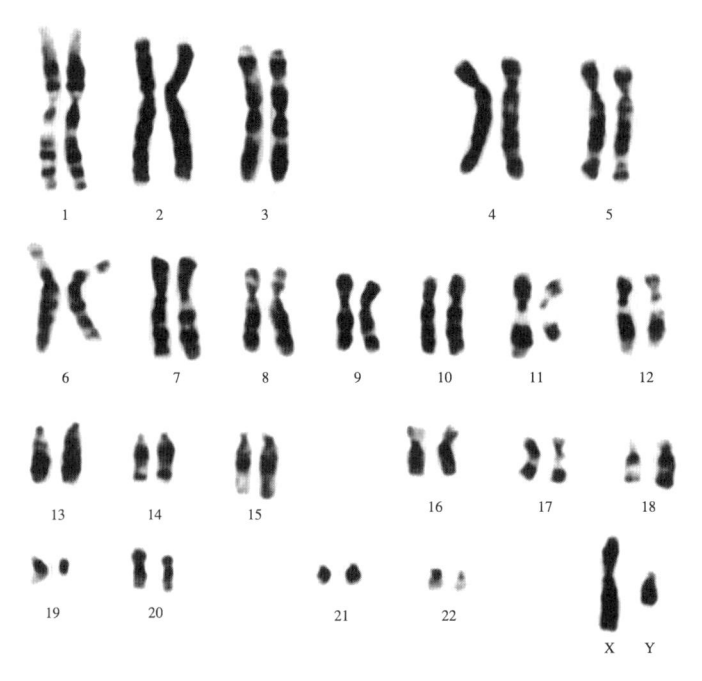

図4-4 正常男性（46, XY）の染色体

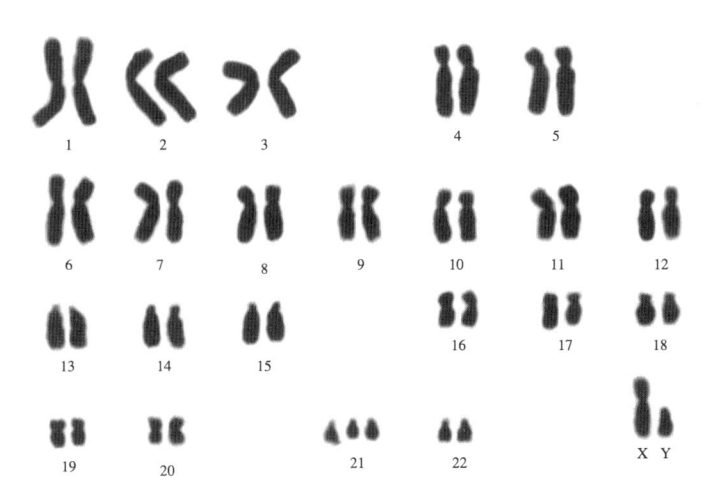

図4-5 ダウン症候群男性（21トリソミー）の染色体

増えている。健常児とほぼ同じ予防接種，思春期や成人期を見据えた健康管理とそれぞれの発達に合わせた保育や教育（特別支援教育や健康教育）が望まれる。

（4）18トリソミー

18番染色体が1本過剰である。出生児3,000人中1人の頻度。低出生体重，多発奇形，小顎症，指の重なり，精神運動発達遅滞があり，心疾患や腎奇形の合併で9割が乳児死亡する。

（5）13トリソミー

13番染色体が1本過剰である。出生児5,000人中1人の頻度。多発奇形，脳奇形，口唇口蓋裂，多指症，精神運動発達遅滞があり，9割が乳児死亡する。

（6）ターナー症候群

女性でX染色体が1本のXモノソミーである。流産が多いが，女子1,200人中1人の頻度で出生する。リンパ浮腫，低身長，無月経，不妊の症状があるが，知能はほぼ正常で，社会生活を営んでいる。

（7）クラインフェルター症候群

男性でX染色体が2本の染色体（47, XXY）をもつ。不妊，長い四肢，女性化乳房などがあるが，精神発達遅滞は比較的軽い。

6．多因子遺伝

身長，知能や皮膚の色などは，複数の遺伝子と環境要因の作用で形質が現れる多因子遺伝と考えられている。男は女より背が高く，人種差があり，両親の身長と子どもの身長には相関があるから，遺伝が関係していることは容易に理解できる。戦後，栄養状態がよくなって，背が高くなったのには環境要因も大きく作用している。2 SD（SD；標準偏差）からはずれると低身長，高身長と診断される。低身長の大部分は体質性だが，一部にSHOX遺伝子の欠失があり（ターナー症候群も該当する），成長ホルモンを用いた治療が有効である。

多因子遺伝病の例としては，先天奇形と生活習慣病があげられる。先天奇形では無脳症・脊椎裂，唇裂・口蓋裂，先天性心疾患，肥厚性幽門狭窄，先天性内反足，股関節脱臼などが多因子遺伝病である。高コレステロール血症，高血圧，アルツハイマー病，糖尿病，リウマチなどの生活習慣病の多くも多因子遺伝である。アトピー，喘息なども含まれる。

7．先天異常の治療と予防

　先天異常の治療が難しい場合でも対症療法を積極的に行うことにより平均寿命は延びてきている。奇形は治せない場合や手術を何回も必要とすることが多いが，それによる障がいができるだけハンデイキャップにならないように医学的治療だけでなく，本人や家族の心理社会的支援や温かい保育が必要である。奇形という表現は家族には抵抗があるので，形態異常と呼んでいる。

　先天性代謝異常のフェニルケトン尿症など6疾患は新生児マススクリーニングで発症前に診断できる。フェニルケトン尿症を治療せずに放置すると，フェニルアラニンが代謝できず，精神運動発達が遅れるが，低フェニルアラニンミルクや治療食で正常な知能と発達がみられる。

　先天異常には予防の可能な疾患がある。風しんウイルスが妊娠初期に初感染すると，胎児の発生がうまく進まず，出生後，先天性風しん症候群と診断される。心疾患，白内障，難聴，精神運動発達遅滞などの多彩な症状は妊娠初期ほど重症となる。風しんの予防接種で予防できるので，幼児期に予防接種をしていない女性は，妊娠前に予防接種を受けるようにする。

　妊娠中の母親の飲酒を避けることにより，胎児性アルコール症候群を防ぐことができる。胎児性アルコール症候群は成長障害，特徴的顔貌，小頭症，精神発達遅滞や学習障害を呈する。

　二分脊椎は英国に多く，日本に少ないが，ビタミンの一種である葉酸の摂取量が少ないことが関係しているので，妊娠中の摂取量は増やすことが勧められている（厚生労働省「授乳・離乳の支援ガイド」2007）。妊娠中と授乳中は特にバランスのとれた栄養摂取や禁煙を心がけるべきである。

　日本の法律で認められているもっとも近い近親婚（血族結婚）はいとこ婚である。いとこ婚ではまれな劣性遺伝病の発症率が高くなる。日本では全身白子，ウェルナー症候群，小口病(夜盲)，フェニルケトン尿症，進行性筋ジストロフィーは両親のいとこ婚率が高い。

8. 遺伝カウンセリング

　クライアント（相談者）の家族内に遺伝性の病気が発症したり，その可能性があることによる諸問題をカウンセラーがよく傾聴し，助言する過程を遺伝カウンセリングという。はじめに家系図を書いて，家系内の病気を確認し，正しい診断に基づいたカウンセリングを行う（図4-6）。遺伝子診断などは本人（クライアント）の自己決定にゆだね，カウンセラーが指示してはならない。

　奇形，治療の難しい遺伝病や精神発達の遅れる染色体異常の子どもが生まれ

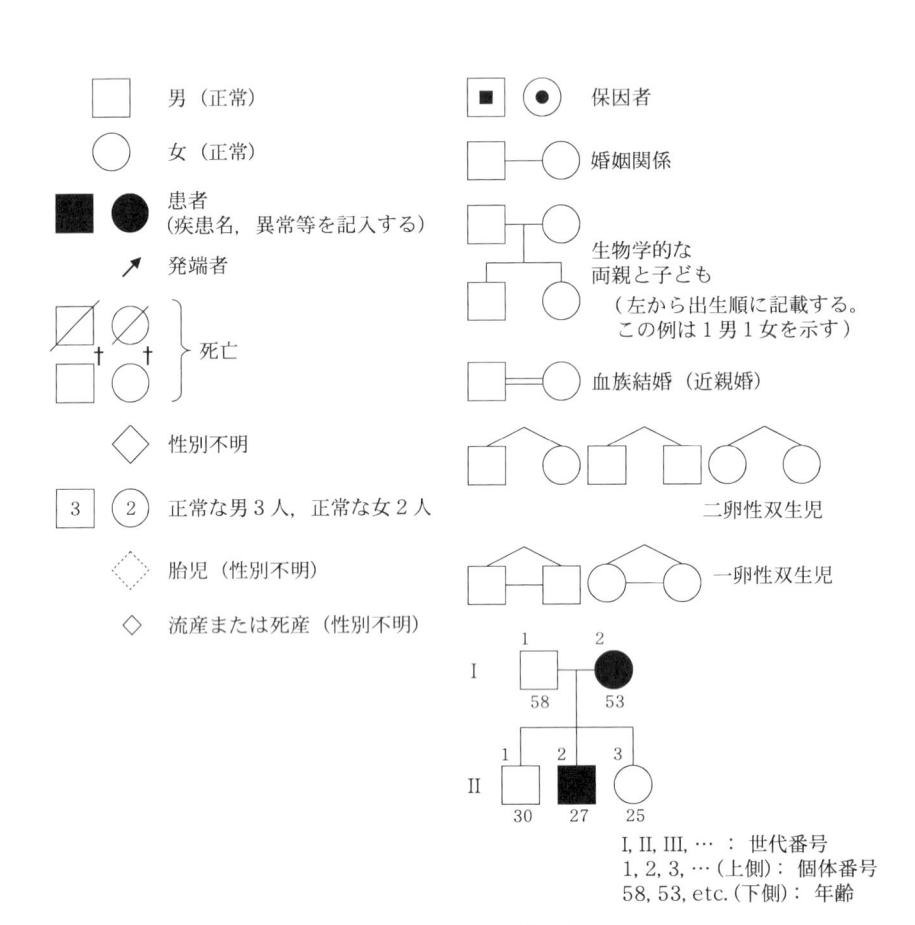

□　男（正常）

○　女（正常）

■　●　患者
　　　　（疾患名，異常等を記入する）

↗　発端者

⊠ ⊘ †　死亡

◇　性別不明

③ ②　正常な男3人，正常な女2人

◇　胎児（性別不明）

◇　流産または死産（性別不明）

■ ●　保因者

□─○　婚姻関係

　　　　生物学的な
　　　　両親と子ども
　　　　（左から出生順に記載する。
　　　　　この例は1男1女を示す）

　　　血族結婚（近親婚）

　　　二卵性双生児

　　　一卵性双生児

Ⅰ　1　2
　　58　53
Ⅱ　1　2　3
　　30　27　25

Ⅰ, Ⅱ, Ⅲ, … ：世代番号
1, 2, 3, …（上側）：個体番号
58, 53, etc.（下側）：年齢

図4-6　家系図の書き方

第4章 先天異常

た場合，両親への最初の告知は慎重にするべきで，出産直後は母親の回復を十分考慮し，父親と同席が望ましい。診断がついた時点，あるいは新生児期の手術が終わった時点で臨床遺伝専門医や遺伝カウンセラーへ紹介する。包括的診療と療育のアドバイス，各診療科への橋渡し，親の会の紹介などが行われる。

一部の遺伝病や染色体異常は胎児の出生前診断ができる。次の子どもの出生前診断の希望がある場合，十分な遺伝カウンセリングの後，当事者の自発的決定が必須である。

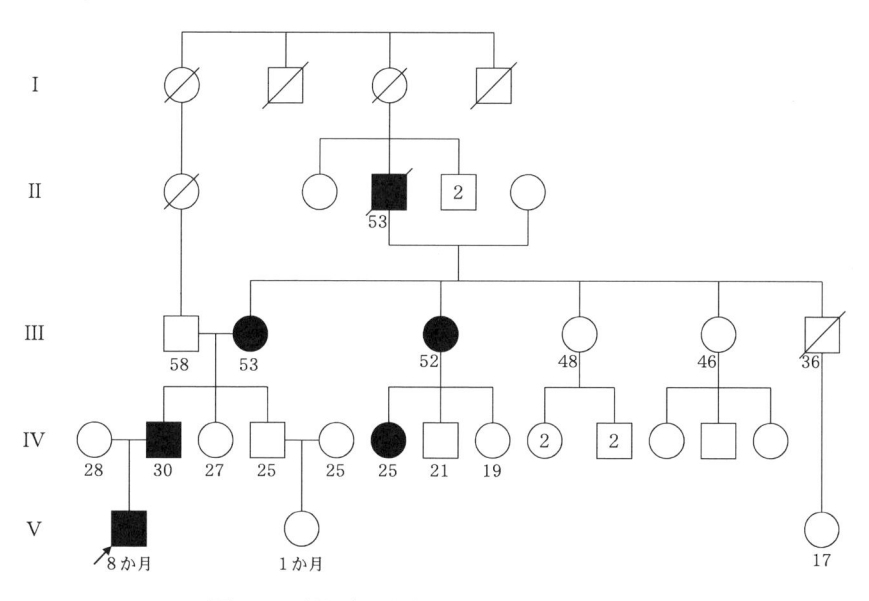

図4-7 優性遺伝病家系図（神経線維腫症の例）

考えてみよう

1. ダウン症候群の子どもたちは音楽が好きなことを活かして，どのような保育をすればよいか考えてみよう。
2. 図4-6に従って，自分の家系図を書いてみよう。
3. アルコール，たばこ，薬物，化学物質の胎児への影響についてまとめてみよう。
4. 遺伝子診断や出生前診断について調べてみよう。
5. 妊娠22週未満の日本の人工妊娠中絶の実態について調べてみよう。

参考図書

- Conner, J. M. ほか著，高野貴子・阿部 淳・岩谷 力訳：わかりやすい臨床遺伝学，医歯薬出版，1994
- 高野貴子：母と子の病気や健康と遺伝子，母子保健情報49号，2004
- 中込弥男：絵でわかるゲノム・遺伝子・DNA，講談社サイエンティフィク，2002
- 五十嵐隆編：小児科学，文光堂，2005
- Online Mendelian Inheritance in Man (OMIM)：
  http://www.ncbi.nlm.nih.gov/sites/entrez?db=omim

第 5 章

感 染 症

本章のねらい 子どもが集団で生活する保育所，幼稚園，学校，施設では，さまざまな感染症がもち込まれて流行する可能性がある。これは極力避けなければならないが，そのためには，子どもの教育・保育に当たるものとして，よくみられる感染症の伝播様式，症状，感染をさせる期間，予防法などについての基礎的な知識を把握しておくことが大切である。

キーワード 感染症，免疫，予防接種，感染症予防法，学校感染症

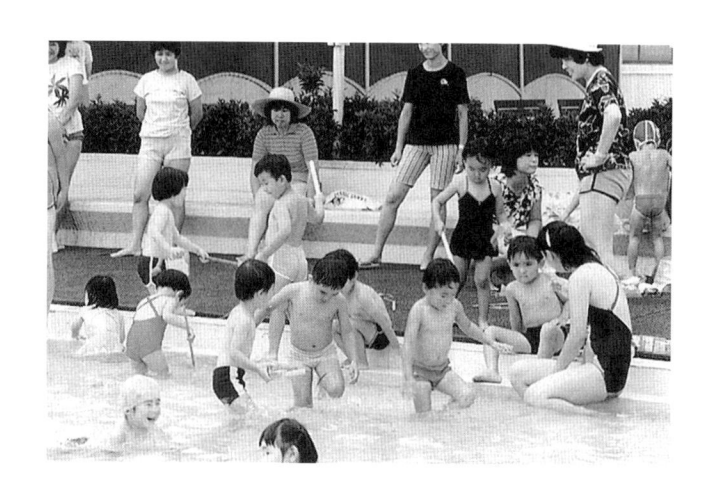

1. 感染症とその予防
(1) 感染症とは
　感染症とは，いろいろな病原体がからだに侵入して増殖し，その結果害を及ぼすものの総称である。病原体がからだに侵入して，増殖をある程度する段階を感染というが，それだけでは感染症とはいわず，何か症状を呈したときに初めて感染症という言葉を用いる。病原体の侵入を許しはしたが，症状を現さないことを不顕性感染という。発症するか，不顕性感染で終わるかは，病原体の強さ（毒力の違いや侵入病原体の量）と，感染を受ける個体の抵抗力の強さとのバランスによる。
　病原体が侵入してくる経路は，皮膚・気道の粘膜（鼻やのどを含む）・口から腸などであり，それぞれ経皮感染・経気道感染・経口感染という。眼の結膜からの感染もある。さらに，経気道感染の場合は病原体を含む粒子の大きさによって，飛沫感染，空気感染などという。飛沫感染とは，せきやくしゃみなどで飛び散る病原体を含んだ粘液の粒子が直接鼻や喉の粘膜に付着して生ずる感染で，空気感染とは，それよりも細かな粒子が空中に浮遊して，それを吸い込んで起こる感染である。

(2) 生体の感染防御機構（免疫系）
　1) 非特異的防御機構　　皮膚には角化層，上皮細胞があり，外界からの影響を防ぐ壁がある。また皮脂腺から分泌される脂肪が皮膚表面を覆うことで病原体の侵入を防ぐ。粘膜からは粘液が分泌され，上皮細胞にある繊毛の動きとともに付着した粒子を外へ送る。さらに粘液中には非特異的殺菌物質も含まれる。また大腸のなかには多種類の細菌が共存し，それらの非病原性菌には，病原性のある菌が侵入して増殖することを防ぐ役割もある。病原体のなかでも，後述の細菌に対しては，白血球の一つである好中球やマクロファージと呼ばれる細胞が自らの細胞内に取り込み（貪食作用），殺菌できる。大喰細胞とも呼ばれるマクロファージは，貪食して取り込んだ異物を処理してリンパ球の仲間であるT細胞やB細胞に抗原を示して認識させ，以下の特異的防御機構に関与する。

　2) 特異的防御機構　　特異的という意味は，個別の種類の病原体に対応することを意味する。たとえば麻しんウイルスに対する特異的免疫とは，麻しん

ウイルスのみと結合する抗体や，感染細胞を攻撃できる特異的キラー細胞などを意味する。

　抗体は免疫グロブリンに含まれる。免疫グロブリンとは，物質としてはタンパク質であるが，IgG, IgA, IgM, IgD, IgE の5種類がある。細菌やウイルスに対する特異抗体は，主として IgG, IgA, IgM に含まれる。IgA は，粘液中に分泌されるため，鼻やのど，そして腸管内の感染防御に重要な役割を占める。IgG は，これのみが胎盤を通過できるので，母体の IgG は，胎児に伝わり，新生児は母体と同程度の IgG をもって生まれる。その母体由来の IgG はしだいに減少するが，新生児自身も生後免疫グロブリンをつくっていくため，IgG の血液濃度だけをみると，生後5～6か月ごろが人生において最低となる。そのほかの免疫グロブリンの動きは図5-1に示す。これらの抗体が担う免疫反応は液性免疫である。

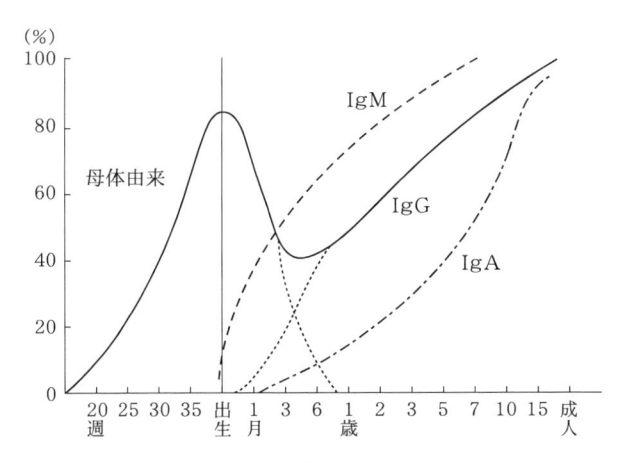

図5-1　血清免疫グロブリン値の変化（成人値を100とする）
IgG のみが胎盤を通過するため，出生時は母体の値と同等である。
(矢田純一：医療免疫学　改訂8版，中外医学社，2003，p.547)

リンパ球には，T細胞，B細胞，NK細胞がある。骨髄中の血液幹細胞は，すべての血液細胞のもとになるが，リンパ球も血液幹細胞から分かれたリンパ系幹細胞から発達してくる。T細胞は，リンパ系幹細胞から分かれたT前駆細胞からなるが，そのほとんどは，胸腺に入って，そこで成熟して末梢に出てくる。血液中のT細胞は，その表面にある物質の性状によってCD4陽性細胞と，CD8陽性細胞に分けられる。胸腺はリンパ組織の中枢であるが，体重に比較すると新生児期がもっとも大きく，思春期を過ぎるとしだいに退縮する。B細胞は，リンパ系幹細胞からB前駆細胞になり，そのまま骨髄中で成熟してくる。成熟したB細胞は，T細胞の協力のもと，各種の抗原に対する特異抗体をつくる形質細胞へと形を変えて，免疫グロブリンを再生する。

T細胞は抗体をつくる過程にも関与するが，その他ウイルスに感染した細胞を攻撃したり，がん細胞を攻撃する。同様にがん細胞を攻撃する役割をもつNK細胞(ナチュラルキラー細胞)とともに，これらを総じて細胞性免疫という。

（3）病原体の種類

病原体は細菌，ウイルス，真菌，マイコプラズマ，リケッチア，クラミジア，原虫，寄生虫と多種類にわたる。ウイルスはそれ自身では細胞構造をもたず，ほかの生物の細胞に侵入しないと増殖ができないが，遺伝情報をもち侵入先の細胞の機能を利用すると複製，増殖ができるので生物的な存在と考えられている。近年ウイルスよりもさらに生物という範疇には入らないプリオン（感染能をもつタンパク因子）も感染性因子と考えられ，これも含むと病原体は非常に多岐にわたる。

（4）「感染症予防法」による疾患の分類

日本では「感染症予防法」（正式名は，感染症の予防及び感染症の患者に対する医療に関する法律）によって，まだ国内には侵入していないが，いざ侵入したときには緊急に対策を立てる必要がある感染症，総合的にみて危険性が高い感染症，その他流行状況を把握して疾患の特性に応じて対策を講じる必要のある感染症など，一定の分類が定められている。さらにこの感染症予防法分類に準ずる形で，「学校保健安全法」に基づき学校において予防すべき感染症を定めている。それらを表5-1，5-2に示す。

第5章 感 染 症

表5-1 感染症予防法による疾患の分類　　　2015年5月現在

分　類	疾　患　名	備　考
一類感染症[*1] (7疾患)	エボラ出血熱, クリミア・コンゴ出血熱, 痘そう, 南米出血熱, ペスト, マールブルグ病, ラッサ熱	危険性極めて高い。原則入院。消毒等対物措置
二類感染症[*1] (6疾患)	急性灰白髄炎（ポリオ）, 結核, ジフテリア, 重症急性呼吸器症候群（SARSコロナウイルス）, 中東呼吸器症候群（MARSコロナウイルス）, 鳥インフルエンザ（H5N1, H7N9）	総合的にみて危険性が高い。状況により入院。消毒等措置
三類感染症[*1] (5疾患)	コレラ, 細菌性赤痢, 腸管出血性大腸菌感染症, 腸チフス, パラチフス	特定職種への就業制限, 消毒
四類感染症[*1] (44疾患)	E型肝炎, ウエストナイル熱（ウエストナイル脳炎含む）, A型肝炎, エキノコックス症, 黄熱, オウム病, オムスク出血熱, 回帰熱, キャサヌル森林病, Q熱, 狂犬病, コクシジオイデス症, サル痘, ジカウイルス感染症, 重症熱性血小板減少症候群（SFTSウイルス）, 腎症候性出血熱, 西部ウマ脳炎, ダニ媒介脳炎, 炭疽, チクングニア熱, つつが虫病, デング熱, 東部ウマ脳炎, 鳥インフルエンザ（H5N1, H7N9除く）, ニパウイルス感染症, 日本紅斑熱, 日本脳炎, ハンタウイルス肺症候群, Bウイルス病, 鼻疽, ブルセラ症, ベネズエラウマ脳炎, ヘンドラウイルス感染症, 発しんチフス, ボツリヌス症, マラリア, 野兎病, ライム病, リッサウイルス感染症, リフトバレー熱, 類鼻疽, レジオネラ症, レプトスピラ症, ロッキー山紅斑熱	動物, 物件を介して人に感染する疾病であって, 国民の健康に影響を与えるおそれがある。
五類感染症[*2] (47疾患)	【全数把握疾患】[*3]（22疾患） アメーバ赤痢, ウイルス性肝炎（E型及びA型除く）, カルバペネム耐性腸内細菌科細菌感染症, 急性脳炎（日本脳炎, ウエストナイル脳炎, 西部ウマ脳炎, ダニ媒介性脳炎, 東部ウマ脳炎, ベネズエラウマ脳炎及びリフトバレー熱除く）, クリプトスポリジウム症, クロイツフェルト・ヤコブ病, 劇症型溶血性レンサ球菌感染症, 後天性免疫不全症候群, ジアルジア症, 侵襲性髄膜炎菌感染症, 侵襲性肺炎球菌感染症, 水痘（入院のみ）, 先天性風しん症候群, 梅毒, 破傷風, 侵襲性インフルエンザ菌感染症, 播種性クリプトコックス症, バンコマイシン耐性黄色ブドウ球菌感染症, バンコマイシン耐性腸球菌感染症, 麻しん, 風しん, 薬剤耐性アシネトバクター感染症 【定点把握疾患】[*4]（25疾患） (週単位で報告)　インフルエンザ（鳥インフルエンザ及び新型インフルエンザ等感染症除く）, RSウイルス感染症, 咽頭結膜熱, A群溶血性レンサ球菌咽頭炎, 感染性胃腸炎, 水痘, 手足口病, 伝染性紅斑, 突発性発しん, 百日咳, ヘルパンギーナ, 流行性耳下腺炎, 急性出血性結膜炎, 流行性角結膜炎, クラミジア肺炎（オウム病除く）, 細菌性髄膜炎, 無菌性髄膜炎, マイコプラズマ肺炎 (月単位で報告)　性器ヘルペスウイルス感染症, 性器クラミジア感染症, 尖圭コンジローマ, 淋菌感染症（以上性感染症）, メチシリン耐性黄色ブドウ球菌感染症, ペニシリン耐性肺炎球菌感染症, 薬剤耐性緑膿菌感染症	発生状況の収集, 分析, 提供
新型インフルエンザ等感染症[*1]	新型インフルエンザ 再興型インフルエンザ	略 略
指定感染症[*1]		略
新感染症[*1]		略

＊1　診断後直ちに届け出。　　　　　　　＊3　情報把握のため届け出制。
＊2　すべての医師による届け出, 診断後7日以内。　＊4　定点医療機関による届け出。

表5-2　学校において予防すべき感染症

	対象疾病	出席停止の期間の基準
第一種	エボラ出血熱，クリミア・コンゴ出血熱，痘そう，南米出血熱，ペスト，マールブルグ病，ラッサ熱，急性灰白髄炎，ジフテリア，重症急性呼吸器症候群（SARSコロナウイルス），中東呼吸器症候群（MERSコロナウイルス），鳥インフルエンザ（H5N1，H7N9）	治癒するまで 注：左記以外に，「感染症の予防および感染症の患者に対する医療に関する法律」第6条第7項から第9項までに規定する「新型インフルエンザ等感染症」，「指定感染症」および「新感染症」は，第一種の感染症とみなす。
第二種	インフルエンザ（鳥インフルエンザ（H5N1，H7N9）を除く） 百日咳 麻しん 流行性耳下腺炎 風しん 水痘 咽頭結膜熱 結核・髄膜炎菌性髄膜炎	発症した後5日を経過し，かつ，解熱した後2日（幼児は3日）を経過するまで 特有の咳が消失するまでまたは5日間の適正な抗菌性物質製剤による治療が終了するまで 解熱した後3日を経過するまで 耳下腺，顎下腺，舌下腺の腫脹が発現後5日を経過し，かつ，全身状態が良好になるまで 発疹が消失するまで すべての発疹が痂皮化するまで 主要症状が消退した後2日を経過するまで 感染のおそれがなくなるまで
第三種	コレラ，細菌性赤痢，腸管出血性大腸菌感染症，腸チフス，パラチフス，流行性角結膜炎，急性出血性結膜炎，その他の感染症*	感染のおそれがなくなるまで

*　流行の状況によっては，出席停止などの流行阻止の措置が必要になりうる感染症の例として，以下の7疾患をあげる。〔溶連菌感染症，ウイルス性肝炎，手足口病，伝染性紅斑，ヘルパンギーナ，マイコプラズマ感染症，流行性嘔吐下痢症〕

（5）感染症予防のための対策

　感染症の多くは，常日ごろから存在しているが，流行することがある。インフルエンザがそのよい例である。どんな種類の感染症が日本及び世界で流行しているか正しく把握することで，速やかな予防対策を立てられる。国立感染症研究所感染症疫学センターは，感染症の発生動向について常に最新のデータを提供している（http://www.nih.go.jp/niid/ja/from-idsc.html）。

　感染症の予防対策としては，まず，感染源対策として，病原体の消毒が必要

である。次に感染の経路を遮断する方策を考える。このなかには，学級閉鎖なども含まれる。予防接種が可能な疾患については，健康な子どもであればまずは定期接種を行い，その他，ムンプスなどの任意接種を行うことが望ましい。

2．感染症各論

「感染症予防法」による感染症の分類を考慮し，教育・保育の現場で遭遇しうる感染症を中心に説明する。国内では現在みられないものや，まれなものは除外する。また，できるだけ個別の疾患名をあげて述べるが，一般的によく使われる「かぜ」をまず説明し，次に乳児期初めての発熱を示しやすい突発性発疹を述べ，以後の個別の疾患では，「学校保健安全法」の分類におおよそ従い，その他重要な感染症について述べる。

（1）かぜ症候群（急性上気道炎）

いわゆる"かぜ"という言葉は，いろいろな症状のときに用いられるが，通常はウイルス感染による急性上気道炎をさす。感冒ともいう。呼吸器の模式図（p.153，図9-3）に示すように，空気は吸い込まれると，鼻，咽頭，喉頭，気管，気管支，そして最終的には肺胞に達してそこで酸素が血液中に取り込まれ炭酸ガスが排出される。この経路のなかで，鼻，咽頭，喉頭までを上気道と呼ぶ。これらの部位で，ウイルスによる炎症が起こると，鼻汁，くしゃみ，のどの痛み，そしてせきが生じる。呼吸器症状に伴って，全身症状としての発熱もしばしばみられるが，程度は軽い。

急性上気道炎にとどまらず，炎症が下気道まで波及すると，気管支炎，気管支肺炎，肺炎などと診断される。多くは発熱，呼吸困難などを伴う。

急性上気道炎を引き起こす病原体はほとんどがウイルスである。なかでもライノウイルスが多いが，その他コロナウイルス，RSウイルス，ヒトメタニューモウイルスによることがある。咽頭炎の症状が強い場合，アデノウイルス，エンテロウイルスによることがある。ウイルス以外にはA群β溶連菌などがある。

咳嗽が強く，あたかも犬が吠えるようなせき（犬吠様咳嗽）が目立ち，息を吸うときにこすれるような音がするとき，仮性クループと診断されることがある。喉頭炎であり，パラインフルエンザウイルスによることがある。

急性上気道炎は複数のウイルスが似たような症状を起こすが，潜伏期はおよそ1～4日と考えられる。約1週間で自然によくなることが多い。

（2）突発性発疹（図5-2）

「感染症予防法」における五類感染症（定点把握）である。

ヒトヘルペスウイルス6（HHV-6），および7（HHV-7）の初感染による。特にHHV-6によるものは，乳児の初めての発熱と発疹として経験されることが多い。HHV-7は，2度目の突発性発疹と認識されることが多い。

急に高熱が出て，3日前後持続して解熱するとともに小さな赤い発疹が生ずる。発熱時であっても，患児の機嫌は比較的よいが，大泉門が腫れたり熱性けいれんを起こすことがある。

潜伏期は10～14日で，症状が消えた後もウイルスは唾液腺に潜伏感染している。したがって乳児へは，母親など成人の既感染者からうつると考えられる。

（3）急性灰白髄炎（ポリオ）

「学校保健安全法」による第一種感染症で，「感染症予防法」では二類感染症である。ポリオウイルスによる。ウイルスは便中に排泄されるため経口感染による。日本では，野生株によるポリオは発生していない。

3～6日の潜伏期の後発熱が数日持続し，筋力低下が出現する。感染してからまひが生ずるまでおよそ7～21日とされる。主として腰髄に感染するため下肢に非対称的にまひが生ずる。まひの程度はさまざまであるが，ときに脳幹に感染した場合，呼吸まひなどが生じる。

ポリオワクチンの接種によって，日本ではほぼ100％予防が達成されている。日本で用いられるポリオワクチンは内服の生ワクチンであったが，ごくまれにワクチン株によるまひや，免疫をもたない周囲の者への感染発症が報告されるため，2012年不活化ワクチンが導入された。

（4）ジフテリア

「学校保健安全法」による第一種感染症で，「感染症予防法」では二類感染症である。ジフテリア菌の飛沫感染による。患者分泌物に汚染された器具も感染源になる。

2～5日の潜伏期の後，ジフテリア菌が産生した毒素によって発熱，咽頭痛，嚥下痛などで発症する。鼻に感染すると血液を帯びた鼻汁，鼻閉，鼻孔や上口

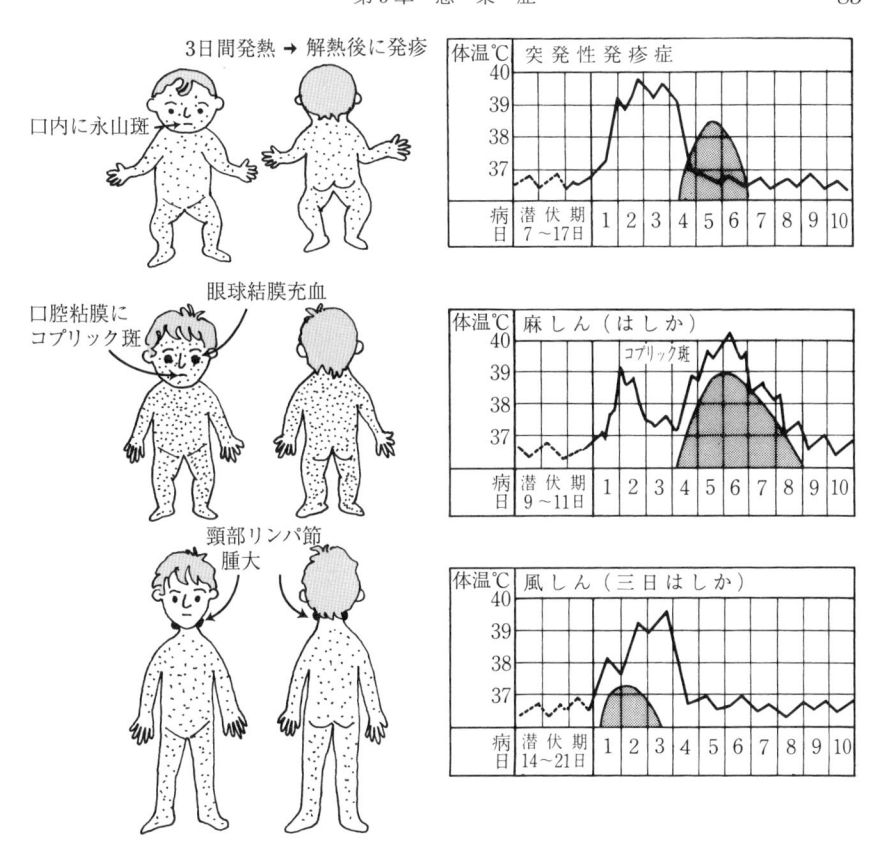

図5-2　急性感染性発疹症の出現部位と熱型・発疹出現との関係図(1)

唇のびらんなどが生じる。扁桃・咽頭ジフテリアではのどの扁桃や咽頭に厚い偽膜と称する白っぽい膜ができる。無理にはがすと出血する。頸のリンパ節も腫れる。喉頭ジフテリアでは嗄声，犬吠様咳嗽が特徴で，これを真性クループという。喉頭から気道にこの偽膜ができると，閉塞によって呼吸困難が起こり，窒息死の危険性もある。合併症として昏睡や心筋炎がある。

四種混合ワクチン（ジフテリア，百日咳，破傷風，ポリオ）による合計4回の予防接種と，二種混合ワクチン（ジフテリア，破傷風）による追加接種が予防法として確立している。

（5）インフルエンザ

「学校保健安全法」における第二種感染症で，「感染症予防法」では五類感染症（定点把握疾患）である。

年長児では，成人と同様の症状を示すことが多い。発熱は突然でしかも高熱であり，のど（咽頭）の痛み，頭痛，関節痛，だるさなどの全身的な症状を訴える。2～3日で解熱するがそのころから鼻水やせきなどいわゆる感冒様症状が出てくる。完全な回復には1～2週間を要することが多い。一方低年齢では逆に全身症状は軽く，呼吸器の症状が目立つ。3～4日で発熱は解熱傾向になるが再び発熱する二峰性の熱型を示すことがある。一方，乳幼児では熱性けいれんを合併したり，中耳炎を併発することも多い。日本では5歳以下の乳幼児で脳炎，脳症がみられることが問題である。高熱とともにけいれんが起こり難治である。また，熱せん妄様の不可思議な意味不明の言動がみられることもある（表5-3）。インフルエンザ脳炎・脳症では，死亡が約30％，後遺症が約25％にみられ非常に重篤である。

表5-3 インフルエンザ脳症における前駆症状としての異常言動・行動の例
（インフルエンザ脳症患者家族の会「小さないのち」アンケート調査より）

① 両親がわからない，いない人がいると言う（人を正しく認識できない）。
② 自分の手を噛むなど，食べ物と食べ物でないものとを区別できない。
③ アニメのキャラクター・象・ライオンなどが見える，など幻視・幻覚的訴えをする。
④ 意味不明の言葉を発する，ろれつがまわらない。
⑤ おびえ，恐怖，恐怖感の訴え・表情
⑥ 急に怒りだす，泣き出す，大声で歌いだす。

＊上記の症状は，大脳辺縁系の障害との関連が示唆されている。
（厚生労働省インフルエンザ脳症研究班：インフルエンザ脳症ガイドライン）

インフルエンザウイルスにはA，B，Cの型があるが，流行を起こすものはA型とB型である。その構造でさらに分類され，現在流行しているA香港型はH3N2，Aソ連型はH1N1，強毒型の鳥インフルエンザはH5N1である。

感染は接触，飛沫，空気感染であり，いずれもウイルスが鼻やのどの粘膜に付着して侵入する。感染から発症までの潜伏期は24～48時間である。インフルエンザウイルスは発病後3～5日間は咽頭に存在し，人に感染しうる。したがって原則として解熱後最低でも2日間，乳幼児では3日間の隔離が必要である。

治療はオセルタミビルまたはザナミビルが用いられる。抗ウイルス薬を用いてもウイルスの排泄は変わらないため，前後5日間は出席停止もやむを得ない。

（6）百　日　咳

「学校保健安全法」における第二種感染症で，「感染症予防法」では五類感染症（定点把握疾患）である。

百日咳菌の飛沫感染による。予防接種（四種混合ワクチン，DPT-IPV）を受けていない場合，感冒様症状で始まり，せきがしつこく通常のせき止めでは治まらない状態が1～2週間続く（カタル期）。次に，痰を伴わないせきが激しくなる。発作的に5～10回以上途切れなく続く連続的なせき込みがあり，呼吸がその間できないためせき込みの終わりに大きな吸気を行い，その際ヒーという音がする（レプリーゼ）。強いせき込みのために嘔吐，顔面の紅潮，まぶたの腫れ，眼球結膜の充血や結膜下出血，チアノーゼや無呼吸がみられる。この時期を痙咳期といい3～6週間続く。その後回復期になると，特有のせき込みは減少するが，上気道感染などにより，再び特有のせき込みが誘発され，症状がとれるまで前後12週間くらいかかることがある。乳児が罹患すると，典型的なせきを示さず，無呼吸，チアノーゼが主要な症状となる場合があり，特に新生児期は死亡率が高い。

潜伏期は7～10日である。治療は，典型的なせきが出てきた時期では抗菌薬の効果はあまりないが，他人への感染を防ぐことはできる。三種混合ワクチンの予防接種をきっちりと受けることが予防となる。

（7）麻　し　ん（図5-2）

「学校保健安全法」における第二種感染症で，「感染症予防法」では五類感染症（全数把握疾患）である。

麻しんウイルスによる。典型的な症状では，まず，急に高熱（38.5℃以上）が出て，咳嗽や鼻汁などの上気道炎症状に加えて眼球結膜の充血，眼脂（目やに）がみられ，次第にひどくなる（カタル期）。3日くらいすると頬粘膜に周りが紅い小さな白色斑点（コプリック斑）が出現する。コプリック斑の出現とともに熱は一時的に下がるが，再び発熱し，さらに高熱（40℃程度）となる。このような二峰性発熱が麻しんの一つの特徴である。この最後の発熱と同時に皮

疹が出現する（発疹期）。皮疹は耳の後ろや顔面から始まって，体幹部，手足へと下行性に拡大する。最初のころの皮疹は一つひとつが区別できる紅色の斑状丘疹であるが，次第に融合して皮疹の面が広がり，4〜5日で消退していく。この回復期では発熱が消失するころに色素沈着がみられる。

合併症としては，中耳炎，肺炎，脳炎などがあり，ときに肺炎や脳炎による死亡がある。また，ビタミンAが欠乏しやすく，その場合に症状も重くなり，ときに角膜に潰瘍ができて失明する場合もある。

感染様式は，飛沫感染，接触感染，そして空気感染である。麻しんウイルス感染から発症までの潜伏期は7〜18日，通常は14日である。発疹が出る3〜5日前から，発疹出現の数日後まで感染力がある。したがって出席停止期間は，解熱後3日が経過するまでである。予防は，予防接種をすることにつきる。日本では麻しんと風しんの混合ワクチン，MRワクチンを1歳すぎと6歳になる年の2回接種する。

（8）風　し　ん（図5-2）

「学校保健安全法」における第二種感染症で，「感染症予防法」では五類感染症（全数把握疾患）である。三日はしかともいう。

風しんウイルスによる飛沫感染である。発疹は直径5mm程度の淡紅色の斑状丘疹である。顔面，頸部，頭部，体幹，四肢へと広がるが融合傾向は少なく，3日間程度で消失する。発熱は発疹の時期に相前後してほぼ半数にみられる。発疹よりも先に耳の後ろや後頭部，頸部にリンパ節の腫脹がみられる。発疹が出てから2〜14日に血小板減少性紫斑病を合併することがある。その他年長児では関節痛（関節炎）がみられることがある。

妊娠20週までに母体が風しんになると，ウイルスが胎盤を通して胎児に感染し，先天性風しん症候群が生じる。これは眼の症状（白内障，網膜症），難聴，心疾患，発達遅滞などの症状を呈する。この予防にもMRワクチン接種が重要である。

潜伏期は14〜21日とされるが，発疹が出る数日前から出現後7日間がもっとも感染しやすい。「学校保健安全法」では発疹が消失するまで出席停止とされる。

（9）流行性耳下腺炎（ムンプス，おたふくかぜ）（図5-3）

「学校保健安全法」における第二種感染症で，「感染症予防法」では五類感染

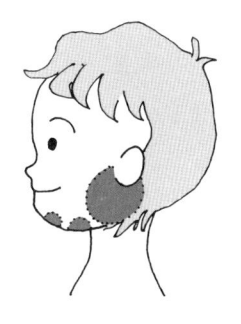

図 5-3 流行性耳下腺炎のはれる場所 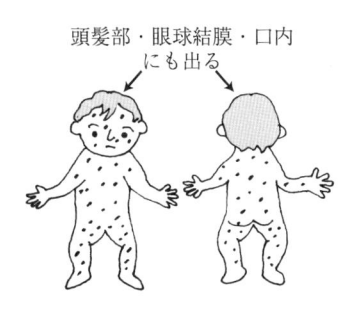　　　　図 5-4 水痘

症（定点把握疾患）である。
　ムンプスウイルスの感染による。発熱に伴って急に耳下腺が腫れてくる。最初は片側であっても1～2日以内に反対側の耳下腺が腫脹する。耳下腺以外の唾液腺も腫れる。口を開くときや食物を咀嚼するときに痛がることが多い。3～10％に髄膜炎を合併するが予後はよい。思春期以降の成人男性では睾丸炎を合併することが多い。成人女性では乳腺炎や卵巣炎の合併がある。
　潜伏期は16～18日（長くて25日）とされ，唾液中に排泄されたウイルスの飛沫感染，接触感染による。したがって耳下腺の腫脹が消失するまで出席停止とされる。予防は予防接種による。

(10) **水痘（みずぼうそう）**（図5-4）
　「学校保健安全法」における第二種感染症で，「感染症予防法」では五類感染症（定点把握疾患，入院例は全数把握疾患）である。
　水痘・帯状疱疹ウイルスに初めて感染したときにみられるものが水痘である。このウイルスは水痘が治ったあとも脊髄後根神経節に潜伏感染を続けるため，宿主の免疫能が低下した場合に再活性化して帯状疱疹を引き起こす。
　症状には個人差が多い。水疱の数が少なく熱も出ないものから，高熱が出て全身に多数の水疱疹が出る者もいる。発疹は最初紅斑でそれが丘疹状にふくれ，次いで水疱となり，その内容が濁って膿疱となり，さらに黒っぽくなって痂皮（かさぶた）をつくる。顔面や口のなか，頭皮にも発疹は出る。
　潜伏期は10～20日間で，およそ14日前後である。発疹が出現する2日前からすべての発疹が痂皮化するまで水疱液や患者の気道分泌物からの飛沫によっ

てウイルスは感染する。水痘はときに重症になることもあり決して軽微な感染症ではない。発疹の出現前からウイルス排泄があり，また将来の帯状疱疹罹患の可能性もある。2014年10月から定期予防接種の対象となった。

(11) 咽頭結膜熱・アデノウイルス感染症

咽頭結膜熱は「学校保健安全法」における第二種感染症で，「感染症予防法」では五類感染症（定点把握疾患）である。

アデノウイルスには多数の型があるが，咽頭結膜熱は，そのうちの3，4，7型が主として原因となる。学校のプールが開かれる夏の間に流行するため，俗にプール熱と呼ばれる。その症状は，高熱，咽頭炎，結膜炎であり，感染力が強いため，これらの症状消失後2日間が出席停止期間である。

ほかのアデノウイルスによる眼の感染症では，流行性角結膜炎があり，これも非常に感染力が強いため，集団感染を生じることがある。

ほかに，咽頭炎，肺炎，胃腸炎などがある。

予防法は特殊なものはないが，家庭内での伝播を防ぐために，タオルの共用はやめるべきである。

(12) 結　　核

「学校保健安全法」における第二種感染症で，「感染症予防法」では二類感染症である。

結核菌の感染による。いわゆる空気感染（飛沫核による感染）である。子どもの結核は，乳幼児型（0〜6歳）と成人型（小学生以降）に分けられる。乳幼児型は結核菌の初感染による。初感染であるためにまだ結核菌に対する細胞性免疫が誘導される以前の状態で経気道的に感染後発症し，気道局所にとどまらず血流に乗って全身に結核菌が散布されるため，高熱を呈し，肺においては粟粒結核，そして重篤な後遺症を残す結核性髄膜炎，脳膿瘍などの全身感染症となる。

成人型結核では，初感染後に何らかの理由によって細胞内に潜伏していた菌が再活性化して肺内に散布され病変を生ずる。微熱，持続するせき，やせてくるなど成人と同様の症状から胸部レントゲン写真で肺炎像や空洞が発見され，血液検査では赤沈値の亢進，喀痰中の菌の証明などから診断される。乳幼児の結核では，その感染源は大部分が家族である。したがって家族内に結核患者が

出たときは保健所の介入による検診を受ける。

　予防は，乳児に行う BCG 接種による。従来，結核予防のために小学1年生と中学1年生にツベルクリン反応を行い陽転者の発見に努めてきたが，この方法による限界もあり，2003（平成15）年に廃止された。学校健診では全学年に対し，結核に関する問診を行うことになった。

(13) 細菌性赤痢・腸管出血性大腸菌感染症

　「感染症予防法」ではいずれも三類感染症である。細菌性赤痢は毎年数100人規模の患者数であるが，その多くは海外で感染したものである。腸管出血性大腸菌感染症は毎年3,000人規模で報告されている。

　細菌性赤痢は赤痢菌による。経口感染で潜伏期は1〜3日である。高熱，下痢，腹痛で発症し，大量の水様性下痢の後に粘血便となる。

　腸管出血性大腸菌感染症は多種類ある下痢を起こす大腸菌（下痢原性大腸菌，または病原大腸菌）のなかでもっとも強い症状を起こす。O-157感染が有名である。経口感染で潜伏期は3〜5日とほかの大腸菌に比べて長い。頻回の水様性下痢のあとに腹痛，血便が出現する。重症な合併症に溶血性尿毒症症候群と脳症がある。

(14) 日本脳炎

　「感染症予防法」の四類感染症である。

　日本脳炎ウイルスによる。潜伏期は6〜16日である。急な高熱，頭痛，悪寒，食欲不振，悪心，嘔吐，めまい，傾眠などの症状が2〜4日続いて，意識障害，けいれん，昏睡と脳炎症状を呈するようになる。回復してもまひや知能障害など後遺症を残しやすい。ウイルス感染であるが，ヒトからヒトへの感染ではなく，感染した豚の血液を吸ったコガタアカイエカのなかでウイルスは増殖して，その蚊に刺され吸血されるときに唾液を介してヒトに感染する。

　予防はワクチン接種であるが，従来のワクチンによる副反応を考慮して2005（平成17）年5月以降国による接種の積極的勧奨が差し控えられている。しかし希望者に対しては接種が可能である。2009（平成21）年新ワクチンが薬事法上承認され，同年6月より定期1期に限り接種が開始され，2010（平成22）年8月から第2期定期接種も可能となった。また，2010年4月より，3歳児への初回接種については，積極的勧奨が再開された。

(15) ウイルス性肝炎

肝炎を起こすウイルスにはA，B，C，D，Eの5種類が知られているが，AとEが「感染症予防法」の四類感染症で，その他は五類感染症である。

A型肝炎は経口感染で，潜伏期は14〜40日である。だるさ，疲労感，食欲不振などから，黄疸が出現する。尿の色は褐色になる。予防にはワクチンがある。

B型肝炎は，血液を介して感染する。母子感染（垂直感染）が問題である。無症候性の保因者（キャリア）が慢性肝炎に移行し，肝硬変や肝がんになることもある。B型肝炎用のガンマグロブリンとワクチンで母子感染を予防する。

C型肝炎の多くは輸血によって感染する。過去には血液製剤によって感染した例があり，問題であった。母子感染もある。臨床症状にとぼしく，急性肝炎が治らずに慢性肝炎へ移行する場合が多い。慢性肝炎から肝硬変，肝がんへの移行もある。

E型肝炎は，子どもの感染例の報告はないが，野生の鹿肉や豚の肉を生のまま食べた後に肝炎を発症した例が報告されている。

(16) 後天性免疫不全症候群（エイズ，AIDS）

「感染症予防法」の五類感染症（全数把握疾患）である。

HIV（ヒト免疫不全ウイルス，human immunodeficiency virus）の感染によって生ずる。初感染から免疫不全状態になり種々の日和見感染症を発症するまで10数年を要する慢性感染症である。日和見感染症は，通常の免疫能をもっている場合は感染発症しない弱毒の病原体によって起こる感染症である。HIVは，リンパ球のうちのCD4陽性T細胞に主として感染する。この細胞が破壊され減少していくため次第に免疫不全状態となり，さまざまな感染症に陥ったり腫瘍関連ウイルスによる悪性腫瘍を発症したりして最終的に死に至る。

HIVは，主として血液を介して感染するが，精液，子宮腟分泌液，母乳も感染源となる。そのため感染経路は，①性的接触，②母子感染，③直接血液を介する場合（針刺し事故，注射器を用いた薬物使用，輸血，非加熱血液製剤の使用など）である。子どもを対象にした場合，母子感染予防を重要視するが，近年の性交渉体験年齢の若年化を考えると，適切な性教育も重要である。母子感染には，母乳を通じての感染も重要であるため，安全に育児ミルクを供給できる国々では，母乳哺乳を禁止する。

(17) 破傷風

「感染症予防法」の五類感染症（全数把握疾患）である。

破傷風菌に感染し，その産生する毒素によって発症する。破傷風菌は，酸素のない環境で増殖する嫌気性で，土壌中の芽胞が，傷口や火傷の箇所から体内に侵入して，酸素に触れない環境のもとで発芽し増殖して神経毒素を産生する。この毒素におかされた筋肉はけいれんを生じる。潜伏期は2日〜数か月と幅広いが，多くは14日以内である。新生児破傷風は，臍帯を切断するとき不衛生状態のため感染し，潜伏期は3〜14日である。光，音，振動などのささいな刺激で筋肉のけいれん（攣縮(れんしゅく)）を起こし，背部筋がおかされると，後弓反張といって，急激にそっくり返るような症状を呈する。そのほかそしゃく筋のけいれんによる開口障害，顔面の表情筋のけいれんによって痙笑（ひきつり笑い）と呼ばれる特徴的な表情を呈する。死に至ることもある。

予防は，破傷風トキソイドの接種である。日本では混合ワクチンの励行によって患者数や死亡数は減少している。

(18) RSウイルス感染症

「感染症予防法」の五類感染症（定点把握疾患）である。「学校保健安全法」では特に指定されていないが，乳児に感染すると細気管支炎を生じて呼吸困難が強く入院治療が必要になることも多い。生後1歳までに半数以上が，2歳までにほぼすべてが初感染を受けるので，保育所では重要な感染症である。潜伏期は3〜5日で，鼻汁や咳嗽が2〜3日続いて，下気道まで感染が及ぶと喘鳴，多呼吸，呼吸困難が出現する。先天性心疾患を有する乳幼児は非常に重くなる可能性があり，抗RSVモノクローナル抗体が予防として投与される。

(19) A群連鎖球菌（A群溶連菌）感染症

「感染症予防法」の五類感染症（定点把握疾患）である。「学校保健安全法」では第三種感染症のなかのその他の感染症としてあげられることがある。

咽頭炎や扁桃炎として，急な咽頭痛，だるさ，38℃以上の発熱，頭痛などが生じる。咽頭は真っ赤に腫れて，扁桃も充血して浸出物（白苔(はくたい)）を伴う。

このような症状に加えて発疹を伴うものを猩紅熱(しょうこうねつ)という（図5-5）。発疹は，淡紅色の点状のものから始まって次第に密集して瀰漫性の紅斑となる。胸の上部から始まり，体幹，頸部，四肢へ広がる。顔面は紅く，口の周囲は逆に

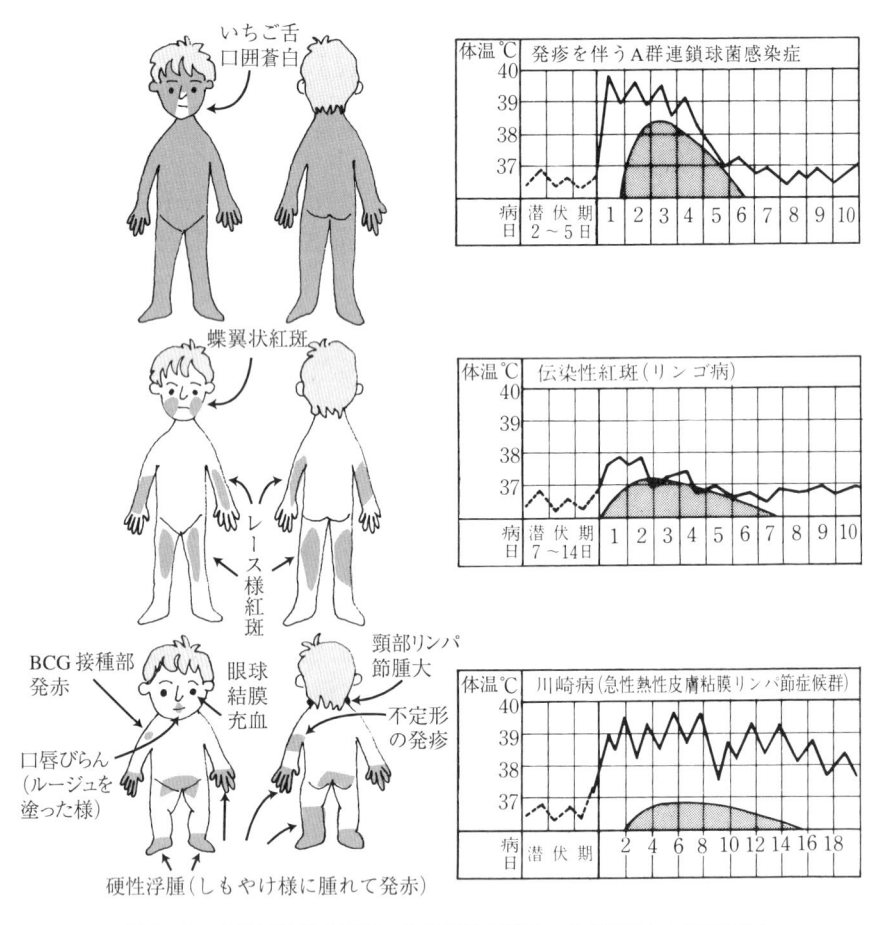

図5-5　急性感染性発疹症の出現部位と熱型・発疹出現との関係図(2)

　蒼白となる。猩紅熱という名前のとおり，全身が紅くなる。舌はイチゴ状にぶつぶつと紅い舌乳頭が目立つ（いちご舌）。発疹は約1週間で消え，皮膚が剝けてくる。
　潜伏期は2～5日，飛沫感染である。咽頭炎から平均10日で急性糸球体腎炎を，18日でリウマチ熱を発症することがある。これらの予防のためにも，診断がついたら十分な期間（10日間）ペニシリンの投与を行う。

(20) 感染性胃腸炎・流行性嘔吐下痢症

「感染症予防法」の五類感染症（定点把握疾患）として感染性胃腸炎，「学校保健安全法」では第三種感染症のなかのその他の感染症として流行性嘔吐下痢症があげられる。意味合いは異なるが，ウイルス性急性胃腸炎としてまとめて述べる。

ロタウイルス，ノロウイルス，サポウイルス，ときにアデノウイルスが病原ウイルスである。潜伏期は1〜3日で，経口感染が主であるが，ときに飛沫感染・空気感染もある。つまり吐瀉物や下痢便を処置するなかで，清掃が不十分なまま乾燥すると，塵中にウイルス粒子が存在してそれが感染源となる。

発熱，腹痛，嘔吐，下痢，だるさ，ときに頭痛や筋肉痛もある。ロタウイルス感染では，けいれんやまれに脳症など中枢神経系の合併症もある。嘔吐・下痢は特に年少児では容易に脱水をもたらすため，水分と電解質を補給する。

《細菌性食中毒》　感染性胃腸炎に含まれるものにいわゆる細菌性食中毒がある。非チフス性サルモネラや，カンピロバクター，ウェルシュ菌，腸炎ビブリオ，黄色ブドウ球菌，病原性大腸菌による。非チフス性サルモネラ症は食中毒以外にも，は虫類のペット，イヌ，ネコ，鶏卵からも感染する。手洗いを十分に行うことと，乳児や年少幼児では生卵を与えないなどの注意が必要である。

(21) 手足口病（図5-6）

「感染症予防法」の五類感染症（定点把握疾患）である。「学校保健安全法」では第三種感染症のなかのその他の感染症とされることがある。

コクサッキーウイルスA16またはエンテロウイルス71が主な病原体であ

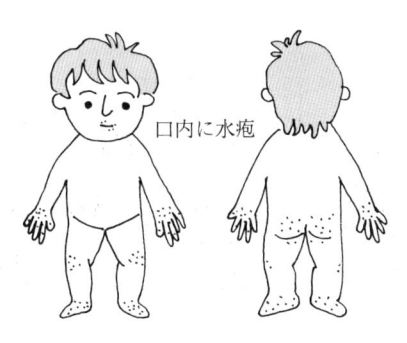

図5-6　手足口病

る。経口感染，飛沫感染で，潜伏期は3～6日とされ，名前のとおりに手や足，口に水疱性の発疹が出る。口の発疹は口内痛や，よだれが多いことで気づかれる場合がある。手のひらや足の裏，膝，臀部などに出る水疱は特徴的である。エンテロウイルス71によるものはときに重い脳炎・脳症を起こす。

　糞便中にウイルスの排泄は2～4週間続くが，解熱して体力が回復すれば感染力は弱くなるため，登校や登園は可能である。

(22) ヘルパンギーナ（図5-7）

「感染症予防法」の五類感染症（定点把握疾患）である。「学校保健安全法」では第三種感染症のなかのその他の感染症とされることがある。

　コクサッキーウイルスA群の経口あるいは飛沫感染による。潜伏期は3～6日とされる。急に発熱して，咽頭の口蓋弓部に水疱ができ，それが自壊して潰瘍となる。痛みのためものを飲み込めず，よだれが多くなったり食欲が落ちたりする。飲み込みやすい流動食を与え，水分の補給を十分に行う。

(23) 伝染性紅斑（図5-5）

「感染症予防法」の五類感染症（定点把握疾患）である。「学校保健安全法」では第三種感染症のなかのその他の感染症とされることがある。

　ヒトパルボウイルスB19の飛沫感染による。この感染症は，伝染性紅斑以外に多彩な症状を示す。感染後17～18日に顔面や四肢に紅斑が出現する。顔面では両頬が紅くなるため，俗にリンゴ病と呼ばれる。四肢に出る紅斑はレース様（網目様）である。関節炎や急性脳症，心筋炎などを示すこともあるが，伝染性紅斑はヒトパルボウイルスB19感染症の一つの症状にすぎないため，それらを

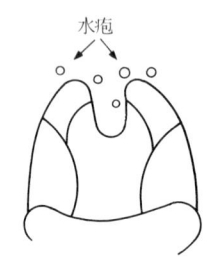

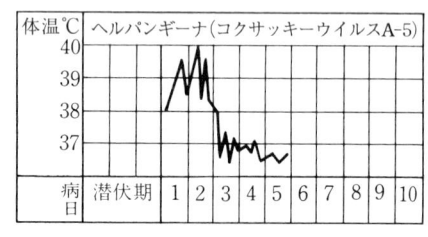

図5-7　ヘルパンギーナの咽頭所見と熱型

伝染性紅斑の合併症とはいいがたい。紅斑出現後，急速にウイルスの排泄は減少するため診断確定後の登校，登園は差し支えない。

(24) マイコプラズマ肺炎

「感染症予防法」の五類感染症（定点把握疾患）である。「学校保健安全法」では第三種感染症のなかのその他の感染症とされることがある。

肺炎マイコプラズマの飛沫感染による。潜伏期は2～3週間と長い。頭痛，発熱，咽頭痛，せきなど，かぜ症候群と同様の症状を示す。せきはかなりしつこいが，その他の症状はひどくなく，胸部レントゲン写真を撮って初めて肺炎の存在に気づくこともある。

(25) 伝染性膿痂疹（とびひ）

主として黄色ブドウ球菌によるが，溶連菌が原因のこともある。接触感染による皮膚感染症である。潜伏期は2～10日である。虫さされや擦り傷，湿疹がきっかけとなりやすい。皮膚表面に何らかの傷があると，そこに菌が付着して増殖し，炎症を惹起してさらに皮膚を障害する。滲出液に触った指で，ほかの皮膚をかくと，そこにまた膿痂疹ができる。火の粉が広がるように拡大するためとびひの俗名がある。集団の場では病巣をガーゼなどで覆うことで伝播を防ぐ。

(26) 伝染性軟属腫（みずいぼ）

伝染性軟属腫ウイルスによる皮膚感染症である。幼児に多い。腋窩，体幹部，陰股部などに粟粒大から米粒大の皮膚面から隆起したいぼで，中央がややくぼんでいる。いぼのなかに白い塊があり，ウイルスが存在していて付着するとまたいぼを生じる。かくと自家接種して増える。他人へも直接接触でうつる。プールで用いるビート板や浮き輪，タオルからの間接感染もあるので，それらを共用しないほうがよい。

(27) アタマジラミ

頭髪に寄生するアタマジラミによる寄生性疾患で，頭髪にフケのようにみえる卵を産みつけて増える。頭皮から吸血する。かゆみがあり，頭をかいていることから頭髪を調べて発見されることがある。コロモジラミやケジラミとは区別する。不潔か否かとは関係がない。スミスリンパウダーを用いて駆虫する。

(28) 蟯　虫　症（図 5-8）

蟯虫の感染による。蟯虫は約 1 cm の白い線虫で，メスの成虫は夜間に大腸を下降して肛門周囲に産卵する。手指に付着した虫卵を経口的に摂取したり（自家感染），室内の塵埃中にある虫卵を吸入して感染する。肛門周囲が痒いため不眠になったり搔爬のため湿疹病変をきたしたりする。駆虫薬を内服する。

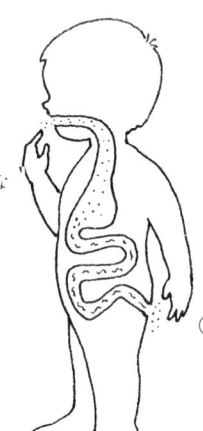

＊手や爪をよく洗う
＊下着は清潔に
＊寝具・敷物は日光消毒を

① 卵のついた手指を介して口から卵が入る
② 胃の中で卵殻が壊れやすくなり，小腸上部で幼虫となる
③ 小腸で成虫となって盲腸付近に寄生する
④ 雌虫は肛門から体外に出て肛門周囲に約 1 万個の卵を産む

図 5-8　蟯虫症感染図とその予防

考えてみよう

1. 感染症の病原体にはどんなものがあるか，調べてみよう。
2. 発疹の出る感染症について調べてみよう。
3. 「学校保健安全法」による感染症（伝染病）の取り扱いを調べてみよう。

参　考　図　書

- 日本小児感染症学会編：日常診療に役立つ小児感染症マニュアル 2007　改訂第 2 版　東京医学社，2006
- 保育所における感染症対策ガイドライン，厚生労働省，2009

第 6 章

免疫とアレルギー疾患

本章のねらい　人のからだのなかには，さまざまな系（システム）があり，それらが有機的に関連して総合的に機能を発揮している。免疫系はそれらの系の一つであり，特に生体防御機能に関係している。外界からの侵入物を排除したり，体内にできる異物を排除するために必須の系である。また免疫系が働いた結果が，生体にとって不利な結果をもたらすときにそれをアレルギーと呼ぶ。複雑な免疫系の働きを紹介することで機能不全による疾患やアレルギー疾患を理解しよう。

キーワード　細胞性免疫，液性免疫，リンパ球，免疫グロブリン，アレルギー反応

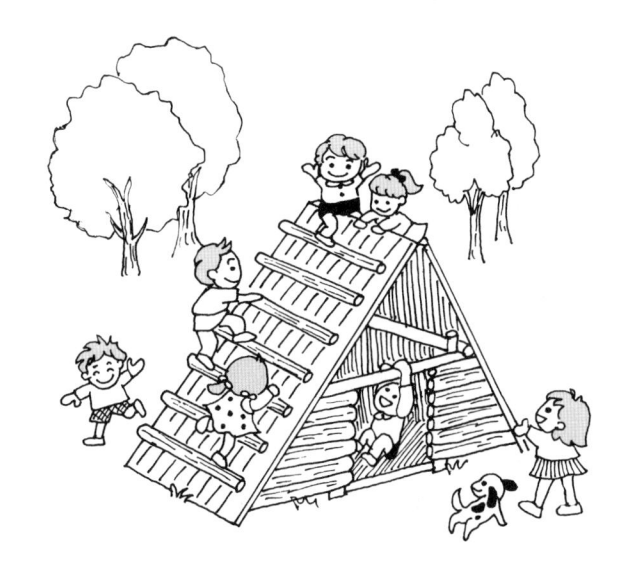

1. 免疫とは

　免疫とは，疫を免れるという意味であり，悪性の伝染病，感染症にかからないということである。そのような働きは，免疫系というシステムが行う。免疫系は外から侵入する病原体に対して抵抗し処理を行う。たとえば，50年前の日本では，麻しん（はしか）は多くの子どもたちが罹患する感染症であったが，一度麻しんにかかって治癒すると，その子どもは一生の間二度と麻しんにかからなかった。これは麻しんのウイルスに対して免疫系が記憶して再度感染しても速やかにウイルスを処理する働きがあるからである。このような感染症に対する作用はいわば古典的な免疫系の概念である。一方，同じ免疫系がたとえばがんのような，もともとは自分の細胞であってもその性状が変化したものに対して，それを排除することが明らかとなった。現在の概念では免疫系とは，自己と非自己を区別して働く系であるといえる。そのような免疫系を形づくるものは，リンパ球，単球，好中球のような白血球であり，リンパ球は主にT細胞とB細胞に分類される。その両方の協調作業によってつくられる抗体というタンパク質，さらには補体というタンパク質など，おおまかにいうと細胞成分と液性成分からなる（表6-1）。

2. 免疫系に異常がみられる疾患
（1）原発性免疫不全症
　免疫系そのものの先天的な異常である。種類は多いが，いずれもまれな疾患である（表6-2）。

3. アレルギー疾患
（1）アレルギーとは
　免疫系がある刺激に対して働き，その結果がかえってからだにとって不利となる反応である。アレルギー反応はその反応にかかわる成分（細胞や抗体）の種類，反応時間，モデルとなる病気の種類などによって4種類に分類される（表6-3）。
　アトピーとは，IgEあるいは特異IgE抗体を容易に産生する遺伝的に規定された素因である。医学用語としてのアトピーはアトピー性皮膚炎の略語ではな

表6-1 免疫系を構成する成分

細胞成分	リンパ球：T細胞，B細胞，NK細胞 抗原提示細胞：単球，マクロファージ，(B細胞) など 貪食細胞：好中球，マクロファージ その他：好酸球，好塩基球，肥満細胞，気道粘膜上皮細胞（繊毛細胞）
液性成分	免疫グロブリン：IgG，IgA，IgM，IgD，IgE 補体 サイトカイン，ケモカイン

表6-2 子どもにみられる代表的な原発性免疫不全症

重症複合免疫不全症	細胞性免疫，液性免疫ともに欠損または重度に低下 検査所見：T細胞減少，B細胞は病型により減少，抗体不全
伴性無ガンマグロブリン血症 （Btk欠損症）	B細胞は欠損ないし極度に減少，ガンマグロブリン極度に低下
分類不能型免疫不全症	低または無ガンマグロブリン血症
IgA欠損症	無症状のこともある
IgGサブクラス欠損症	
ディジョージ症候群	胸腺の低または無形成，副甲状腺欠損（低カルシウム血症，テタニー），特異な顔貌
ウィスコット・アルドリッチ症候群	血小板減少と機能異常による出血傾向，湿疹，易感染性，リンパ腫
アタキシア・テランギエクタシア （毛細血管拡張と小脳失調を伴う免疫不全症）	進行性の小脳失調，毛細血管拡張（眼球結膜に顕著），慢性副鼻腔炎・気管支炎，悪性腫瘍，放射線感受性
補体欠損症	

い。アトピー素因を背景にしてみられる現象はⅠ型のアレルギー反応である。

　アレルギー反応のなかではⅠ型のアレルギー反応が多く，一般社会でも目につくため，単にアレルギーというとⅠ型の反応，すなわちアトピー素因を背景にして生じてくるIgEが関与する反応をさすことが多い。

（2）アレルギー疾患

　1）**食物アレルギー**　　免疫系が，食物中の抗原に対して反応し，さまざまな症状を引き起こすときに，食物アレルギーという。何かを食べてある症状が出ると食物アレルギーということが多いが，厳密には抗原の存在と，それに対して免疫系が働いた証明が必要である。乳児によくみられるのは，鶏卵アレルギー，牛乳アレルギーであり，年長になるに従い小麦アレルギーなども出現する。多くはそれらの抗原に対するIgE抗体を証明することができ，食物除去・負荷試験で確認する。

　多彩な症状があり，抗原となる食物を摂取後まもなくあるいは摂取中に出現するじんましんタイプの皮膚反応，かゆみ，あるいは時間を経て湿疹の悪化や下痢など軽度のものから，呼吸困難，喘鳴，喉頭浮腫，果ては血圧低下，意識喪失というアナフィラキシーショックまで幅広い。乳幼児の食物アレルギーの頻度（有病率）は5〜10％程度である。多くはアトピー性皮膚炎を合併する。

　原因となる食物抗原が確定した後，その食物の除去を行う。完全な除去，あるいは部分的な除去を行うかは年齢，症状による。家庭で，あやふやな情報をもとに自己流の除去を行ってはならない。必ず小児科医の指導のもとに行う。一定期間除去を行った後，敏感な状態が続いているかどうか，その食物による負荷試験を行い，その反応をみて除去を継続するかどうか判定する。

　2）**アトピー性皮膚炎**　　アトピー性皮膚炎の定義と診断基準を表6-4に示す。乳児期の早期に発症する場合，生後2〜3か月ごろより症状が現れ，生後4か月ごろには診断される。アトピー性皮膚炎の特徴はかゆみ（瘙痒）である。慢性の経過をたどっていない乳児も瘙痒感があれば，特徴的な皮膚の症状（皮疹の存在）とその分布とを合わせて診断できる。頻度は乳幼児で10数％である。

　アトピー性皮膚炎では，皮膚に直接抗原が接触進入して，それに対するIgE抗体の存在により，皮膚局所でⅠ型のアレルギー反応が生じ，ヒスタミンなど

表6-3 アレルギー反応の分類（Coombs & Gell）

	I型 アナフィラキシー型	II型 細胞障害型	III型 免疫複合体型	IV型 細胞伝達型
抗体または担当細胞	IgE	IgG，IgM	IgG（IgM）	T細胞 マクロファージ
補体の関与	−	＋	＋	＋
皮内反応　時間	15～30分	−	3～8時間	24～72時間
性状	紅斑・膨疹	−	紅斑・浮腫	紅斑・硬結
細胞	肥満細胞	−	好中球	単核球
臨　床　例	アナフィラキシーショック 気管支喘息 アレルギー性鼻炎 急性じんましん	溶血性貧血 血小板減少症	アルサス反応 血清病 糸球体腎炎 全身性エリテマトーデス（SLE）	結核 接触性皮膚炎

さまざまな活性物質の影響でかゆみが生じる。皮膚を掻破すると皮膚が本来もっているバリア機能の破壊が起き抗原の進入をさらに容易にする悪循環と，IgEを介する反応の後に，細胞性免疫の働きで炎症が進行する。また，アトピー性皮膚炎の患者の皮膚はもともと乾燥傾向にあるために瘙痒感が生じやすい。

症状は**表6-4**に示すとおりである。乳児では顔面や頭に湿疹ができて，しだいにからだのほうに下っていく。また，幼小児期では皮膚の乾燥が目立つ。

治療は，皮膚の炎症を鎮めることがかゆみの減少につながるので，程度に合わせたステロイド薬を塗布する。特に乳児では食物アレルギーを合併していることが多いので，その治療も行う。皮膚が乾燥するとかゆみが出るため，保湿薬を用いて，保湿を十分に行う。その結果ステロイド薬を使う頻度や期間が少なくなる。その他日ごろよりのスキンケア，皮膚に対して刺激となるものの点検，特に入浴法の点検が大事である。こすりすぎないこと，長風呂しないこと，低刺激性の石けんやシャンプーを使うことなどである。さらに室内環境の整備，患児の日常生活の点検など心身両面を含めた総合的な治療が必要である。

3）**気管支喘息**　　日本小児アレルギー学会による定義を**表6-5**に示す。笛声喘鳴とは，主に息を吐くときに聴こえるヒューヒューという雑音である。空気の通り道である気管支が，気管支平滑筋の収縮，粘液分泌の亢進，粘膜の腫

表6-4 アトピー性皮膚炎の定義・診断基準（日本皮膚科学会）

アトピー性皮膚炎の定義（概念） 「アトピー性皮膚炎は，増悪，寛解を繰り返す，瘙痒のある湿疹を主病変とする疾患であり，患者の多くはアトピー素因を持つ」 アトピー素因：①家族歴・既往歴（気管支喘息，アレルギー性鼻炎・結膜炎，アトピー性皮膚炎のうちいずれか，あるいは複数の疾患），または②IgE抗体を産生しやすい素因
アトピー性皮膚炎の診断基準 1．瘙痒 2．特徴的皮疹と分布 　①皮疹は湿疹病変 　　●急性病変：紅斑，湿潤性紅斑，漿液性丘疹，鱗屑，痂皮 　　●慢性病変：湿潤性紅斑，苔癬化病変，痒疹，鱗屑，痂皮 　②分布 　　●左右対側性 　　　好発部位：前額，眼囲，口囲，口唇，耳介周囲，頸部，四肢関節部，体幹 　　●参考となる年齢による特徴 　　　乳児期：頭，顔に始まりしばしば体幹に下降 　　　幼小児期：頸部，四肢屈曲部の病変 　　　思春期・成人期：上半身（顔，頸，胸，背）に皮疹が強い傾向 3．慢性・反復性の経過（しばしば新旧の皮疹が混在する） 　　乳児では2か月以上，その他では6か月以上を慢性とする． 上記1，2，および3の項目を満たすものを症状の軽重を問わずアトピー性皮膚炎と診断する．その他は急性あるいは慢性の湿疹とし，経過を参考にして診断する．
除外すべき診断 　接触皮膚炎，脂漏性皮膚炎，単純性痒疹，疥癬，汗疹，魚鱗癬，皮脂欠乏性湿疹，手湿疹（アトピー性皮膚炎以外の手湿疹を除外するため）
診断の参考項目 　家族歴（気管支喘息，アレルギー性鼻炎・結膜炎，アトピー性皮膚炎） 　合併症（気管支喘息，アレルギー性鼻炎・結膜炎） 　毛孔一致性丘疹による鳥肌様皮膚 　血清IgE値の上昇
臨床型（幼小児期以降） 　四肢屈曲型，四肢伸側型，小児乾燥型，頭・頸・上腕・背型，痒疹型，全身型，これらが混在する症例も多い
重要な合併症 　眼症状（白内障，網膜剝離など）：特に顔面の重症例，カポジ水痘様発疹症，伝染性軟属腫，伝染性膿痂疹

第6章　免疫とアレルギー疾患

表6-5　小児気管支喘息の定義（日本小児アレルギー学会，2008）

小児気管支喘息は，発作性に笛声喘鳴を伴う呼吸困難を繰り返す疾患であり，発生した呼吸困難は自然ないし治療により軽快，治癒するが，ごく稀には致死的である。その病理像は，気道の粘膜，筋層にわたる可逆性の狭窄性病変と，持続性炎症および気道リモデリングと称する組織変化からなるものと考えられている。臨床的には，類似症応を示す肺・心臓，血管系の疾患を除外する必要がある。

（注）呼吸困難とは，通常，自覚症状で定義される。しかし乳児，幼児では自覚症状を表現することができない。したがって，ここで取り上げる呼吸困難とは，不快感あるいは苦痛を伴った努力性呼吸のことを指すが，自覚症状を訴え得ない喘息患児（以下，喘息児）については，不快感あるいは苦痛を推測させる他覚所見を認めるものを含めるものとする。

鑑別を要する疾患
・先天異常，発達異常に基づく喘鳴
　大血管奇形，先天性心疾患，気道の解剖学的異常，喉頭・気管・気管支軟化症，繊毛運動機能異常
・感染症に基づく喘鳴
　クループ，気管支炎，細気管支炎，肺炎，気管支拡張症，肺結核
・その他
　過敏性肺炎，気管支内異物，心因性咳嗽，気管・気管支の圧迫（腫瘍など），肺浮腫，アレルギー性気管支肺アスペルギルス症，囊胞線維症，サルコイドーシス，肺塞栓症

脹によって細くなるために空気が通るときに高音性の雑音として聞かれる。

頻度は，東京都の3歳児健診受診者を対象にした調査では喘息・喘鳴と診断されたものは10.5％，学童では文部科学省の調査によるとおよそ5～6％である。

気管支喘息の子どもの90％以上がアトピー型であるため，Ⅰ型のアレルギー反応が気管支喘息を生ずるしくみとして重視される。特に室内塵中のチリ，ダニに感作される率が高い。微細な塵中に含まれるダニ抗原を吸入すると，気管支粘膜から侵入したダニ抗原と粘膜内のマスト細胞上の抗ダニIgE抗体が反応する結果，ヒスタミンやロイコトリエンというさまざまな活性物質が放出されてまず気管支平滑筋の収縮や分泌物の増加によって気道の内径が狭くなり，典型的な呼吸困難発作を起こす。次いでこのアレルギー反応の遅発相としてリンパ球，好酸球，好中球，好塩基球など血液中の白血球が局所に集まってきて，さらに粘膜を障害する活性物質の働きによって炎症が生じる。持続的にこれら

の現象が起こると，しだいに気管支の粘膜は厚くなり，気管支平滑筋も増生して，気道の内径はいつも狭い状態でまた種々の刺激に反応しやすくなる。

症状は，種々の刺激が加わったときに示される，発作性の呼吸困難である。これは気道の平滑筋の収縮と分泌物（痰）が出てきて気道の内径が細くなることによって生ずる。一方で，気道の炎症の存在は，気管支の過敏性があることでわかる。たとえば，ちょっとしたせきやくしゃみなどで誘発される呼吸困難発作や，運動によって誘発される気道の収縮による呼吸困難である。その他，呼吸困難の発作がないときでも，肺機能を調べると閉塞型のパターンを示すことがあり，これは長期的な治療の継続が必要であることを示す。

治療は発作時の治療と常日ごろから継続的に行う治療とに分けられる。気道の収縮を弛緩させる気管支拡張薬は呼吸困難発作時に用いられる。背景にある気管支の炎症を軽くしかつ進行を防いだり予防するために抗炎症薬としてステロイドの吸入薬が用いられる。その他の抗炎症薬も程度に応じて用いられる。これら二つに分けた治療法が症状の程度に応じて選択される。さらに，肺機能の改善と増進を目的にして，適度な運動の推奨，規則正しい日常生活を送ること，それらの総合的な治療を親とともに分担して行うなどの方法がとられる。慢性疾患の治療においては，疾患の理解に基づく家庭での対処をいかにうまくするかによって治療効果が分かれるため，医療側と保護者さらには患者である子ども自身との共同作業が重要である。

4）アレルギー性鼻炎・結膜炎　アレルギー性鼻炎は，鼻の粘膜で起こるⅠ型アレルギー性疾患で，発作性・反復性のくしゃみ，水性鼻漏（いわゆる水っぱな），鼻閉（はなづまり）の三つの症状を特徴とする。鼻の中がかゆいことも多い。アレルギー性結膜炎は，同様に眼の結膜で起こるⅠ型のアレルギー性疾患で，眼のかゆみ，結膜の充血，結膜の濾胞性変化などが特徴である。涙眼も多い。

成人では，花粉によるアレルギー症状としての花粉症が多いが，これは花粉を抗原としたアレルギー性鼻炎であり季節性がある。また季節性でなく通年性のダニを抗原とするアレルギー性鼻炎も多い。子どもでもアレルギー性鼻炎とそれに伴うアレルギー性結膜炎は少なくなく，特に近年増加傾向にある。東京都の3歳児を対象にした調査（アレルギー疾患に関する3歳児全都調査）では，

表6-6 川崎病（MCLS，小児急性熱性皮膚粘膜リンパ節症候群）診断の手引き
（厚生労働省川崎病研究班作成改訂5版）

本症は，主として4歳以下の乳幼児に好発する原因不明の疾患で，その症候は以下の主要症状と参考条項とに分けられる。

A　主要症状
1．5日以上続く発熱（ただし，治療により5日未満で解熱した場合も含む）
2．両側眼球結膜の充血
3．口唇，口腔所見：口唇の紅潮，いちご舌，口腔咽頭粘膜のびまん性発赤
4．不定形発疹
5．四肢末端の変化：（急性期）手足の硬性浮腫，掌蹠ないしは指趾先端の紅斑
　　　　　　　　　（回復期）指先からの膜様落屑
6．急性期における非化膿性頸部リンパ節腫脹
6つの主要症状のうち5つ以上の症状を伴うものを本症とする。
ただし，上記6主要症状のうち，4つの症状しか認められなくても，経過中に断層心エコー法もしくは，心血管造影法で，冠動脈瘤（いわゆる拡大も含む）が確認され，他の疾患が除外されれば本症とする。

B　参考条項
以下の症候および所見は，本症の臨床上，留意すべきものである。
1．心血管：聴診所見（心雑音，奔馬調律，微弱心音），心電図の変化（PR・QTの延長，異常Q波，低電位差，ST-Tの変化，不整脈），胸部X線所見（心陰影拡大），断層心エコー図所見（心膜液貯留，冠動脈瘤），狭心症状，末梢動脈瘤（腋窩など）
2．消化器：下痢，嘔吐，腹痛，胆囊腫大，麻痺性イレウス，軽度の黄疸，血清トランスアミナーゼ値上昇
3．血液：核左方移動を伴う白血球増多，血小板増多，赤沈値の促進，CRP陽性，低アルブミン血症，α_2グロブリンの増加，軽度の貧血
4．尿：蛋白尿，沈渣の白血球増多
5．皮膚：BCG接種部位の発赤・痂皮形成，小膿疱，爪の横溝
6．呼吸器：咳嗽，鼻汁，肺野の異常陰影
7．関節：疼痛，腫脹
8．神経：髄液の単核球増多，けいれん，意識障害，顔面神経麻痺，四肢麻痺

備　考
1．主要症状Aの5は，回復期所見が重要視される。
2．急性期における非化膿性頸部リンパ節腫脹は他の主要症状に比べると発現頻度が低い（約65％）。
3．本症の性比は，1.3～1.5：1で男児に多く，年齢分布は4歳以下が80～85％を占め，致命率は0.1％前後である。
4．再発例は2～3％に，同胞例は1～2％にみられる。
5．主要症状を満たさなくても，他の疾患が否定され，本症が疑われる容疑例が約10％存在する。この中には冠動脈瘤（いわゆる拡大を含む）が確認される例がある。

花粉症を含むアレルギー性鼻炎は1999（平成11）年が6.1％にみられたのに対して，2004（平成16）年は9.2％，2009（平成21）年は11.1％であった。また花粉症を含むアレルギー性結膜炎は同じく1999年の4.6％に対して2004年は4.5％，2009年は4.8％と，横ばいであった。文部科学省の調査では，小学生でアレルギー性鼻炎の有病率は8.8％，アレルギー性結膜炎は3.5％であった（アレルギー性疾患に関する調査研究報告書　2007年3月）。

　対策は，ほかのアレルギー性疾患と同じく，予防と対症療法である。いずれも薬物療法と，室内の掃除など，抗原量を抑える試みが行われる。

4．川　崎　病

　川崎富作博士によって報告された，乳幼児に好発する急性熱性疾患である（p. 94，図5-5）。高率に心臓の冠動脈（心臓自身を養っている血管）に炎症を起こし，一部は動脈瘤をつくり，血流の途絶による心筋梗塞を起こすので注目された。原因は不明である。疫学的には何らかの感染症が引き金になっている可能性が高い。その引き金に引き続いて免疫系が活性化し，多発性の血管炎を起こしている。

　診断基準を表6-6（前頁）に示す。主要症状と参考条項に分けられるが，当初は六つの主要症状のうち五つ以上を示すものとされたが，最新の第5版（2002年）によると，四つしか症状が認められなくても冠動脈の変化が確認されて，ほかの疾患が除外されれば診断可能であるとされた。

　治療は診断直後に行う大量のガンマグロブリンの点滴静注が一般的である。早期に十分な治療を行うことで冠動脈病変を予防しようという意図である。

　　考えてみよう

1．血液中の細胞の種類とその役割を調べてみよう。
2．免疫グロブリンとは何であろうか，調べてみよう。
3．アレルギーとかアトピーという言葉の定義を調べてみよう。
4．子どもに多いアレルギー疾患にはどんなものがあるのか，調べてみよう。

第7章 慢性疾患

本章のねらい

慢性疾患のある子どもとその家族には，社会全体での支援が必要である。一般的に多くの人たちは，健康，安定した家族，社会参加を求めている。慢性疾患にかかることは，本人の責任ではなく，さまざまな負担を自らですべて負うことも困難である。慢性疾患のある子どもとその家族が社会の構成員として，社会とかかわりながら生活できるよう，人々がその存在を正しく認知し，社会全体で支援するという気持ちをもつことが大切である。

慢性疾患のある子どもには，生活上の規制，運動制限など日常生活，学校生活の管理指導が重要な場合がある。しかし，子どものQOL（生命・生活の質）を高め，一人ひとりが生きる喜びをもてるようにしたい。

子どもの慢性疾患はきわめて多種なので，本章では主な疾患のみ概観する。また，医療費助成と研究を目的とした小児慢性特定疾患治療研究事業に登録された人数を，比較的頻度が高い疾患に関して表7-4に示す。

キーワード

慢性疾患，悪性新生物，心疾患，泌尿器疾患，腎疾患，血液疾患，免疫疾患，内分泌疾患，膠原病，糖尿病，消化器疾患，神経疾患

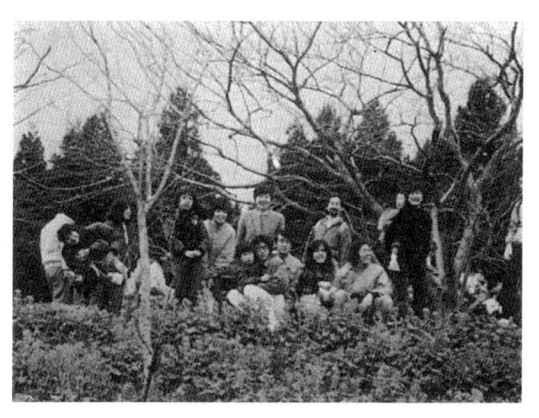

愛育養護学校の遠足－児童に比べて親と教師が多い

1．小児がん（悪性新生物）

　子どものがん（悪性新生物）は，大人のがんと比べてさまざまな点が異なる。大人に多い肺がん，胃がん，大腸がん，乳がんは，子どもではほとんどみられず，図7－1に示すように，白血病が約1/3を占め，次いで脳腫瘍，神経芽腫が多い。瞳孔が猫の目のように光るので発見される網膜芽腫は優性遺伝で，また，一般の小児がんは遺伝的な素因をもつ子どもが，軽いウイルス感染などをきっかけに発病する。近年の治療法の向上によって，ほとんどの子どもは，治療後一旦は寛解（治療により症状が無くなる状態）して幼稚園や学校に通えるようになる。また，治癒率が向上し，約70％は大人になれる。しかし，後遺症，治療の副作用，晩期障がい，二次がんなどに悩むことが多い。これらの経過を踏まえた適切な対応，すなわち年齢に応じた看護や精神的援助が必要である。

（1）白　血　病

　約74％は急性リンパ性白血病，約21％は急性骨髄性白血病であり，慢性型は少ない。初発症状は顔色不良と原因不明の持続性発熱が多く，次いで足の痛み，出血傾向であり，多くの場合，肝腫，脾腫，リンパ節腫大を触れる（図7－2）。診断には血液検査や骨髄穿刺が必要である。入退院を繰り返しながら，多剤併用化学療法を行う。入院中は発熱，消化器症状，脱毛などがみられる。退院している間は，多少感染症にかかりやすいが，日常生活の制限はほとんどない。全体として70～80％は長期生存可能であるが，予後の特に悪い型もある。

（2）脳　腫　瘍

　頭蓋内圧亢進症状（視力障がい，斜視，頭痛，嘔吐，けいれんなど）や局所症状（手足のまひ，平衡機能の障がい，思春期早発症，尿崩症など）により脳腫瘍を疑い，頭部のレントゲン検査で診断する。治療は脳外科的手術，放射線治療，そして化学療法の併用である。予後は発生部位や種類により異なる。

（3）神 経 芽 腫

　副腎や交感神経節に発生し，腹部腫瘤などで発見される。生後6か月児の尿を検査するマススクリーニングが1985（昭和60）年から全国的に行われていたが，自然治癒する症例に不必要な治療が行われたこともあり，現在休止中である。1歳をすぎて発見された場合は，進行例で予後不良のことが多い。

第7章 慢性疾患

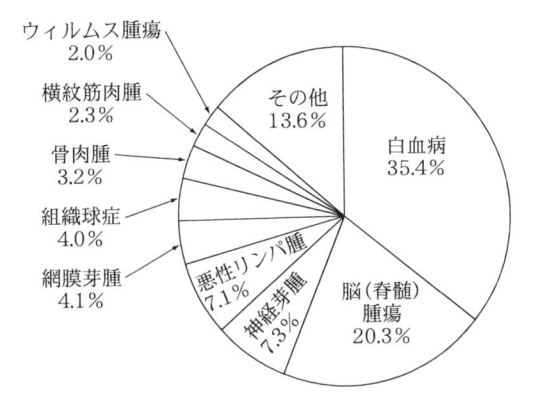

図7-1 小児がんの比率
- ウィルムス腫瘍 2.0%
- 横紋筋肉腫 2.3%
- 骨肉腫 3.2%
- 組織球症 4.0%
- 網膜芽腫 4.1%
- 悪性リンパ腫 7.1%
- 神経芽腫 7.3%
- その他 13.6%
- 白血病 35.4%
- 脳(脊髄)腫瘍 20.3%

(加藤忠明:厚生労働科学研究「法制化後の小児慢性特定疾患治療研究事業の登録・管理・評価・情報提供に関する研究」報告書,2010)

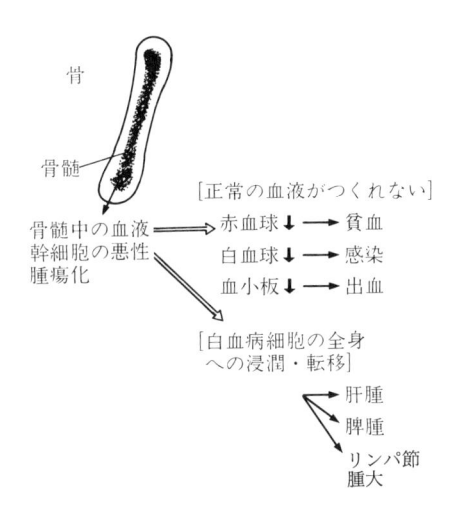

図7-2 白血病の際に現れる症状

骨髄中の血液幹細胞の悪性腫瘍化
→ [正常の血液がつくれない]
　赤血球↓ → 貧血
　白血球↓ → 感染
　血小板↓ → 出血
→ [白血病細胞の全身への浸潤・転移]
　→ 肝腫
　　 脾腫
　　 リンパ節腫大

2．心疾患

　子どもの器質的な心疾患の大部分は先天性心疾患であり，子どもの約1％はもって生まれる。心臓や血管の構造は複雑であるため(図7-3)，その疾患の種類と重症度はさまざまである。病院での診察，乳幼児健康診査などで心雑音により発見され，その後，小児循環器の専門医の診断と管理を受けることが多い。心疾患のある児童生徒は，学校生活管理指導表(表7-1，7-2)に基づく生活指導が行われる。

　先天性心疾患のある子どもの多くは，無症状で経過し，幼児期に心臓カテーテル検査などにより診断を確定後，根治手術を行って治す。心不全の症状（哺乳力低下，呼吸困難，浮腫など）があり，強心薬や利尿薬を服用するなどの内科的治療では抑えられない場合は，早めに手術する。根治手術が成功すれば普通の子どもとほとんど同様の生活が可能になることは多い。しかし，適切な時期に手術しないと，しだいに運動が強く制限され，大人になって寝たきりになることもある。また，乳児期に死亡する重症な心疾患もある。

（1）心室中隔欠損症（図7-4）

　先天性心疾患の中でもっとも多く，生まれつき左心室と右心室の間に欠損がある。心雑音が大きいので，出産施設で発見されやすい。大部分は無症状であり，一部は自然治癒するが，肺炎などの感染症にかかると欠損口が大きくなりやすい。4，5歳になっても欠損口が閉じない場合は根治手術を行う。

（2）心房中隔欠損症（図7-5）

　生まれつき左心房と右心房の間に欠損がある。心雑音が小さく，幼児期には無症状であり，小学生になって初めて学童心臓検診で発見されることが多い。特に症状がみられなくても，根治手術した後は以前より活発になりやすい。

（3）ファロー四徴症（図7-6）

　心室中隔欠損症，肺動脈狭窄症，大動脈騎乗，右室肥大を合併する。出生時より心雑音とチアノーゼ（静脈血が動脈中に入り，血液中の酸素濃度が低下して，皮膚や粘膜が青紫色に見える症状）があって発見される。重症なチアノーゼが続くと指先が丸く膨らむ(ばち指，図7-7)。肺血流を増加させてチアノーゼを軽減する目的で1，2歳のころ短絡手術を行い，その後，年長になってから根治手術を行うことが多い。

第7章 慢性疾患

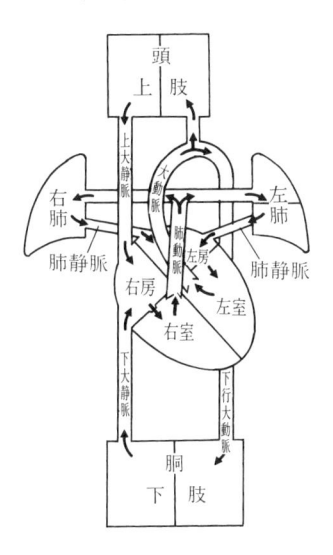

図7-3　正常な心臓や血管の血液の流れ

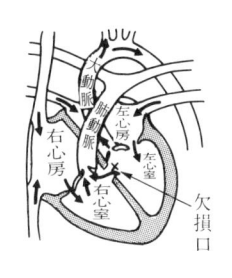

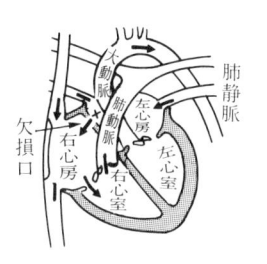

図7-4　心室中隔欠損症　　図7-5　心房中隔欠損症　　図7-6　ファロー四徴症

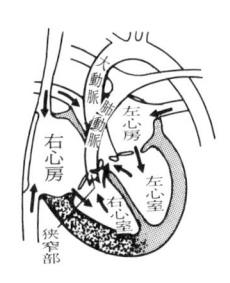

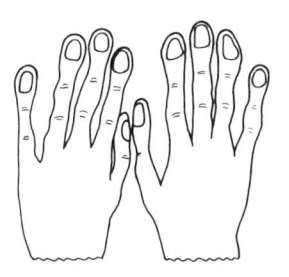

図7-7　ばち指

114

第7章 慢性疾患

表7-2 学校生活管理指導表（中学・高校生用）

3．泌尿器疾患

学校検尿でみつかるが，早朝尿タンパク（蛋白）が陰性である起立性タンパク尿は，病気でないし生活は普通でよい。しかし，以下（2）〜（4）は，必要な場合，学校生活管理指導表（**表7-1, 7-2**）に基づく生活指導が行われる。

（1）膀　胱　炎

頻尿，排尿痛，尿混濁（白色，膿尿）が主な症状であり，年齢が高い子どもは比較的早く気づかれるが，おむつをしていると発見が遅れる。治療は，抗生物質などの服用である。水分を多く飲ませ，何回も排尿させて病原体を外に出すことが治療や予防につながる。また外陰部を清潔にして予防に心がける。頻回に反復する場合は，膀胱尿管逆流や憩室などにより尿が流れにくくなり，病原体が増殖しやすくなっていることが多いので，検査して根治的に治したい。

（2）急性糸球体腎炎

溶連菌感染症の1〜3週間後に発症する。浮腫，血尿，高血圧が三大症状であり，乏尿やタンパク尿なども伴う。初期は安静と保温が大切である。脳症状，心不全の有無，高血圧などに注意し，尿量や体重などを参考に，塩分，水分，タンパク質，刺激性食品を制限する。90％は完治するが，一部は慢性化する。

（3）ネフローゼ症候群

全身の高度の浮腫，高度のタンパク尿，低タンパク血症，高脂血症（高コレステロール血症）の四症状がそろう。多くは原因不明の特発性（原発性）ネフローゼ症候群であり，腎機能は保たれ，治療は副腎皮質ホルモン（ステロイド）薬が有効である。塩分と水分摂取の制限を行い，通常は長い経過を経て完治する。再発再燃が多いため，患児とその家族が希望をもてるようにしたい。しかし，ステロイド抵抗性の場合，大人になってから腎不全になりやすい。

（4）慢性糸球体腎炎

血尿やタンパク尿が長期間続く。通常，学校検尿で発見され，当初は無症状である。タンパク尿のない無症候性血尿は，10年以内に90％以上が正常化し，一般に予後良好である。不必要な食事制限や運動制限は，患児の食欲不振，さらに発育や心理面でのマイナスがあるのでさけたい。しかし，腎生検によって診断されるIgA腎症などは，大人になってから腎不全になりやすく，その発症を少しでも遅らせる生活が望まれる。

4．血液・免疫疾患
（1）貧　　血
　子どもでは，赤血球数 350 万/μL 以下，または血色素量 10 g/dL 以下が貧血である。さまざまな種類の貧血があるが，重症の場合は運動制限を行う。

　1）鉄欠乏性貧血　　体内の鉄不足によって赤血球の産生が障害されて生じる貧血であり，貧血のなかでもっとも多い。急速に成長して鉄需要が多い乳児期と思春期に発生しやすい。鉄分に富んだ食物摂取を心がけ，鉄剤を内服する。

　2）遺伝性球状赤血球症　　赤血球の膜を構成するタンパクの異常によって赤血球が球状になる優性遺伝の貧血である。溶血性貧血（赤血球が破壊されて起きる貧血）としての貧血，黄疸，脾腫の症状を示す。治療は脾臓の摘出である。

（2）特発性血小板減少性紫斑病
　感染などをきっかけに血小板に対する抗体が形成されて血小板の破壊が進み，血小板が減少して出血しやすくなる病気である。皮下出血，鼻血，歯肉出血などで始まり，重症になると頭蓋内出血など体中どこでも出血する心配がある。中等症以上の場合は，副腎皮質ホルモン薬の内服による治療を行う。

（3）血管性紫斑病・アレルギー性紫斑病
　血小板が減少しない紫斑病（皮下出血する病気）であり，多形性のじんましん様発疹，関節痛，腹痛，血便，血尿などを伴うこともある。一般には予後良好な急性疾患である。軽症では止血薬，抗アレルギー薬のみ，必要に応じて副腎皮質ホルモン薬を使用する。紫斑病性腎炎を合併すると慢性化しやすい。

（4）血　友　病
　血液凝固因子の先天的欠乏による疾患で，血友病A（第Ⅷ因子欠乏），血友病B（第Ⅸ因子欠乏）などがある。両者ともX染色体連鎖劣性遺伝病である。乳児期から，ささいな外傷で血腫をつくり，幼児期にかけて関節腔への出血がみられる。凝固因子補充療法が有効である。

（5）原発性免疫不全症
　白血球の数または機能の異常，または免疫グロブリンなど感染防御に関与するタンパク群の異常により生まれつき感染症にかかりやすい病気である。発熱などがあれば，保護者を通じてかかりつけの医療機関に早めに連絡する。

5．内分泌疾患

内分泌器官から血液中に分泌され，きわめて微量で特定の効果を発揮するホルモンは，少なすぎ（分泌不全）ても多すぎ（過剰分泌）ても病気になる。内分泌器官の位置と比較的頻度の高い内分泌疾患を**図7-8**に示す。

（1）成長ホルモン分泌不全性低身長症

成長ホルモンの分泌が原因不明で低下する特発性の低身長と，脳腫瘍（頭蓋咽頭腫が多い）などに伴う低身長とがある。後者はまれであり，視力障がい，頭痛，嘔吐，神経症状など他の症状を合併することが多い。

特発性のものは，発生頻度が約0.1％である。2～3歳ころまで，やや小柄ながらも普通に発育するが，その後は体重，身長の伸びが極端に少ない。体型のバランスは年齢相当であり，知能は正常である。内分泌検査により小学校低学年ころまでに診断されれば，合成された成長ホルモンを何年間か毎日皮下注射する治療を続けることによって身長の伸びが期待できる。

（2）先天性甲状腺機能低下症（クレチン症）

からだや脳の発育・発達に重要な役割を果たす甲状腺ホルモンの分泌が生まれつき低下している疾患である。放置すれば，精神遅滞，低身長などが生じる。しかし，現在の日本では新生児マススクリーニングにより約2,000人に1人の割合で発見され治療されている（**表7-3**）。甲状腺ホルモン薬を一生服用する以外は，普通の人とまったく同じ生活ができる。

（3）甲状腺機能亢進症

甲状腺ホルモンの過剰分泌があり，甲状腺腫，眼球突出，食欲亢進を伴った体重減少，手指振戦，多汗，頻脈，感情不安定，落ち着きのなさなどの症状を示す。治療は抗甲状腺薬の薬物療法が主体であるが，手術療法や放射性ヨード内用療法もある。薬物療法によって2年ごとに約25％ずつ寛解する。

（4）先天性副腎皮質過形成症

酵素欠損によって副腎皮質ホルモンが生まれつき不足し，活動力の低下，からだの電解質バランスの乱れなどが生じる。新生児マススクリーニングにより約2万人に1人の割合で発見される（**表7-3**）。不足するホルモン薬を服用して治療し，ほぼ普通の生活を送れるが，薬の量の調整は大変である。

第7章 慢性疾患

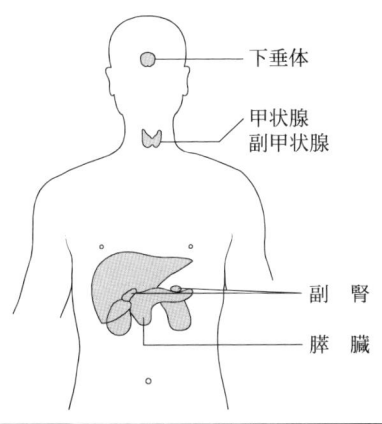

下垂体	前葉	成長ホルモンの分泌不全	成長ホルモン分泌不全性低身長症（低身長）
		その他，多くのホルモンの分泌不全	下垂体機能低下症（多くの症状）
		性腺刺激ホルモンの過剰分泌	思春期早発症（二次性徴の早期開始）
	後葉	抗利尿ホルモンの分泌不全	尿崩症（多尿，多飲）
甲状腺		甲状腺ホルモンの分泌不全（先天性）	先天性甲状腺機能低下症（スクリーニングされて普通の生活）
		甲状腺ホルモンの分泌不全（後天性）	慢性甲状腺炎（橋本病－無気力，疲れやすさ，便秘）
		甲状腺ホルモンの過剰分泌	甲状腺機能亢進症（甲状腺腫，眼球突出）
副甲状腺		副甲状腺ホルモンの分泌不全	副甲状腺機能低下症（テタニー）
副腎	皮質	コルチゾールとアルドステロンの分泌不全および男性ホルモンの過剰分泌	先天性副腎皮質過形成症（活動力低下，電解質の乱れ，男性化）
	髄質	アドレナリンの過剰分泌	褐色細胞腫（持続性高血圧）
膵臓		インスリンの分泌不全	1型糖尿病（多飲，多尿，ケトアシドーシス）

図7-8 内分泌器官の位置と主な内分泌疾患

表7-3 新生児マススクリーニングによるクレチン症と先天性副腎皮質過形成症の異常者数および発見率

疾患		総数	1979～2003年度(注)	2004年度	2005年度	2006年度	2007年度	2008年度
クレチン症	異常者数	11,255人	8,334人	590人	568人	577人	580人	606人
	発見率	1/3,300	1/3,700	1/2,000	1/2,000	1/2,000	1/2,000	1/1,900
先天性副腎皮質過形成症	異常者数	1,453人	1,155人	51人	64人	58人	76人	49人
	発見率	1/16,700	1/16,000	1/22,800	1/17,500	1/19,800	1/15,400	1/23,700

注）先天性副腎皮質過形成症は1988～2003年度

（母子衛生研究会編：母子保健の主なる統計，母子保健事業団，2010より）

6. 膠 原 病

本来は病原体を攻撃する免疫系に異常が起こり，免疫系が自分のからだを攻撃する結果，皮膚や関節，全身の臓器にさまざまな炎症や障がいを起こす自己免疫疾患が膠原病である。

（1）若年性関節リウマチ

子どもの膠原病の中でもっとも多く，主な症状は関節の炎症（腫れ，熱感，痛み）である。治療には，全身型では副腎皮質ホルモン薬が，その他，アスピリンなど非ステロイド抗炎症薬や，免疫状態を改善する薬が使用される。運動会や体育，課外活動では，運動の程度と関節への負担の度合いを考慮し，保護者と相談の上，参加の可否を決める。数年かけて約60％の子どもが完治する。

7. 糖 尿 病

インスリンの絶対的あるいは相対的欠乏により生じる代謝異常である。1型糖尿病（若年性，インスリン依存型）と，2型糖尿病（成人型，インスリン非依存型）に分けられる。両型とも食事療法と運動療法が重要である。

（1）1型糖尿病

インスリンをつくり出す細胞が自己免疫により破壊され，インスリンの分泌不全のため高血糖になる。急激に発症し，多飲，多尿，体重減少が進行し，脱水，ケトアシドーシス，昏睡に陥りやすく，インスリンの注射による治療が一生必要である。小学生くらいからは自分で血糖を測定し，またインスリン注射を行う。そのための場所を確保したい。また，けいれんの原因となる低血糖（図7-9）への対処に必要な糖分を常備する必要がある。そして，かぜなどをきっかけに発病時のような高血糖状態になり，昏睡になることもあるので，主治医に連絡がすぐ取れるようにしておくことも必要である。

（2）2型糖尿病

相対的なインスリン不足により高血糖になる。学校検尿での発見が多く，診断時には肥満以外ほとんど無症状であるが，徐々に進行することが多いので，早期からの治療が大切である。適切な治療を継続しないと，網膜症，腎機能低下，神経障がいなどの合併症が発生する。

8．消化器疾患
（1）胆道閉鎖症
　肝臓と十二指腸を結ぶ胆道が狭かったり閉鎖している病気である。生後1か月をすぎても黄疸（血中のビリルビンが増加して皮膚が黄色くなること）が増強し，便が白くなる。生後2か月以内に手術すると良好な予後が期待できる。しかし，手術が遅れた場合は，また，年齢とともにいずれは，肝臓が硬く腫れて肝硬変になって肝不全になる。この場合は，肝臓移植が唯一の治療となる。
（2）先天性胆道拡張症
　先天性胆道拡張症は，先天的に肝外胆管にさまざまな程度の拡張を示す疾患群の総称である。乳児では，黄疸，灰白色便，肝腫大，腹部腫瘤で発見され，腹部超音波検査により診断する。外科手術によって日常生活の制限はなくなるが，その後，胆管がんの発生と結石の形成には注意したい。

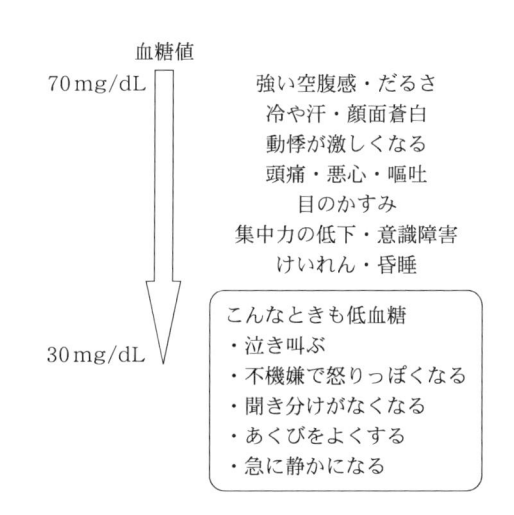

血糖値
70 mg/dL

強い空腹感・だるさ
冷や汗・顔面蒼白
動悸が激しくなる
頭痛・悪心・嘔吐
目のかすみ
集中力の低下・意識障害
けいれん・昏睡

30 mg/dL

こんなときも低血糖
・泣き叫ぶ
・不機嫌で怒りっぽくなる
・聞き分けがなくなる
・あくびをよくする
・急に静かになる

図7-9　低血糖（血糖値 50～60 mg/dL 以下の状態）の症状
（齋藤就美・伊藤龍子：糖尿病．及川郁子監修：小児慢性疾患療養育成指導マニュアル，診断と治療社，p.127，2006 より）

表7-4 平成22年度小児慢性特定疾患治療研究事業の登録人数(疾患群ごとの人数とその割合)

1．悪性新生物（12,609人）
(新規診断2,054人，継続10,326人，転入71人，再開45人，無記入113人)
(男6,737人，女5,587人，不明285人)

白血病(以下再掲)	4,523人	(35.9%)
急性リンパ性白血病	3,310	(26.3)
急性骨髄性白血病	989	(7.8)
慢性骨髄性白血病	144	(1.1)
脳(脊髄)腫瘍(以下再掲)	2,760	(21.8)
神経膠腫	486	(3.9)
髄芽腫	362	(2.9)
頭蓋咽頭腫	317	(2.5)
悪性リンパ腫	912	(7.2)
神経芽腫	738	(5.9)
組織球症	594	(4.7)
網膜芽腫	451	(3.6)
骨肉腫	371	(2.9)
横紋筋肉腫	306	(2.3)
ウィルムス腫瘍	227	(1.8)
肝芽腫	217	(1.7)

2．慢性腎疾患（7,901人）
(新規診断1,210人，継続6,535人，転入41人，再開55人，無記入166人)
(男4,528人，女3,207人，不明166人)

ネフローゼ症候群	2,438人	(30.9%)
IgA腎症	1,765	(22.3)
メサンギウム増殖性腎炎	462	(5.8)
巣状糸球体硬化症	395	(5.0)
紫斑病性腎炎	394	(5.0)
膜性腎症	355	(4.5)
慢性腎不全	333	(4.2)
膜性増殖性糸球体腎炎	283	(3.6)
水腎症	279	(3.5)

3．慢性呼吸器疾患（2,410人）
(新規診断592人，継続1,751人，転入21人，再開13人，無記入33人)
(男1,230人，女1,106人，不明74人)

気管支喘息	520人	(21.7%)
慢性肺疾患	923	(38.3)
気管狭窄	640	(26.6)
中枢性低換気症候群	154	(6.4)

4．慢性心疾患（14,853人）
(新規診断2,543人，継続11,958人，転入89人，再開135人，無記入128人)
(男7,867人，女6,533人，不明453人)

ファロー四徴症	2,046人	(13.8%)
心室中隔欠損症	1,976	(13.3)
両大血管右室起始症	950	(6.4)
単心室	887	(6.0)
完全大血管転位症	836	(5.6)
心内膜症欠損	792	(5.3)
肺動脈閉鎖症	715	(4.8)
心筋症	485	(3.3)
大動脈狭窄症	443	(3.0)
大動脈縮窄症	413	(2.8)
三尖弁閉鎖症	397	(2.7)
心房中隔欠損症	367	(2.5)
僧帽弁閉鎖不全症	365	(2.5)
肺動脈狭窄症	330	(2.2)

5．内分泌疾患（28,842人）
(新規診断4,402人，継続23,965人，転入200人，再開127人，無記入148人)
(男13,011人，女15,214人，不明617人)

成長ホルモン分泌不全性低身長症	11,783人	(40.9%)
先天性甲状腺機能低下症	5,493	(19.0)
甲状腺機能亢進症	3,477	(12.0)
思春期早発症(以下再掲)	1,913	(6.7)
中枢性思春期早発症	1,233	(4.3)
ターナー症候群	1,228	(4.3)
慢性甲状腺炎	1,093	(3.8)
先天性副腎過形成症	907	(3.1)

6．膠原病（3,329人）
（新規診断612人，継続2,659人，転入16人，
再開21人，無記入21人）
（男1,507人，女1,728人，不明94人）

川崎病性冠動脈病変	1,198人	(36.0％)
若年性関節リウマチ	1,153	(34.6)
若年性特発性関節炎	761	(22.9)

7．糖尿病（5,879人）
（新規診断729人，継続5,045人，転入40人，再開23人，無記入42人）
（男2,564人，女3,190人，不明125人）

1型糖尿病	4,712人	(80.1％)
2型糖尿病	1,034	(18.1)

8．先天性代謝異常（4,221人）
（新規診断435人，継続3,693人，転入30人，再開29人，無記入34人）
（男2,281人，女1,815人，不明125人）

軟骨無形成症	857人	(20.3％)
骨形成不全症	495	(11.7)
家族性高コレステロール血症	287	(6.8)
ウィルソン病	238	(5.6)
フェニルケトン尿症	230	(5.4)
糖原病	228	(5.4)
ビタミンD抵抗性くる病	163	(3.9)
ムコ多糖症	154	(3.6)
スフィンゴリピドーシス	128	(3.2)
色素性乾皮症	75	(1.8)

9．血友病等血液・免疫疾患（3,778人）
（新規診断520人，継続3,186人，転入28人，再開19人，無記入25人）
（男2,591人，女1,082人，不明105人）

血友病A	1,160人	(30.9％)
特発性血小板減少性紫斑病	440	(11.6)
原発性免疫不全症	405	(10.7)
遺伝性球状赤血球症	256	(6.8)
血友病B	256	(6.8)
フォン・ウィルレブランド病	234	(6.2)

10．神経・筋疾患（4,272人）
（新規診断538人，継続3,654人，転入21人，再開29人，無記入30人）
（男2,212人，女1,950人，不明110人）

点頭てんかん	2,447人	(57.3％)
レノックス・ガストウ症候群	440	(10.3)
結節性硬化症	403	(9.4)
先天性ミオパチー	348	(8.1)

11．慢性消化器疾患（2,726人）
（新規診断259人，継続2,418人，転入19人，再開15人，無記入15人）
（男971人，女1,696人，不明59人）

胆道閉鎖症	2,019人	(74.1％)
先天性胆道拡張症	400	(14.7)

注）全国106か所の実施主体のうち102か所からの事業報告
（厚生労働科学研究「小児慢性特定疾患の登録・管理・解析・情報提供に関する研究」報告書，2012より）

9．神経疾患

　子どもの神経疾患の多くは脳障がい（脳損傷）であり，精神遅滞，脳性まひ，てんかん，行動異常の四つの視点からまとめられる。障がいのある子どもに対する日本の大学生の印象を**表7-5**に示す。約30％は医学的診断に基づく治療やリハビリテーション，また一部は予防可能である。しかし，約70％は診断より，個々の子どもの神経発達評価に基づいて行うサービスや療育が大切である。

(1) 精神遅滞

　1）原因不明が多い　　子どものときに発症し，知的障がいがあり，社会生活などに適応できない疾患を精神遅滞という。原因不明のものが多いが，ダウン症候群など染色体異常，フェニルケトン尿症など先天性代謝異常，小頭症や水頭症など脳の奇形，脳炎や髄膜炎など脳脊髄の感染症，クレチン症など内分泌疾患が原因になることもある。

　2）程　度　　知的障がいの程度は，知能指数（IQ）や発達指数（DQ）などで示す。療育目標の参考にするとともに，疾患の進行や治療・療育の効果判定に使われる。IQ 50〜70は軽度の知的障がいであり，大人になったときに小学校高学年程度の知能を有し，日常生活や熟練を要しない仕事は可能である。IQ 20〜50は中等度〜重度の知的障がいであり，他人の助けにより自己の身辺処理が可能となるように療育する。IQ 20未満は最重度の知的障がいで，大人になっても自立困難であり，ほとんど話せず衣食のうえで絶えず保護を必要とする。

　3）治療・療育　　精神遅滞児の療育概念を**表7-6**に示す。家族を中心とした地域ケアが望まれ，乳幼児期は統合保育（障がい児は，同年齢の友だちと接して発達が促進され，また健常児は障がい児に対する理解を深め，思いやりの気持ちや人間としての豊かさが育つ）で，学童期以降は特別支援学校や特別支援学級などで教育を受ける（**図7-10**）。家族の希望などに応じて障害児入所施設（福祉型，医療型）や通所の児童発達支援センター（福祉型，医療型）を活用するが，施設中心の隔離された処遇より，健常な子どもとの交流が重要である。

　4）予　防　　遺伝相談，妊娠中の管理（薬や飲酒・喫煙などをしない），新生児マススクリーニング，予防接種，乳幼児期の事故防止対策，化膿性髄膜炎や水頭症の早期発見・治療などにより，一部の精神遅滞は予防可能である。

第7章 慢性疾患

表7-5 大学生にみる障がい児への印象

① 障がい児と接した経験のない学生の印象
　かわいそう（といってはいけない），悲しい，怖い，尊重，温かい目でみたい，難しい問題，自分の子どもと考えて接したい
② 障がい児と接した経験のある学生の印象
　純粋，普通に接することができた，世間が障がい児を受け入れてほしい
　障がいがあっても自分に自信をもってほしい
③ 障がい児を世話している人からの話
　その子なりにやれるところまで努力させ，時には温かく助言，援助する
　一度しかない人生であるから，がんばって生きてほしい
　一生懸命生きてほしいと考える人々が周りにいてほしい
④ 障がい児自身からの話
　ほかの人と同じことはできない。でも自分なりにがんばっていて，それを認めてくれる人がいる。からだが動かないのは自分としてはこれが普通である。でも心のなかは皆と同じ，いろんな物を見たいし，いろんなことを考えている。世の中，皆障がい児だったらいいのに。そしたら自分も普通の人なのに

表7-6 精神遅滞児の療育概念

療育者自身が精神遅滞児からの働きかけに対する感受性を高め，子どもからの働きかけを待つ心が必要である。
① **生活指導**　生活リズムの乱れは自律神経機能のバランスを失わせるので，生活リズム（起床，就寝，食生活など）の確立とともに，身辺自立，お手伝いなど規則正しい生活習慣を身につける。
② **理学療法**　運動機能は良好にみえる精神遅滞児でも，集中力，バランス反応，協調運動などの発達は不十分なことが多い。持続的な集中力や姿勢保持機能を高めるようなスポーツ療法，上肢・肩甲帯での身体支持機能訓練，深呼吸運動，背部マッサージなどを行う。
③ **作業療法**　日常生活諸動作(会話，食事，排便，更衣，洗面，書字，手伝いなど)，遊戯，スポーツを介して適応行動を高める。しかし，防御反応として泣き出したり，拒否反応や多動を示す精神遅滞児が多いので，子どもの潜在能力を十分評価すると同時に，子どものペースに合わせた治療が望まれる。
④ **言語療法**　発達早期には摂食機能と言語呼吸の強化，口の遊びなどを生活指導を通して行う。言語学習の段階では聴覚刺激に加え，視覚，触覚，深部覚，嗅覚，味覚などあらゆる感覚刺激を十分生かした生活体験を通して学習を進める。話しかけは明瞭にゆっくり発音し，反復することが大切である。

（2）脳性まひ

1）定　義　胎内で，あるいは周産期，新生児期に種々の原因によって生じた非進行性の中枢性運動障がいを脳性まひという。

2）症　状　運動発達の遅れ，筋緊張の異常，姿勢の異常，運動の円滑さの欠如などがある。それらの運動障がいの種類によって，痙直型（受動運動に対する折りたたみナイフ様抵抗，腱反射亢進，足間代などが特徴，頻度がもっとも高い，重症仮死の後遺症に多い），アテトーゼ型（緩徐な不随意運動が特徴，核黄疸の後遺症に多い），強剛型，失調型，低緊張型などに分類される。また，まひの範囲によって四肢まひ，両まひ，片まひ，三まひ，対まひ，単まひなどがあるので，症状や対処のしかたは一人ひとり異なる。

3）経　過　極低出生体重児（出生体重1,500ｇ未満）として出生し，重症仮死，核黄疸，頭蓋内出血などを合併した子どもに発生しやすい。発生率は出生1,000対1くらいであるが，知的障がい，てんかん，摂食障がい，呼吸障がいなども抱えた重複障がいが半分以上を占める。

新生児医療機関で生後半年ころまで経過観察後，療育機関（肢体不自由児施設，整肢療育園，すなわち小児整形外科病院のような専門施設）に紹介され，治療，療育，リハビリテーションなど発達の援助が行われながら経過観察されることが多い（**表7-7**）。まひが固定化する前に早期診断して，療育・指導を行う。このようにして運動障がいが軽快しても，その後，知的障がいや学習障がいを示したり，多動的になり種々の適応障がいが発生することがある。したがって，幼稚園や小学校などの集団生活が円滑に行われるよう，また母子関係や家族関係に問題が生じないよう配慮が望まれる。

4）重複障がい児　寝たきりの重症心身障がい児は，座位可能な子どもに比べて嚥下障がい，呼吸障がい，脊柱の変形，気道感染症などの頻度が高い。嚥下障がいのため経口摂取ができない場合は，経管栄養を行う。呼吸障がいは，舌根沈下，嚥下障がいによる分泌物貯留，アデノイド肥大などが原因のことが多く，これらの場合は経鼻エアーウェイが有効である。

しかし，吸引，経鼻エアーウェイ，気管切開や気管内挿管などをしていると発熱しやすい。これら一つひとつの合併症に対する対策を根気よく，気長に続けることが必要である。

第7章　慢性疾患

> **特別支援学校**
> 盲・聾・養護学校の制度を弾力化し，設置者の判断により，複数の障がい種別を教育の対象とすることができる学校制度

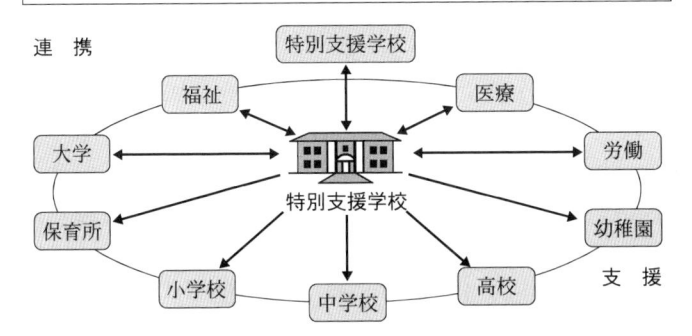

連携　　　　　　　特別支援学校

福祉　　　医療

大学　　　　特別支援学校　　　　労働

保育所　　　　　　　　　　　　　幼稚園

小学校　　中学校　　高校　　　支援

→児童生徒の障がいの重度・重複化に適切に対応した教育の充実が図られる。
→特別支援学校のセンター的機能を通じ，小中学校などに在籍する学習障害，注意欠陥多動性障害などの障がいや慢性疾患のある児童生徒などへの支援の充実が図られる。
→福祉・医療・労働などの関係機関と連携・協力しながら，就学前から学校卒業後を見据えた一貫した支援の充実が図られる。

図7-10　盲・聾・養護学校から特別支援学校へ

表7-7　肢体不自由児施設（障害児入所施設）への母子入園の目的

① 母子ともに1か月間入園し，母親への指導と母親自身の学習
　　脳性まひ児は一般に動きが乏しく，限られた行動しかできないので，健常児と同じような豊かな経験を積みにくい。したがって，個々の脳性まひ児の発達度や症状に応じて，少しでも健常児と同じような生活経験ができるよう，主治医や療法士などの専門家といっしょに考えていく。
② 母親が治療（機能訓練）を実際に行う乳幼児治療
　　脳障がいによる姿勢や運動の異常に対して，限られた姿勢や運動パターンからいろいろな姿勢や運動パターンがとれるよう，また異常な反射活動がでないよう，またからだが硬くなって障がいが重症化しないよう治療し，子どもの発達を促進させる。子ども自身が積極的に取り組んでいけるよう，親密で温かいふれあいのもとに，母子ともに無理のないリラックスした雰囲気で行う。
③ 上記により家庭での育児に適切な配慮がなされ，継続した家庭での治療（発達促進）を可能にすること
　　訓練といわれている治療を日常の育児のなかに取り入れ，子ども自身が絶えず意識してからだを動かすか，あるいは動かすようにしむける。

(3) てんかん

1）原　因　反復性発作性脳律動異常に基づく脳疾患で，発作的に運動，意識，感覚，自律神経の異常や精神症状が現れるものをてんかんという。頻度は約1％である。大部分は原因不明な真性てんかんであるが，原因となる基礎疾患（たとえば外傷，脳炎，脳腫瘍など）の明らかな症候性てんかんもある。

2）症　状　部分発作，全般発作，分類不能発作に大別される。部分発作には，発作症状が身体の一部分にとどまり大脳皮質の一部に器質的病巣が存在することの多い焦点発作，そして，奇妙な行動，意識混濁，出来事に対する記憶の喪失などが特徴的な精神運動発作（側頭葉てんかん）などがある。

全般発作には，てんかんの半分近くを占め意識消失とともに強直性次いで間代性けいれんが数分〜数十分続く大発作（表7-8，図7-11），意識消失のみが数秒〜数十秒続く純粋小発作（図7-12），乳児の主に屈筋群に強い攣縮（れんしゅく）が起こり首を前屈し上下肢を躯幹に向かって屈曲する発作をシリーズ形成する点頭てんかんなどがある。

3）治　療　治療及び予後は発作の種類により異なるが，抗けいれん薬を年単位で服用することが多い。服薬によりけいれん発作がコントロールされ，他に症状がなければ普通の子どもと同じ生活でよい。

付

1）泣き入りひきつけ（憤怒けいれん）　てんかんとの鑑別が大切である（表7-8）。生後1〜2歳の神経質な子どもに発生する。激しく泣いた後，呼吸停止，チアノーゼになり，さらに意識消失してけいれんが生じることがある。数十秒で回復する。ひどく怒らせない，いやなことがあったら早めに他のことに気をそらせるなど注意する他は，特別の治療は必要でない。予後良好で3〜4歳以後は消失する。

2）起立性調節障害　人は仰臥位から立位になるとき，末梢血管が生理的に反射的に収縮して血圧が急激に低下しないように調節している。この反射機能が不十分な場合，立ちくらみ，めまい，動悸，倦怠などの不定愁訴，自律神経のバランスが乱れる自律神経失調症のような症状がみられる。10歳代の女子に多い。表7-9の基準により診断する。治療としては，不快な症状があれば薬で抑えながら，運動など生活習慣の改善，鍛錬療法などを行う。

第7章 慢性疾患

表7-8 大発作（てんかん）と泣き入りひきつけの鑑別診断

	大発作（てんかん）	泣き入りひきつけ
誘因	ふつうはない	あり（特殊な情緒的・痛み刺激）
睡眠中の発作	あり	決してない
発作の経過	意識消失・けいれん→チアノーゼ	長く泣き叫ぶ→チアノーゼ→意識消失→けいれん
発作持続時間	ふつうは1分以上	ふつうは1分以下
発作後	錯乱状態か入眠	錯乱状態はない，ふつうは疲労
脳波	異常（発作波）	ふつうは正常

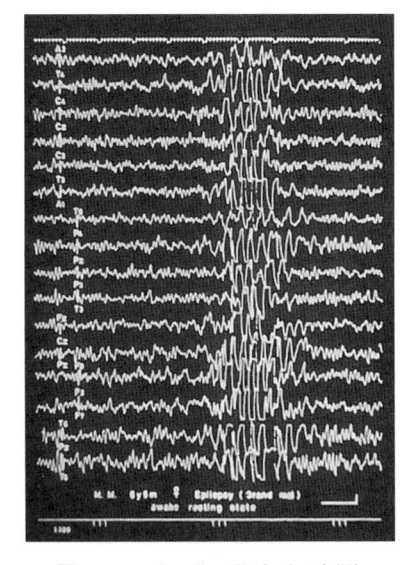

図7-11 大発作の脳波（6歳児） 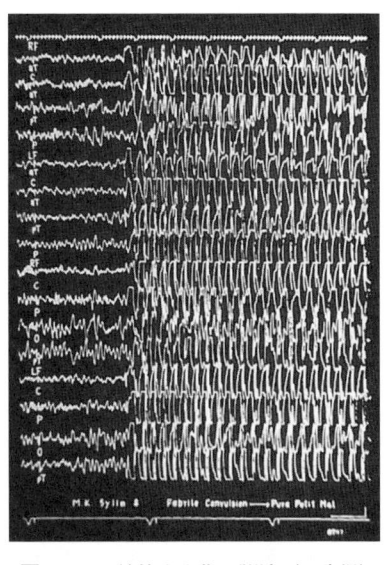　　図7-12 純粋小発作の脳波（5歳児）

表7-9 起立性調節障害の診断基準

〔大症状〕
A）立ちくらみあるいはめまいを起こしやすい。
B）立っていると気持ちが悪くなる。ひどくなると倒れる。
C）入浴時あるいはいやなことを見聞すると気持ちが悪くなる。
D）少し動くと動悸あるいは息切れがする。
E）朝なかなか起きられず，午前中調子が悪い。

〔小症状〕
a）顔色が青白い。
b）食欲不振。
c）強い腹痛をときどき訴える。
d）倦怠あるいは疲れやすい。
e）頭痛をしばしば訴える。
f）乗り物に酔いやすい。
g）起立試験で脈圧狭小16mmHg以上。
h）　〃　収縮期血圧低下21mmHg以上。
i）　〃　脈拍数増加1分21以上。
j）　〃　立位心電図のTIIの0.2mV以上の減高，その他の変化。

判定：大1，小3；大2，小1；大3，以上で器質性疾患を除外できた場合とする。

考えてみよう

1．子どもの慢性疾患にはどのようなものがあるかまとめてみよう。
2．子どもの慢性疾患と大人の慢性疾患との違いを考えてみよう。

参 考 図 書

・厚生労働省雇用均等・児童家庭局母子保健課：「小児慢性特定疾患治療研究事業の今後のあり方と実施に関する検討会」報告書，2002
・加藤忠明・西牧謙吾・原田正平編著：すぐに役立つ小児慢性疾患支援マニュアル，東京書籍，2005
・及川郁子監修：小児慢性疾患療養育成指導マニュアル，診断と治療社，2006
・加藤忠明監修：小児慢性疾患診療マニュアル，診断と治療社，2006
・難病の子どもたちへの支援，小児看護30(1)，へるす出版，2007
・母子衛生研究会：母子保健の主なる統計，2010

第8章

小児期からの生活習慣病予防の重要性

本章のねらい　食事，運動，休養，睡眠など，主に生活習慣が関係して起こる病気を生活習慣病といい，大人に多い病気ではあるが，それを予防するには子どものころから正しい生活習慣を身につけることが大切である。心筋梗塞や狭心症，脳卒中などの生活習慣病は，脂肪分や塩分などのとりすぎ，また運動不足が原因となっていることを理解する。生活習慣病を予防するために，子どものころから栄養のかたよりのない食事をする，適度な運動をする，十分な休養・睡眠をとるなど，健康によい生活習慣を身につけさせたい。子どものころの生活習慣は，大人になってからも影響する。

キーワード　生活習慣病，成人病，動脈硬化症，高血圧症，肥満，がん，心臓病，脳卒中，食習慣，運動習慣，休養，疾病予防，健康づくり

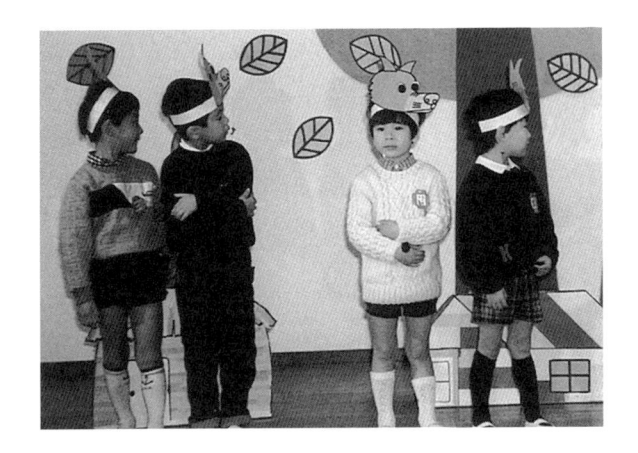

1. 生活習慣病とは

　生活習慣病（life-style related diseases）は，「食習慣，運動習慣，休養，喫煙，飲酒等の生活習慣が，その発症・進行に関与する症候群」と定義された概念で，1996（平成8）年に公衆衛生審議会から厚生省（当時）に意見具申されたなかでその導入が提案された。

　その疾病の発症要因は，①加齢などを含めた「遺伝要因」，②病原体や有害物質，ストレス要因などの「外部環境要因」，③食習慣や運動習慣といった「生活習慣要因」に区分され（図8-1），そのなかでも，望ましい生活習慣による疾病予防が可能であることが米国での研究で示された（表8-1）。

　一方では，従来の成人病は小児期からの生活習慣に起因すると考えられるようになった（表8-2）。

2. 生活習慣病，動脈硬化症とその危険因子

　2010（平成22）年の人口動態統計では，悪性新生物は全死因の29.5％，心疾患は15.8％，脳血管疾患は10.3％であり，これら3疾患で全死因の55.6％を占めていた。

（1）悪性新生物

　悪性新生物は，遺伝要因のもとに喫煙や食事など生活習慣がかかわって発生する。各種の悪性新生物は複雑な経過を経て，環境要因もいろいろかかわりながら発生する。その発生状況の推移を以下，概観する。

　日本人に多い胃がんは，冷凍冷蔵技術の進歩とともに，かびなど生えていない新鮮な食品，また濃い塩分を使用しないで保存できる食品を食べられるようになったため減少してきた。そして，ピロリ菌との関連が指摘されているので，その対策によりさらに減少させることが期待される。また，肝炎ウイルスによって発生する肝がん，ヒトパピローマウイルスによる子宮頸がんなど，ウイルスとの関連性が指摘される悪性新生物は，予防接種など感染防止対策によって減らすことが可能である。

　喫煙によって増加していた肺がん，そして，食生活の欧米化に伴い食物繊維の少ない食品摂取によって増加していた大腸がん等の発生は，禁煙対策や食育によって頭打ちとなっている。しかし，オゾンホールの発生による紫外線の増

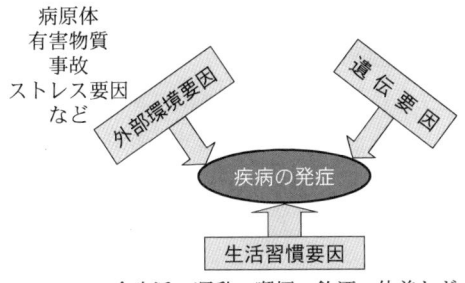

第8章 小児期からの生活習慣病予防の重要性

病原体
有害物質
事故
ストレス要因
など
　　　外部環境要因　　　遺伝要因
　　　　　　↓　　↓
　　　　　疾病の発症
　　　　　　　↑
　　　　　生活習慣要因
　　　食生活・運動・喫煙・飲酒・休養など

図8-1　疾病の要因は遺伝・外部環境・生活習慣要因
（厚生白書平成9年版より）

表8-1　ブレスローの7つの健康習慣（1972）
Belloc and Breslow's seven physical health status

1. 喫煙をしない　Never smoked cigarettes
2. 過度の飲酒をしない　Drink not more than four drink at a time
3. 定期的に積極的に運動をする　Often or sometimes engage in active sport, swim or take long walk, or often garden or do physical exercise
4. 適正体重を維持する　Report weight within the range of 5 % under and 19.9 % over the desirable standard for weight for men, or not more than 9.99 % over for women
5. 適正な睡眠時間　Usual hours of sleep 7 or 8
6. 朝食を毎日食べる　Eat breakfast almost every day
7. 間食をしない　Eat between meals once in a while, rarely or never

表8-2　小児期から予防しうる生活習慣病

1. 平成元年度厚生省心身障害研究「小児期からの慢性疾患予防対策に関する研究」において、「小児期のライフスタイルの改善等により予防し得る成人病をいう」と定義が示され、以下のように分類された。
2. 小児期から予防しうる生活習慣病（成人病）の分類
　① 成人病がすでに小児期に顕在化しているもの
　　　糖尿病，虚血性心疾患，消化性潰瘍
　② 潜在している成人病
　　　動脈硬化の初期病変が10歳代小児の98％にみられる
　③ 成人病の危険因子がすでに小児期にみられるもの
　　　成人病予備軍（肥満児，高脂血症児，高血圧児等）

加によって皮膚がんが，今後増加する心配がある。

(2) 動脈硬化症とその危険因子

　心疾患や脳血管疾患の発病はともに，動脈硬化症が深くかかわっている。動脈硬化症は，動脈の内壁にコレステロールなどの脂質が付着して，しだいに線維増殖が起こって硬くなり，内腔が狭くなった病態である。血液が流れている間は症状が出ないので，サイレント・ディジーズ（沈黙の病気）と呼ばれ，突然発病するまで病変は徐々に進行する。そして突然血栓が詰まったり，出血したり血行障害が生じると，心筋梗塞や脳卒中など致命的な病気が発生する。たとえ一時的に回復できても再発したり後遺症が残ったりするので，発病する前，すなわち小児期からの予防が大切である。

　動脈硬化を促進する危険因子を表8-3に示す。これらの危険因子が増えれば動脈硬化の促進傾向はさらに増加する。

　血圧が上昇すると血流に乱れが生じ，動脈壁が損傷を受けて脂質等が付着しやすくなり，動脈硬化が促進される。脂質異常症（高脂血症）の主体はコレステロールの上昇であるが，中性脂肪（トリグリセリド）の増加も動脈硬化促進と関連する。また，コレステロールのなかには，動脈硬化を予防する作用をもつHDL（善玉）コレステロールも存在する。予防対策としては，総コレステロールの減少とともに善玉コレステロールの増加を目標としたい。

　図8-2に示すように子どもの肥満は，成人の肥満に移行しやすく，メタボリックシンドローム，そして心血管病へと進展しやすい。肥満が原因で糖尿病を発症する場合もある。肥満に高血圧，脂質異常症および糖尿病を合併すると，病状が急に悪化しやすい。特に内臓に脂肪が蓄積する場合が要注意であり，子どものメタボリックシンドロームの診断基準が作成された（表8-4）。

　喫煙は，血管収縮と酸素欠乏のため動脈壁の傷害を引き起こし，心疾患の発病を促す。ことに飲酒しながらの喫煙は，その危険性をさらに増加させる。

　恐怖や不安，怒りなどのストレスは，分泌されるホルモンの作用で血圧が急に上昇し，血流が変化するため動脈内壁に損傷が起こって動脈硬化を促進する。日常生活上での人間関係によるストレスが比較的多く，十分な休養や睡眠，遊び・運動・音楽等による気分転換，誰かに話す等により対処したい。

　家族性因子としては，遺伝要因とともに，同じような環境（食生活や生活パ

第 8 章　小児期からの生活習慣病予防の重要性

表 8-3　動脈硬化促進の危険因子

1．高　血　圧
2．高 脂 血 症*
3．低HDLコレステロール*
4．肥　　　満
5．糖　尿　病
6．喫　　　煙
7．ストレス
8．家族性因子
　　親の早期心筋梗塞
　　高　血　圧
　　糖　尿　病
9．運 動 不 足

＊　2.，3.を包括して脂質異常症とよぶ。

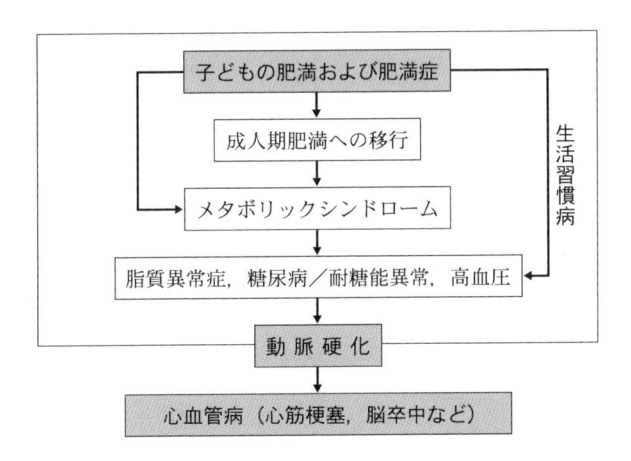

```
子どもの肥満および肥満症
      ↓
  成人期肥満への移行
      ↓
  メタボリックシンドローム
      ↓
脂質異常症，糖尿病／耐糖能異常，高血圧
      ↓
     動 脈 硬 化
      ↓
  心血管病（心筋梗塞，脳卒中など）
```
（生活習慣病）

図 8-2　小児肥満から始まる生活習慣病，メタボリックシンドローム
そして動脈硬化を基盤とする心血管病の進展について

表 8-4　小児期（6～15歳）のメタボリックシンドロームの診断基準（2007年度最終案）

①があり，②～④のうち2項目を有する場合にメタボリックシンドロームと診断する	
危 険 因 子	基 準 値
①　腹　　囲	80 cm 以上*
②　血 清 脂 質　中性脂肪　かつ／または 　　　　　　　　HDL コレステロール	120 mg/dL 以上 40 mg/dL 未満
③　血　　圧　収縮期血圧　かつ／または 　　　　　　拡張期血圧	125 mmHg 以上 70 mmHg 以上
④　空腹時血糖	100 mg/dL 以上

（注）＊・腹囲/身長が 0.5 以上であれば項目①に該当するとする
　　　・小学生では腹囲 75 cm 以上で項目①に該当するとする

ターン，家族の行動様式等）のなかで生活している要因も含まれる。

3．小児期の生活習慣病予防の具体策

　食生活の改善と有酸素運動，また必要な休養は，すべて動脈硬化予防，生活習慣病予防対策の基本方針である。子どもは，これらによって良好な発育・発達が促され，同時に血液中のコレステロールの減少が効果的に促される。子どもの発達段階に応じて正しい生活習慣を理解させ，子どものころから身につけさせたい。

（1）食生活の改善

　2000（平成12）年3月に文部省・厚生省・農林水産省は食生活指針を策定し，2016（平成28）年に一部改定された（**表8-5**）。生活習慣病予防の視点からの要点は以下のとおりである。

　1）食事内容　①食品数（1日30品目以上）や料理の種類を増やす，②手づくり，外食，加工食品を上手に組み合わせ，食事・栄養のバランスをとる，③脂肪のとりすぎを止め，動物，植物，魚由来の脂肪のバランスをとる，④塩分をひかえ，薄味に慣れる，⑤野菜や果物でビタミン，ミネラル，食物繊維を，また，乳製品や小魚などでカルシウムを十分にとる。

　2）摂食行動　①食事を楽しむ，孤食を避ける，②朝食をとる習慣をつけ，健やかな生活リズムにする，③夜食や間食はとりすぎない，④しっかり噛んで，ゆっくり食べる，⑤買いすぎ，つくりすぎに注意して，食べ残しのない適量を心がける，⑥食生活について家族や仲間と話し合ったり考えたりする。

（2）運動のすすめ

　運動はエネルギーの発生機構から，有酸素運動と無酸素運動とに分けられる。前者は，比較的軽い運動を持続（数分以上）する運動である。一般的には速歩やジョギング，自転車乗りなどが相当する。肺から酸素を取り入れ，血液を介して心臓がその酸素を全身に送り，血液中の脂肪やブドウ糖を消費しながらからだを動かすので，全身の臓器が活動する。そのことによって発育発達が促進されるとともに，脂質異常症の改善や内臓脂肪の減少がみられ，生活習慣病予防に効果的である。

　無酸素運動は，短距離走など短時間（1分以内）の激しい運動であり，エネ

表8-5 食生活指針の内容

【食事を楽しみましょう】
- 毎日の食事で，健康寿命をのばしましょう。
- おいしい食事を，味わいながらゆっくりよく噛んで食べましょう。
- 家族の団らんや人との交流を大切に，また，食事づくりに参加しましょう。

【1日の食事のリズムから，健やかな生活リズムを】
- 朝食で，いきいきした1日を始めましょう。
- 夜食や間食はとりすぎないようにしましょう。
- 飲酒はほどほどにしましょう。

【適度な運動とバランスのよい食事で，適正体重の維持を】
- 普段から体重を量り，食事量に気をつけましょう。
- 普段から意識して身体を動かすようにしましょう。
- 無理な減量はやめましょう。
- 特に若年女性のやせ，高齢者の低栄養にも気をつけましょう。

【主食，主菜，副菜を基本に，食事のバランスを】
- 多様な食品を組み合わせましょう。
- 調理方法が偏らないようにしましょう。
- 手作りと外食や加工食品・調理食品を上手に組み合わせましょう。

【ごはんなどの穀類をしっかりと】
- 穀類を毎食とって，糖質からのエネルギー摂取を適正に保ちましょう。
- 日本の気候・風土に適している米などの穀類を利用しましょう。

【野菜・果物，牛乳・乳製品，豆類，魚なども組み合わせて】
- たっぷり野菜と毎日の果物で，ビタミン，ミネラル，食物繊維をとりましょう。
- 牛乳・乳製品，緑黄色野菜，豆類，小魚などで，カルシウムを十分にとりましょう。

【食塩は控えめに，脂肪は質と量を考えて】
- 食塩の多い食品や料理を控えめにしましょう。食塩摂取量の目標値は，男性で1日8g未満，女性で7g未満とされています。
- 動物，植物，魚由来の脂肪をバランスよくとりましょう。
- 栄養成分表示を見て，食品や外食を選ぶ習慣を身につけましょう。

【日本の食文化や地域の産物を活かし，郷土の味の継承を】
- 「和食」をはじめとした日本の食文化を大切にして，日々の食生活に活かしましょう。
- 地域の産物や旬の素材を使うとともに，行事食を取り入れながら，自然の恵みや四季の変化を楽しみましょう。
- 食材に関する知識や調理技術を身につけましょう。
- 地域や家庭で受け継がれてきた料理や作法を伝えていきましょう。

【食料資源を大切に，無駄や廃棄の少ない食生活を】
- まだ食べられるのに廃棄されている食品ロスを減らしましょう。
- 調理や保存を上手にして，食べ残しのない適量を心がけましょう。
- 賞味期限や消費期限を考えて利用しましょう。

【「食」に関する理解を深め，食生活を見直してみましょう】
- 子供のころから，食生活を大切にしましょう。
- 家庭や学校，地域で，食品の安全性を含めた「食」に関する知識や理解を深め，望ましい習慣を身につけましょう。
- 家族や仲間と，食生活を考えたり，話し合ったりしてみましょう。
- 自分たちの健康目標をつくり，よりよい食生活を目指しましょう。

ルギー源としてすぐに使用できる ATP を主として消費するので，全身の臓器が活動するとはかぎらず，また脂質改善の効果は少ない。逆に急激な運動では，活性酸素が発生するため，動脈壁の損傷が起きる心配がある。

考えてみよう
1．ふだん食べている食品のなかの塩分やコレステロール含有量を調べてみよう。
2．ソフトドリンクのなかの糖分はどのくらいあるか調べてみよう。
3．外食時の栄養成分（カロリー，脂肪分，塩分，糖分）を調べてみよう。
4．噛むことの大切さを考えてみよう。
5．有酸素運動の実例をあげ，実際に行ってみよう。

参 考 図 書
・厚生労働省統計情報部：人口動態統計（上巻，中巻，下巻），2010
・岡田知雄編著：よくわかる子どもの肥満，永井書店，2008
・日本小児内分泌学会編：小児のメタボリックシンドローム，診断と治療社，2008

第9章

子どもの疾病の予防と適切な対応

本章のねらい 子どもはその発達・発育過程でさまざまな疾患にかかる。疾患は，症状をもって表現されるが，多くの疾患に共通する症状がある。症状とは種々の原因によって生体が侵襲を受けたときに示す反応である。重いものもあれば軽いものもある。症状の成り立ちを理解することは，適切に対処するために必要である。

キーワード 体温，嘔吐，下痢，せき，呼吸の異常，痛み

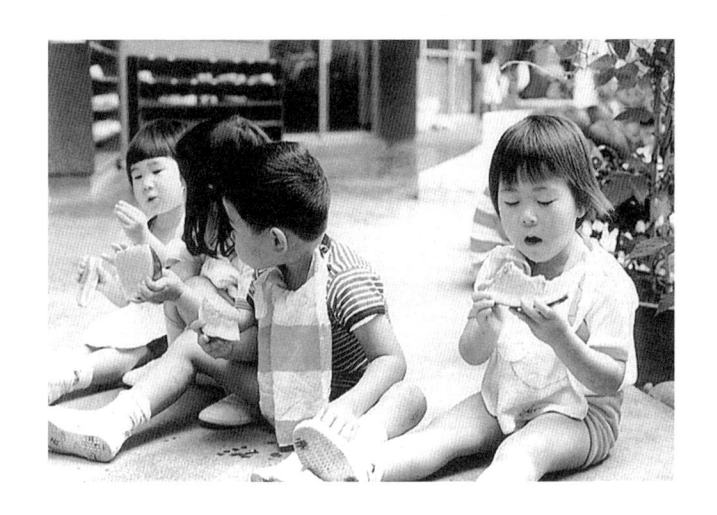

1. 病児の世話

　子どもが病気になったときには，家庭で安静にして看病されるのがよいのであろうが，どの家庭においても，いつでもこのようにできるとはかぎらない。保育所ではできるだけ静かで，隔離ができる病室と，看護師や保育士による世話が十分に受けられるような環境を整えることが求められる。そうでない状況で病児を預かると，適切な世話ができず，子どもに心身の負担を強いてしまうばかりか，ほかの子どもの保育が手薄になり，さらにその病気が感染症であれば集団感染のリスクを負うことにもなる。

　保育所では子どもの異変は，朝の受け入れ時や日常の観察を通して発見されることが多いが，これには保育者が子どもの普段の健康状態をよく知っておく必要がある。また，保育者の知識や観察能力が早期発見の鍵になる。異常に気づいたら適切な対応を判断するが，その判断の良し悪しが予後に影響する。表9－1は，けがの場合を含めた判断例を示しているので参考にされたい。

2. 発　　熱
（1）体温の維持と発熱

　人間は恒温動物であり，体温は一定の範囲に維持されている。外界の影響で，体温が下がろうとすると体内で熱の産生が増し，逆に外気温が高いと体表からの放熱が増す。これらは体温調節中枢（大脳の視床下部にある）によっている。体内で，熱を産生するもとは，大部分が筋肉の動きによる。その他は肝臓での化学反応によるとされる。放熱の際は，皮膚の血管が拡張することで皮膚表面への血液の流れを増して，そのときの体温よりも低い環境へと熱の放散を図り，呼吸の数を増したり大きくすることで呼気から体内の熱を放散させる。さらに皮膚で汗をかくことで，水分が蒸発する際に周囲から熱を奪う。

　体温の正常値には幅がある。年齢が小さいほうが高い傾向にあり，1年では夏のほうがやや高い（表9－2）。測定に用いる器具や測定するからだの場所によっても異なる。体温を測定する場所は，もっとも一般的には脇の下（腋窩）である。その他口腔内，直腸内がある。直腸内の温度がもっとも高い（表9－3）。従来は水銀体温計を用いたが（水銀の毒性から2013年より原則製造禁止），最近は多くの家庭で電子式体温計を使用している。電子式体温計には実測式と予

第9章 子どもの疾病の予防と適切な対応

表9-1 保育所・幼稚園での異常時の対応判断

対応レベル	傷病の判断
1. 保育所で様子をみる 　激しい運動を避けることもある	軽度の打撲，すり傷・切り傷，発疹，便秘，下痢，口内炎
2. 保育所で一時休ませる	鼻出血など心配のない出血，倦怠感
3. 保護者に連絡して帰宅させる	かぜなどの感染症を疑うもの(くしゃみ・せき)，発熱，嘔吐，顔面蒼白
4. 保護者に連絡して受診を勧める	インフルエンザなど感染症，腹痛，喘息発作，じんましん，中耳炎，嘔吐と下痢
5. 保護者に連絡して早急に受診させる	捻挫，脱臼，骨折，やけどなどの外傷
6. 救急車を呼ぶ	心肺停止，意識障害，誤嚥，血便(腸重積)，骨折，やけどなどの重度外傷，アナフィラキシーショック

表9-2 健康な子どもの腋窩温

	夏	冬
乳　児	37.02±0.36	36.71±0.41
幼　児	37.01±0.39	36.94±0.45
学　童	36.94±0.32	36.91±0.41

(橋本剛太郎：発熱の定義・機序，小児内科，35(1)，12〜14，2003 より)

表9-3 測定部位による体温の違い

測　定　部　位	測　定　温　度
肛門（直腸温）	腋窩より 0.4〜0.8℃高い
口腔（舌下温）	腋窩より 0.2〜0.4℃高い
腋窩（皮膚温）	

(加藤忠明・原口宏之編著：新版図説小児保健（第2版），建帛社，2000，p.205 より)

測式があり，実測式のほうが正確である。また耳の鼓膜から放射される熱赤外線をセンサーで受光して温度に変換する機構を備えた耳式もあるが，誤差範囲が大きい（図9-1）。ただ，乳幼児で数分間にわたって体温計を脇の下に挟んでの体温測定は意外に難しいため，予測式や耳式であってもその器具の特性をわきまえて，同じものを用いて経過をみることもある。

　発熱とは，いわゆる平熱よりも高い状態をいう。平熱よりも1℃以上高い場合，または38℃以上のときは明らかな発熱である。発熱を起こす原因には2種類ある。

　一つはうつ熱や熱中症の場合で，放熱が難しい状態に生じる。二つ目は，通常遭遇する発熱で，ほとんどが感染症による。体温調節中枢の調節機能が，通常よりも高温側にセットされたために，それに応じて，全身の筋肉が細かな運動をして，体内の熱の産生量を増すことと，皮膚の血管を収縮させて放熱を抑制することで体温を上げる。このときの症状が，悪寒・戦慄である。皮膚血管の収縮によって一時的には寒気を感じ，そのときに起こる筋肉の震えがすなわち戦慄である。そして，体温調節中枢の設定温度に達してからは，それ以上の上昇を避ける調節が始まる。

　感染症による発熱の機序は図9-2のとおりである。細菌が産生する毒素（エンドトキシンなど）や，菌の膜成分（リポポリサッカライド），ウイルス，そして障害を受けた組織の成分などはまとめて外因性発熱物質と呼ばれる。それらは免疫系に働き，炎症に関与する細胞，好中球，単球，マクロファージ，肝臓のクッパー細胞などから多種類のサイトカインが産生され，これらは内因性の発熱物質とされる。そしてこれらは脳内においてプロスタグランディン産生を促す。このプロスタグランディンが体温調節中枢に働いて，前述のように設定温度を高温側に変化させる。しかし，体温の上昇は特殊な場合を除いて無制限ではなく，行き過ぎた体温上昇を抑制する機構も備わっている。

（2）発熱の原因（表9-4）

　感染症がもっとも多いが，なかでも急性上気道炎（いわゆるかぜと総称される）によるものが多い。感染症以外でも悪性腫瘍や血液疾患（血液の悪性腫瘍である白血病に注意），内分泌疾患，自己免疫疾患・膠原病，川崎病，脱水，アレルギー反応などの疾患群がある。また熱中症にみられるように極端な環境（高

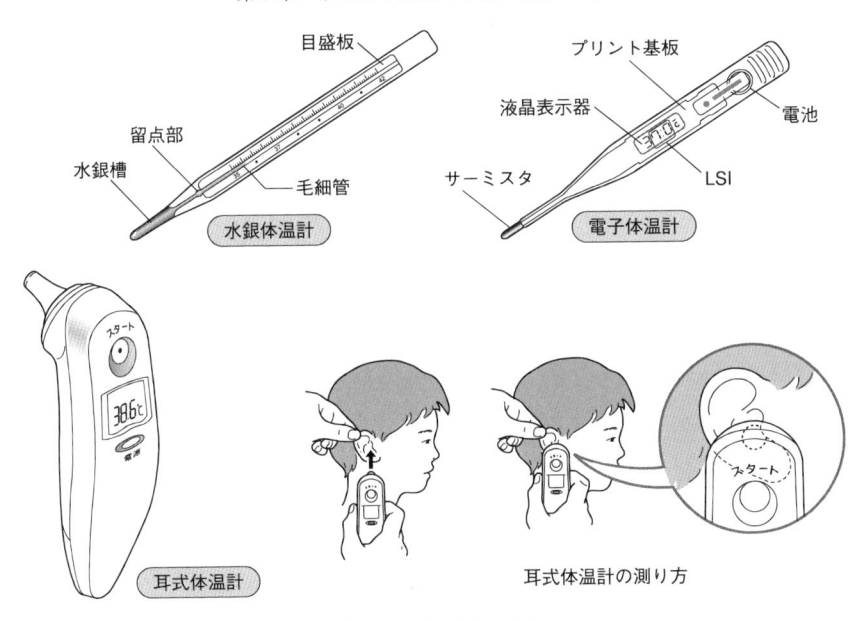

第9章　子どもの疾病の予防と適切な対応　　　143

図9-1　体温計の種類

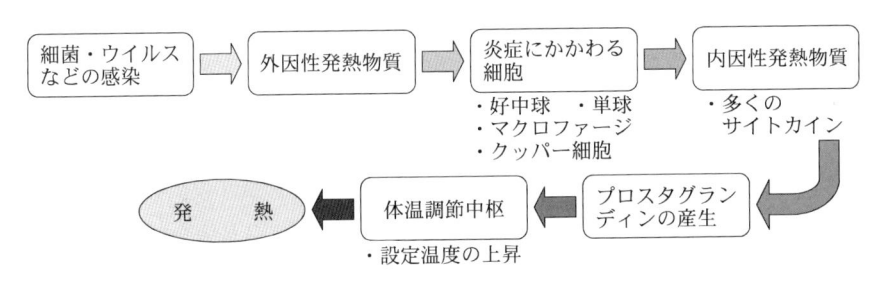

図9-2　発熱のしくみ

温あるいは放熱を妨げる着せ過ぎなど）によるものや，ときには詐病(さびょう)も考慮しなければならない。表中の Münchhausen syndrome by proxy とは，子ども本人が，何らかの症状を示す，あるいは示すと称するが，親が実際にはさまざまな手段で子どもの症状を演出する病的な状態のことをいう。

（3）対処の仕方

月齢や年齢によって対処の仕方が多少異なる。特に3～4か月までの乳児で明らかな発熱がみられるときは，小児科受診をまず考えたほうがよい。この時期はまだ母親からもらった IgG (immunoglobulin G) 中の抗体があるので，感染症の頻度は生後5～6か月以降に比べると少ない。単純な急性上気道炎ではなく，より重い疾患の存在を考慮しなければならない。

5～6か月以上では，母親由来の IgG の低減に伴い，自分自身の抗体産生が追いつくまで，感染症の頻度は増える。比較的軽い感染症が身近なものとなるため様子を観察することで医療機関を受診しなくても自然に落ちつくこともある。生後初めての発熱の経験は，発疹を伴う，突発性発疹であることが多い。

発熱がみられたら，解熱薬を用いるべきであろうか。市販のものを含めて，解熱薬と称するものは，本来は「下熱薬」と書くべきである。その理由は，発熱をきたす疾患そのものを治療する薬物ではなく，あくまでも熱を下げる薬物であるからである。下熱薬は，図9-2に示したプロスタグランジンの作用を抑える働きがある。子どもに使用することが可能な薬物は，アセトアミノフェンとイブプロフェンであるが，これらは決してもとの疾患を治療する薬物ではない。薬物でむりやり熱を下げることによって，その発熱のかたち（熱型）を崩してしまうので，疾患の診断の妨げになることもある。

発熱があるとき，全体的な重症度によって熱を下げるかどうかを判断する。年長児では発熱に伴ってしばしば頭痛を訴えたり，ときに耳痛も伴うことがある。痛みは不快なものであり，長引くと体力を消耗することもあるため，薬物治療の対象となる。要するに発熱以外の症状によって決める必要がある。また，発熱時の一般的な対処の仕方によって苦痛を和らげることができる。急激に体温が上昇しているときは，手足の末梢が冷たいことがある。そのようなときは，発熱があってもからだを温めるほうがよい。しかし，じきに発熱が定常状態になると，今度は手足も熱い状態になる。そのときは，衣服を薄着にさせ，ひた

第9章　子どもの疾病の予防と適切な対応

表9-4　発熱の主な原因

	発熱がみられる主要な疾患
感染症（ウイルスが多いが，細菌もある）	呼吸器（急性上気道炎，気管支炎，肺炎），尿路（急性腎盂炎），消化器（急性胃腸炎），神経系（急性髄膜炎），敗血症，その他全身的な感染症（麻しん，風しんなど多くは発疹を伴う）など
自己免疫疾患・膠原病	若年性特発性関節炎（全身型），全身性エリテマトーデス（SLE），リウマチ熱，川崎病，周期性発熱疾患など
血液疾患・悪性腫瘍	急性白血病，悪性リンパ腫など
脱　　水	急激な下痢・嘔吐によるもの，不十分な飲水など
内分泌系	甲状腺機能亢進症，中枢性尿崩症など
アレルギー反応	薬物アレルギーの一部
心因性・詐病	転換障害，Münchhausen syndrome by proxy（代理によるミュンヒハウゼン症候群）など
そ の 他	熱中症（高温の環境，不適切な衣類），医原性（予防接種副反応，手術など），外胚葉形成不全

いだけでなく，首，脇の下など太い動脈が走っている場所を，本人が嫌がらなければ冷やす。また水分は欲しがるだけ十分に与える。

3．嘔　　吐

（1）嘔吐とは

嘔吐とは，胃の内容物が勢いよく口から吐き出されることである。乳児で，飲んだ母乳もしくは育児用ミルクがだらりと口から出てくることがあるが，それは溢乳と呼ぶ。これは病的なものではないので症状とは呼ばない。

（2）嘔吐の原因

乳児期の，哺乳直後にゲップとともに乳汁が出るありふれたものから，生命にかかわる重い疾患までさまざまな原因がある。年齢別に考えると便利である（表9-5）。

（3）対処の仕方

　乳児および低年齢の幼児では，気持ちが悪いという訴えがなく，急に嘔吐することがあるが，まず全身状態をよく観察する必要がある。ぐったりしているあるいは泣きわめくときは，さらに吐く可能性もあるので，少なくとも仰向けでは寝かせない。吐物を気道に吸い込むことを防ぐためである。意識があるかどうか，表情はどうか，顔色をみる，手足を触って体温を探る，呼吸の様子をみる，発汗の有無をみるなどの全身観察を行う。

　吐物の性状の観察も重要である。食事をした時間と吐いた時刻の関連も情報としては必要である。吐物は食物残渣であることが圧倒的に多いが，その消化のされ具合もみる。食事後時間が経っているにもかかわらず未消化物が多いときは，胃内の食物の停滞を意味するが，感染性胃腸炎でみられることが多い。何回も吐いたために食物残渣は消えて，黄色の液体のみを吐くこともある。脱水を生じている可能性が強く，医療機関受診が必要である。まれに吐物に血液が混入していることがある。鼻血を飲み込んだためという単純な原因もあるが，年長児の場合まれには胃潰瘍などの胃内出血もあり得る。

　対象児の観察とともに，吐いたときの状況の再確認も必要である。頭部打撲の後の嘔吐はその頭部打撲が重い外傷である可能性もあり，早急に脳外科のある病院を受診する。吐き気が軽くなり，本人が望めば少量の水を小刻みに飲ませてよい。脱水への対策である。

　家庭内で十分に観察することで自然に治まることも多いが，何回も吐いて，ぐったりと元気がなくなるときは医療機関を受診する。なお，感染性（ウイルス性）胃腸炎のときは，吐物に病因ウイルスが存在しているため，その処理をした者は十分に石けん流水による手洗いが必要である。

　医療機関を受診すると，いわゆる吐き気止めを処方される可能性があるが，嘔吐の反射は，生体防御の側面もあり，単純に吐くのを止めればよいというものでもない。

表9-5 年齢別にみた嘔吐を起こす疾患

	新生児	乳児	幼児・学童
注意すべき疾患	敗血症，髄膜炎，尿路感染症，水頭症，脳の奇形	髄膜炎，脳炎・脳症，尿路感染症，呼吸器感染症，心疾患，薬物中毒，誤嚥，被虐待児	脳炎・脳症，脳腫瘍，肺炎，中耳炎，頭部外傷，薬物中毒，心筋炎，不整脈
よくある消化器疾患	(溢乳)，空気嚥下，哺乳過誤，初期嘔吐，胃食道逆流症，胃軸捻転，腸管感染症，壊死性腸炎	食事過誤，空気嚥下，便秘，腸管感染症，幽門狭窄症，腸重積症，胃食道逆流症，胃軸捻転，食物アレルギー	腸管感染症，急性虫垂炎，肝炎，胆嚢炎，膵臓炎，腹部外傷，食物アレルギー，好酸球性胃腸炎
主な代謝性疾患	先天性副腎過形成症，ガラクトース血症	先天性副腎過形成症，Reye症候群	アセトン血性嘔吐症，ケトン性低血糖症，糖尿病性ケトアシドーシス，Reye症候群
その他			起立性調節障害，摂食障害
外科的疾患	食道閉鎖，食道狭窄症，胃軸捻転，十二指腸閉鎖症，十二指腸狭窄症，腸回転異常症，小腸閉鎖症，ヒルシュスプルング病，胎便性イレウス まれに腸重積症，肥厚性幽門狭窄症，特発性腸管偽性閉鎖症	肥厚性幽門狭窄症，腸重積症，腸回転異常症，ヒルシュスプルング病，虫垂炎	虫垂炎，腸重積症，腸回転異常症，上腸間膜動脈症候群，腫瘍，嚢胞

(中里 豊：小児内科，32(3)，394〜398，2000より一部改変)

4. 下痢
(1) 下痢とは
　下痢は，便がいつもより柔らかく，ドロドロあるいは水のようになった状態をいい，便の回数・量ともに増えていることが多い。便は性質・回数・量を観察しなければならない。乳児の，特に母乳栄養児では，おむつにしみ込むような便をすることもあるが，一見回数が多くみえても1日の量としては増加せず，かつ機嫌や食欲も良好であれば，下痢ではない。またそのような便は，においも悪臭ではない。

　急に起こる急性下痢と，便の変化が2週間以上続く慢性下痢とがある。

(2) 下痢の原因
　急性の下痢と慢性の下痢に分けて，**表9-6** に主な原因を示す。

表9-6　下痢の主な原因

	原　　因
急性の下痢	食事の誤り ウイルス感染によるもの 　ロタウイルス，ノロウイルス，アデノウイルス，エンテロウイルス 細菌感染によるもの 　病原性大腸菌（O-157など），サルモネラ菌，カンピロバクター，赤痢菌， 　コレラ菌，黄色ブドウ球菌など 薬によるもの 　抗菌薬を内服したとき
慢性の下痢	食物アレルギー 乳糖不耐症 潰瘍性大腸炎 クローン病

（早川　浩・小林昭夫監修：テキスト子どもの病気，日本小児医事出版社，2007，p.20より一部改変）

（3）対処の仕方

　全身状態の観察と，便の性状をよく見ることが大事である。黄褐色で，単に軟便から水様便でそれほど悪臭もない場合は，ウイルス性であることが多い。しかし，多量の粘液も含み，血液の混入あるいは全体的に赤い血便の場合は，早急に医療機関を受診する。細菌性の下痢である可能性もある。

　下痢も，単純に下痢止めを飲ませればよいわけではない。下痢止めは，腸の動きを抑制する薬物が配合されているので，多くの場合腸管のなかの刺激物や毒物を排泄する生体防御的な役割をもっている下痢を止めることは，不適切となる。これは急性の下痢にいえるが，慢性の下痢はまた多少考え方が異なる。しくみが複雑になるため，この章では割愛する。

　急性の下痢は，しばしば嘔吐もあり，その場合は水分の補給が難しくなるために，容易に脱水に陥る。本人が希望すれば，少量の水を回数多く飲ませるのがよい。多くは数日で回復するが，脱水が明らかで下痢も長引くときは，医療機関を受診しなければならない。

5．けいれん（ひきつけ）
（1）けいれんとは

　けいれんは，全身またはからだの一部の筋肉が，自分の意志とは関係なく（不随意）しかも発作的に収縮することをいう。ひきつけ，あるいはひきつけるという表現はけいれんの一般的な表現である。子どもはもともとけいれんを起こしやすい（けいれん閾値が低い）。そのため，子どものときに一度でもけいれんを起こしたことのある者は10〜15人に1人といわれる。てんかん性けいれんと非てんかん性けいれんに分けられる。てんかんは，大脳の神経細胞からの異常な統御されない放電による。そのために意識を失ったりけいれんを起こしたり，あるいは感覚の異常を起こしたりする反復性の慢性疾患である。

　けいれんの症状には，全身に生じるときは，からだが強直して突っ張った状態（強直性けいれん），ガクガクとからだが振動する状態（間代性けいれん）がある。部分的な場合は，手足の一部がピクつく，あるいは口や舌がピクピクする，眼球が不規則な動きをみせるなど，けいれんかどうかの判断が難しいことがある。

（2）けいれんの原因

　けいれんは新生児から乳幼児，さらにはそれ以降でもみられる頻度の高い病態である。しかし年齢によってもとにある疾患に違いがあることがある。非常に多岐にわたるが，いくつかを表9-7に示す。

　もっとも多いものは単純性熱性けいれんである。約8～10％の子どもにみられる。これは，多くの場合感染症による発熱で，体温が急に38℃以上に上昇するときにみられる。生後6か月ころから幼児期にみられるが，脳波異常はなく，その後の発達・発育に影響はない。明らかなけいれんを示さない場合もあるが，その症状は，脱力・眼球上転・1点凝視などである。

　憤怒けいれん（泣き入りひきつけ）は，息止め発作ともいわれ，生後6か月～2歳ころの乳幼児が激しく泣いたあとや，突然の痛みなどによって，呼吸停止，意識障害，けいれん発作をきたす。顔色が青くなってチアノーゼが出てくるものや，逆に蒼白になるものがある。どちらも一過性に脳が低酸素状態になっていると考えられている。4～5歳までには自然に消失する。

　てんかんは，多くの型があり，自然にその発作が消失していくものから，重度の発達障害をきたすものまで多彩である。詳細は他項に譲る（第7章p.128を参照）。

（3）対処の仕方

　突然に起こるけいれんは，特に全身性の場合はその症状の強さ，異常さに目撃した周囲の者の驚きは強烈であり，動転してしまうことが多い。しかし，まず注意をしなければならないことは，安全確保と，けいれんを起こしている子どもの呼吸状態の観察である。たとえば，床に倒れけいれん状態にある子どもの周囲に何か危険物はないか，あれば速やかに取り除かなければならない。呼吸状態の観察とともに，嘔吐していないかどうか，吐物が口内にないかどうか，あれば，それを吸い込まないように顔を横向けにするなどの処置を行う。

　けいれんは長くとも10分以内には治まることが多いが，どのようなけいれんであるのか，具体的には，全身性か，そうであれば全身的に突っ張っているのか（強直性か），がたがたと動いているのか（間代性か），その動きがからだの左右とも同じか(左右対称性)，あるいはからだの一部分がけいれんを起こしているのか，その場合意識はどうか，そして眼球の位置はどうか（上を向いて

表 9-7　子どもにみられるけいれんの原因

	主 な 原 因
新生児期	・中枢神経系の疾患によるもの（低酸素性虚血性脳症，脳の奇形，頭蓋内出血，脳梗塞，感染症：髄膜炎・脳炎など） ・代謝性疾患（低血糖症，低カルシウム血症，低マグネシウム血症，低ナトリウム血症，高ナトリウム血症，ビタミン B_6 欠乏症，その他の先天性代謝異常症など） ・てんかん（良性新生児けいれん，てんかん性脳症など）
乳 児 期	・熱性けいれん ・良性乳児けいれん ・てんかん（点頭てんかん） ・感染性胃腸炎に伴うけいれん ・先天性代謝異常症 ・中枢神経系感染症（髄膜炎，脳炎，脳症） ・頭蓋内出血（外傷，ビタミン K 欠乏症） ・憤怒けいれん（泣き入りひきつけ）
幼児期以降	・熱性けいれん ・てんかん ・憤怒けいれん（泣き入りひきつけ） ・頭部外傷 ・中枢神経系感染症（髄膜炎，脳炎，脳症） ・先天性代謝異常症 ・神経変性疾患 ・脳腫瘍 ・事故による低酸素（溺水，窒息など）

いるか，あるいは左右どちらかを向いているか）など，冷静に観察をすることが重要である。

　一般に，けいれんを起こしているときは舌を噛まないように口に何かを入れて予防するのがよいといわれるが，実際に舌を噛むことはまずない。かえって割り箸やスプーンをむりやり口のなかに差し込むことによる外傷の危険性を考慮するほうがよい。

　熱性けいれんは長くても 10 分以内に自然に治まるが，これが続くときは医療機関の救急受診となる。単純な熱性けいれんでない可能性がある。また，短時間で治まっても，すぐにまた起こるときも受診する。

6. せ　き
(1) せきとは

　せきも子どもにしばしば現れる症状である。せきは，本来空気の通り道である気道に何らかの刺激が加わったときに発する生理的な反射である。気道とは，図9-3に示すように呼吸器のなかに空気が出入りする道の総称である。吸われた空気は口や鼻を通って咽頭から喉頭に至り，声門を抜けて気管に入る。気管は気管支に分かれ，さらに何回も分岐することで細気管支を経て酸素と炭酸ガスの交換を行う肺胞に到達する。息を吐くときはその逆の順序で炭酸ガスを含む空気は外へ出る。このような気道に刺激が加わると，それを振り払うためにせきが出る。刺激とは，何らかの異物，揮発性ガス，煙などさまざまである。異物には細かい粉塵やものを飲み込み損なったときの食物，また自分の唾液まで多くのものが含まれる。

　咽頭，喉頭，気管，気管支分岐部，気管支（奥のほうの細い気管支でなくまだ太い部分），さらには気道以外では胸膜，外耳道，横隔膜，心嚢などに分布する受容体が刺激されると，その信号が迷走神経を介して延髄にあるせき中枢を興奮させ，普通の呼吸と同じように遠心性経路を通じて呼吸筋，咽頭筋を刺激してせきを生じさせる。

　せきの動作は，短い吸気の後に引き続き喉頭の閉鎖，そして急激な呼気で，喉頭が開放されるとともに非常な圧力をもった呼気が放出される。この一連の動作がせきである。気管支の粘膜は粘液を分泌して，さまざまな刺激物をそれにのせ，繊毛の動きによって刺激物を含めて分泌物を痰として除去しようとするが，その清浄化作用だけでは除去できないときや，刺激物が大きくて咽頭や喉頭，気管を刺激したときに反射的にせきが出る。

(2) せきの原因

　せきが出る原因にはさまざまなものがある（表9-8）。ありふれた症状の一つであるが，原因としては急性上気道炎が一番多い。外耳道にも迷走神経は分布しているため，ときに耳掃除をするとせきが出ることもある。

(3) 対処の仕方

　せきそのものは，もともとは異物を排出するための生理的反応である。したがって，せきがあるからといってむやみに止めることだけを考えることはよく

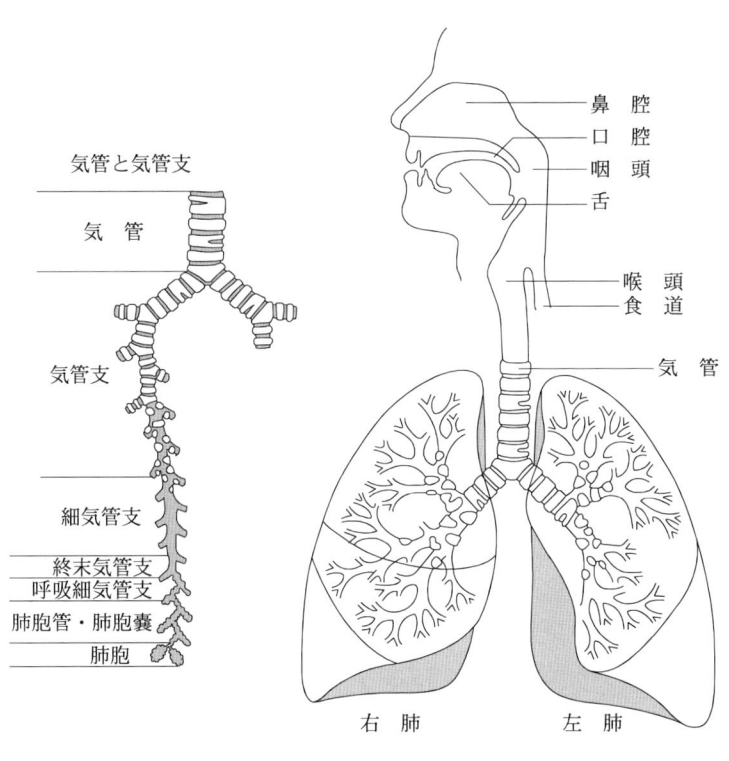

第9章　子どもの疾病の予防と適切な対応

図9-3　呼　吸　器

表9-8 せきを引き起こす代表的な疾患

1. 呼吸器に原因のあるもの	1）感染症 　感冒（急性上気道炎），慢性副鼻腔炎，咽頭炎，百日咳，クループ症候群，気管気管支炎，嚢胞線維症，肺炎，肺結核，肺膿瘍，胸膜炎 2）寄生虫感染症 3）先天性もしくは後天性 　気管支拡張症，繊毛運動欠損症，気管支肺分画症，横隔膜ヘルニア，気管食道瘻 4）アレルギー（もしくは気管支過敏状態） 　気管支喘息，後鼻漏を伴うアレルギー性鼻炎，咳喘息，冷たい空気または熱い乾いた空気の吸入時 5）肺水腫（鬱血性心不全） 6）特発性肺ヘモジデローシス 7）過敏性肺臓炎 8）肺サルコイドーシス 9）機械的閉塞（気道内異物）
2. 呼吸器外に原因のあるもの	1）外耳道に分布している迷走神経刺激によるもの 2）食道アカラジア 3）心因性咳嗽

ない。しかし，せき以外に息が苦しい(呼吸困難)，あるいは発作的なせきが連続して出て，それに費やすエネルギーのため疲労してくる，夜間のしつこいせきのために睡眠不足に陥るなどのときは適切な薬物治療が必要となる。まずはせきの原因を探る必要がある。急性上気道炎であれば，比較的軽いせきが多いので，薬物治療は必須ではない。また，痰があってそれを出そうとするせきであれば，強力な鎮咳薬つまりせきの反射を抑える中枢性鎮咳薬を用いることはかえって痰の排出を妨げるため，勧められない。しかし，典型的な百日咳のように，連続してせきが出て，息継ぎも難しい強い症状のときは，疲労につながるために中枢性鎮咳薬を用いる。

7. 喘　　鳴
（1）喘鳴とは
　ぜんめい，あるいはぜいめいと読むが，喘いで息をするときに出る音，呼吸に伴って生ずる雑音のことである。息を吐くときに聴こえる呼気性喘鳴と，吸うときに聴こえる吸気性喘鳴に分けられる。
（2）喘鳴の原因
　鼻（または口），咽頭，喉頭，気管，気管支，細気管支，肺胞という空気の通り道のどこかに細い部分があると，笛の要領で空気が振動して音が発生する。細くなる理由として，構造異常のためその場所が狭い（外からの圧迫も含む）場合，分泌物（痰）が多い場合，気管支平滑筋が収縮する場合，気道の粘膜が腫れる場合などがある。表9-9に喘鳴の原因をまとめる。
　喉頭より上の部位で発生する喘鳴は，主として吸気性で，多くの場合はからだにとってそれほど苦痛はない。しかしひどいいびきでは，夜間の睡眠が妨げられる場合がある。

表9-9　喘鳴の部位別原因（下線は先天性喘鳴の原因となる）

1．咽　　　頭	1）感染・炎症	咽後膿瘍
	2）腫瘍・腫瘤	アデノイド腫大，口蓋扁桃腫大
	3）先天性異常	後鼻孔狭窄・閉鎖
	4）そ の 他	異物，熱傷
2．喉　　　頭	1）感染・炎症	クループ症候群，急性喉頭蓋炎，喉頭浮腫
	2）腫瘍・腫瘤	舌根嚢腫，喉頭嚢腫，声帯ポリープ
	3）先天性異常	喉頭軟化症，声門下狭窄，喉頭横隔膜症，声門下血管腫，舌根沈下，扁平喉頭
	4）そ の 他	声帯まひ，啼泣時声帯外転不全，異物，熱傷
3．気　管・主気管支	1）感染・炎症	急性壊死性気管気管支炎
	2）腫瘍・腫瘤	気管気管支肉芽，気管気管支腫瘍
	3）先天性異常	気管気管支狭窄症，気管気管支軟化症，血管輪，気管食道瘻
	4）そ の 他	異物，リンパ節，腫瘍による気管気管支の圧迫
4．気　管　支	1）感染・炎症	気管支炎，細気管支炎，気管支喘息
	2）腫瘍・腫瘤	気管支腫瘍，肺葉性肺気腫
	3）先天性異常	気管支肺異形成，嚢胞線維症
	4）そ の 他	異物，リンパ節，腫瘍による気管支の圧迫

気管支平滑筋が収縮したり，分泌物がたまり，あるいは粘膜も腫れるときは気道の内径が狭くなり呼気性の喘鳴が起こる。ひどいときは，吸った息をうまく吐けないために呼吸困難が強く，次第に炭酸ガスの貯留，低酸素血症などが起こる。

（3）対処の仕方

呼吸に伴う雑音はそれが発生する場所や音の性状によって対策が異なるので，どんな音が呼吸のどの時期にどこから聴こえるのか，よく観察する必要がある。突然喘鳴を生じたようなときは，気道内異物の存在も考えなければならない。

乳児でのどの辺りがゼロゼロしている吸気性の喘鳴は，機嫌もよく哺乳も順調であれば格別の対処は必要ない。しかし吸気性の喘鳴であっても，ゼロゼロという音調でなく閉塞が強そうで息を吸うときに鎖骨の上，のどの辺りが引っ込む（陥没呼吸）様子が明らかであるようなときは医療機関を受診する。

呼吸困難が明らかな，音調もヒューヒューいう高音性の呼気性喘鳴のときは，医療機関を受診するほうがよいが，とりあえずの処置としては，呼吸しやすい姿勢，具体的には座らせてやや前傾の姿勢をとらせるとよい。小刻みに水を飲ませることもよい。それでも苦しがるときは早急に医療機関を受診しなければならない。

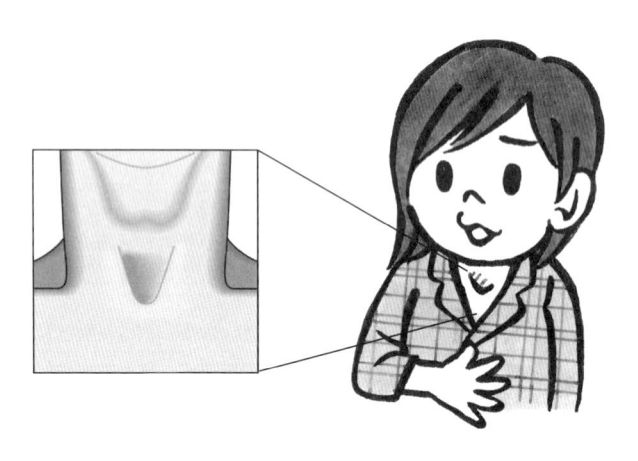

図9-2 陥没呼吸の様子

8. 腹　　痛

（1）腹痛とは

腹部の痛みであるが，年少の子どもであれば，さまざまな不快感，具合の悪さをすべて，おなかが痛い（ポンポンが痛い）という表現をするため，その表現がどのような状態を意味しているのか見極めなければならない。

（2）腹痛の原因

急に現れたものか，慢性あるいは反復性に訴える腹痛であるかによってその原因は多少異なる。慢性あるいは反復性の腹痛の原因としては，便秘，大量に空気を飲み込む癖，食物アレルギー，尿路感染症，起立性調節障害（特に年長児），過敏性腸症候群，消化性潰瘍（胃潰瘍，十二指腸潰瘍），鼠径ヘルニアなどがある。急性腹痛には**表9-10**に示すものがある。乳児コリックとは，通常生後3か月未満の乳児にみられる，腹痛発作であるが，表面的には急に激しく泣き出し，あたかもおなかが痛いような印象を与える腹部の膨満や緊張がある。原因は，食物アレルギーのこともあるが，通常不明である。排便やガスの排出があると治まる場合は腸管の通過障害を疑わせる。

（3）対処の仕方

腹痛を訴える子どもの観察が重要である。その痛みの起こり具合，全身状態，泣き叫んでいるのかぐったりしてしまったのか，顔色，姿勢などをよく見る必要がある。腹痛の原因には，非常に軽微なものから腸重積，急性虫垂炎，鼠径ヘルニアの嵌頓のように重症のものまで範囲が広いため，重症感があるかどうかをよく観察する。重症感があるときは，早急に医療機関を受診する。

表9-10　急性腹痛の主な原因

乳幼児期	乳児コリック，感染性胃腸炎，腸重積症，尿路感染症，鼠径ヘルニア（その嵌頓），食物アレルギー（特に牛乳アレルギー），急性虫垂炎，流行性耳下腺炎，肺炎
学童期	感染性胃腸炎，急性虫垂炎，尿路感染症，消化性潰瘍（胃潰瘍，十二指腸潰瘍），食物アレルギー，血管性紫斑病，アセトン血性嘔吐症

（早川　浩・小林昭夫監修：テキスト子どもの病気，日本小児医事出版社，2007，p.18より一部改変）

9. 頭　　痛
（1）頭痛とは
　頭が痛いという症状であるが，子どもがその存在を的確に表現することは意外に困難である。学童以上になっても，どこがどのように痛いのかを述べることは難しい。前項の腹痛と同様に自分が感じる症状（自覚症状）であり，他人の観察を通しての的確な判断は困難な場合がある。

（2）頭痛の分類と原因
　表9-11に示すように，緊張性頭痛，片頭痛，器質性頭痛に大きく分けられる。また，その起こり具合で表9-12に示すような分類もされる。日常的に多くみられるものは，急性上気道炎に付随する頭痛であるが，年少児ではその存在の把握は難しい。器質性頭痛は，頭蓋内圧亢進をもたらす病変があるときに生じ，脳腫瘍を代表とするが，脳炎や髄膜炎による場合もある。
　なぜ頭痛が起こるのかという一つの説には，脳神経の一つである三叉神経が刺激された結果，血管に働くペプチドが放出されてそれがまた炎症を引き起こし，痛みの中枢を刺激するという考えがある。

（3）対処の仕方
　ほかの症状と同じく，まず観察を十分にする。全身状態を見ることと，吐き気や嘔吐を伴うか，痛みの進行があるかどうかも重要である。このような観察をしないで，安易に鎮痛薬を与えることは，特に器質性頭痛の場合はもとにある疾患の診断を遅らせるのでやってはならない。年長児で，ほかの疾患がないことがわかっている場合の緊張性頭痛に対しては，アセトアミノフェンを与えて，通常の日常生活を送らせることはやむを得ない。器質性頭痛が疑われるときはもちろん，片頭痛を疑うときも，医療機関をまず受診すべきである。

第9章　子どもの疾病の予防と適切な対応

表9-11　頭痛の分類

緊張性頭痛	ありふれたものだが，思春期以降に多い。ときに片頭痛との区別が難しい。
片頭痛	前兆（アウラ）があるものとないものとがある。
器質性頭痛	頭蓋内圧亢進をきたす疾患（脳腫瘍，脳炎，脳膿瘍，髄膜炎，硬膜下血腫など）による。

表9-12　発症様式からみた頭痛の分類

1．急性頭痛	1）感染性	尿路感染，髄膜炎，感冒
	2）血管障害性	くも膜下出血，小脳出血，硬膜外出血
	3）代謝性	低酸素血症，低血糖
	4）中毒性	一酸化炭素中毒，シンナー
	5）高血圧性	
	6）その他	う歯，歯肉炎，眼科疾患，耳鼻科疾患，薬物，腫瘍
2．亜急性頭痛	1）頭蓋内圧亢進	脳腫瘍，静脈洞血栓症
	2）感染性	脳炎，髄膜炎
	3）血管性	側頭動脈炎，結節性多発性動脈炎
	4）その他	肝性脳症，尿毒症，屈折異常
3．慢性ないし反復性	1）発作性反復性	片頭痛，てんかん
	2）持続性	筋収縮性，心因性，外傷後性

（濱野建三：頭痛（大関武彦・近藤直実総編集：小児科学　第3版），医学書院，2008，p.1584より）

10. 一般的な新生児マススクリーニング

　生後5～7日目の新生児から少量の血液を採取し，アミノ酸や糖質の代謝異常，甲状腺や副腎の内分泌疾患の有無を検査するもので，すべての新生児を対象に1977（昭和52）年から公費で実施されている。放置すると心身に障がいが残る病気を早期に発見し，発病前から治療し障がいを防ぐ目的で行われている。対象となる疾患は，フェニルケトン尿症，メープルシロップ尿症，ホモシスチン尿症，ガラクトース血症，クレチン症（先天性甲状腺機能低下症），先天性副腎皮質過形成症の6疾患である。いずれも新生児期に発見すれば，食事療法等で発達や成長の障がいを予防することができる。これらの疾患は，頻度が低く，クレチン症は約2,000人の出生に1例，先天性副腎皮質過形成症は，約2万人の出生に1例である。

11. タンデムマススクリーニング

　2000（平成12）年頃から，血液中の様々な物質の量を一斉分析できるタンデム質量分析計（タンデムマス）を用いた新しい新生児マススクリーニングが欧米を中心に世界的に普及しつつある。タンデムマスで新たにみつかる病気は，ふだん正常に暮らしていて，何らかのストレス（感冒や消化不良症など）を契機に，急性発症して後遺症を残したり，突然死する病気が含まれている。

　日本では2009（平成21）年までに81万人の新生児を検査して92人の患児がみつかった。何らかの症状が出てから診断された子どもより，症状のないうちに発見された子どもが明らかに良好な経過であることも判明した。プロピオン酸血症やメチルマロン酸血症など16疾患が，スクリーニング可能であり，また治療効果が期待されている。その他，9疾患が検討中である。日本では20％程度の新生児しかタンデムマスの検査を受けていないので，今後の普及が望まれる。

12. 新生児聴覚スクリーニング

　新生児期に発見できる永続的な聴覚障がいの頻度は，出生1,000人に1～2人（正常新生児では1,000人に0.5人，NICU入院例では約2～3％）である。従来，子どもの難聴の多くは2歳すぎに発語の遅れで疑われ，診断，療育開始

は3歳近かった。しかし，言語発達には臨界期があり，早期に難聴を発見し，コミュニケーションや言語発達を支援することが重要である。1990年代後半から聴性脳幹反応（ABR）や耳音響反射（OAE）の自動機器が開発され，また，早期療育児（生後6か月以内）の言語力が優れているとの報告と相まって，新生児の聴覚スクリーニングが世界的に広まっていった。日本では，現在60％以上の新生児が受検している。

13. 予防接種

予防接種は，個人に免疫を与えて，その病気にかからないようにすると同時に，広く実施することにより，集団としての流行を阻止するものである。集団で免疫を有する人の割合が高くなれば，感染症は流行しにくくなる。1994（平成6）年に「予防接種法」は改正され，これまでの予防接種を「受けなければならない」という義務接種から，「受けるよう努めなければならない」（努力義務）という勧奨接種に緩和された。感染症の流行が減少し，予防接種により多くの人に免疫を獲得させ，流行を阻止するという社会防衛から個人防衛に重点を置くように移行したからである。個人が感染症に罹患することを防ぐ目的で，「個別接種」を推進している。

（1）予防接種の種類

小児の定期の予防接種の対象疾病と接種年齢を表9-13に示す。「A類疾病」は流行の阻止を目的とし，努力義務を課している。2007（平成19）年に結核予防法が廃止され，結核が加えられた。また，2014（平成26）年10月より，水痘がA類疾病に追加され，1歳から3歳の乳幼児に定期の予防接種が行われている。なお，表には示されていないが，2016（平成28）年10月よりB型肝炎が1歳未満児を対象として定期接種に加えられている。表以外に高齢者を対象とした「B類疾病」があり，個人防衛を目的とするもので，努力義務は課されていない。インフルエンザと肺炎球菌感染症がB類疾病に指定されている。

DPT-IPV（ジフテリア・百日せき・急性灰白髄炎・破傷風）は，生後3～12か月に1期初回を3回実施し，12～18か月後に1期追加を1回接種する。麻しん風しん混合ワクチン（MR）は，1歳で1回，就学前に1回，計2回接種する。麻しんは1回の接種では免疫が獲得できない場合もあり，自然感染の機会も減

表9-13 小児の定期の予防接種　　平成28年('16)5月現在

	対象疾病（ワクチン）		接種対象年齢等		標準的な接種年齢等[2]	回数
A類疾病[1]	ジフテリア 百日せき 急性灰白髄炎 破傷風	沈降精製[3][4] DPT不活化 ポリオ混合 ワクチン	1期初回	生後3～90月未満	生後3～12月	3回
			1期追加	生後3～90月未満 （1期初回接種（3回）終了後， 6カ月以上の間隔をおく）	1期初回接種（3回） 後12～18月	1回
		沈降DT混合 ワクチン	2期	11～13歳未満	11～12歳	1回
	麻しん 風しん	乾燥弱毒生麻 しん風しん混合 ワクチン，乾燥弱毒 生麻しんワクチン，乾燥弱毒生風 しんワクチン	1期	生後12～24月未満		1回
			2期	5歳以上7歳未満の者であって，小学校就学の始期に達する日の1年前の日から当該始期に達する日の前日までの間にある者		1回
	日本脳炎[5]		1期初回	生後6～90月未満	3～4歳	2回
			1期追加	生後6～90月未満 （1期初回終了後概ね1年をおく）	4～5歳	1回
			2期	9～13歳未満	9～10歳	1回
	結核	BCGワクチン		1歳未満	生後5月から生後8月の間（ただし，地域における結核の発生状況等固有の事情を勘案する必要がある場合は，必ずしもこの通りではない	1回
	ヒブ	乾燥ヘモフィルスb型ワクチン	初回3回	生後2月以上生後60月に至るまで	初回接種開始は，生後2月～生後7月に至るまで（接種開始が遅れた場合の回数等は別途規定）	3回
			追加1回			1回
	肺炎球菌（小児）	沈降13価肺炎球菌結合型ワクチン	初回3回	生後2月以上生後60月に至るまで	初回接種開始は，生後2月～生後7月に至るまで（接種開始が遅れた場合の回数等は別途規定）	3回
			追加1回		追加接種は，生後12月～生後15月に至るまで	1回
	水痘		1回目	生後12～36月	1回目は生後12～15月，2回目は1回目から6～12月経過した時期	2回
			2回目			
	ヒトパピローマウイルス[6]	組換え沈降2価ヒトパピローマウイルス様粒子ワクチン/組換え沈降4価ヒトパピローマウイルス様粒子ワクチン		小6～高1相当の女子	中1相当	3回

資料　厚生労働省健康局調べ
注　1）平成13年の予防接種法の改正により，対象疾病が「一類疾病」「二類疾病」に類型化され，平成25年の予防接種法の改正により，「A類疾病」「B類疾病」とされた。両者は国民が予防接種を受けるよう努める義務（努力義務）の有無，法に基づく予防接種による健康被害が生じた場合の救済の内容などに違いがある。
　　2）標準的な接種年齢とは，「定期接種実施要領」（厚生労働省健康局長通知）の規定による。
　　3）ジフテリア，百日せき，破傷風，急性灰白髄炎の予防接種の第1期は，原則として，沈降精製百日せきジフテリア破傷風不活化ポリオ混合ワクチンを使用する。
　　4）DPT-IPV混合ワクチンの接種部位は上腕伸側で，かつ同一接種部位に反復して接種することはできるだけ避け，左右の腕を交代で接種する。

5）平成7年4月2日～19年4月1日生まれの者については，積極的勧奨の差し控えにより接種の機会を逃した可能性があることから，90月～9歳未満，13歳～20歳未満も接種対象としている。同様に，平成19年4月2日から平成21年10月1日に生まれた者で，平成22年3月31日までに日本脳炎の第1期の予防接種が終了していない者は，9～13歳未満も1期の接種対象としている。
6）ヒトパピローマウイルスの予防接種は26年6月に，予防接種との因果関係が否定できない持続的な疼痛が，予防接種後に特異的にみられたことから，この副反応の発生頻度等がより明らかになり，国民に適切な情報提供ができるまでの間，定期接種の積極的勧奨が差し控えられている。

（厚生労働統計協会編：国民衛生の動向 2016/2017，厚生労働統計協会，2016，p.164 より）

少したため，ブースター効果（追加免疫効果）を得ることが困難になっているためである。風しんも同様であり，「先天性風しん症候群」を防ぐため2回接種する。BCGは生後5か月～8か月に1回接種する。小・中学校でのBCG接種は，2003（平成15）年度から中止されている。結核は「過去の病」ではなく，日本は欧米に比べ患者数が多い。乳幼児の結核の重症化を予防するためにBCG接種は有効である。

日本脳炎は，1期初回が3～4歳，1期追加は4～5歳である。従来の日本脳炎ワクチンが原因の可能性のある重症のADEM（急性散在性脳脊髄炎）の健康被害があり，2005（平成17）年，厚生労働省は積極的な接種勧奨を差し控えるよう勧告した。ただし，日本脳炎に感染するおそれが高い場合（流行地への渡航，蚊に刺されやすいなど）は，本人または保護者の同意があれば，従来の日本脳炎ワクチンの接種を受けることは可能である。新しい日本脳炎ワクチンは2009（平成21）年承認され，同年6月より定期接種1期に限り使用されるようになり，2010（平成22）年8月から第2期定期接種も可能となった。また，2010年度からは3歳児への初回接種について，積極的な勧奨が再開された。

（2）接種時の注意点

予防接種には，細菌やウイルスの毒性を弱めたもの（生ワクチン），病原体から免疫を得るのに必要な成分をとり出したもの（不活化ワクチン）などがある。麻しん，風しん，結核は生ワクチンである。日本脳炎，インフルエンザ，ポリオは不活化ワクチンである。次の接種まで，生ワクチンは4週間，不活化ワクチンは1週間以上あける。

副反応の発生を抑えるために，接種当日の健康状態をよく観察し，以下の点に留意する。

① 発熱している者，重篤な急性疾患にかかっている者は接種を中止する。
② 予防接種の接種液の成分によりアナフィラキシーを呈したことが明らか

な者は，接種を中止する。
③ 過去にけいれんの既往のある者や，免疫不全の診断がなされている者，接種液の成分にアレルギーのある者は，医師に相談する。
④ 接種当日の入浴は差し支えないが，過激な運動はさける。
⑤ 副反応（接種部位のはれ，発熱など）の出現に注意する。

まれに予防接種の副反応により，重篤な健康被害が生じることがある。その場合の救済を目的とした制度が，予防接種健康被害救済制度である。

（3）最近のがん予防の予防接種

母子感染防止のために行われる，乳児へのB型肝炎ワクチンとグロブリン接種（B型肝炎母子間感染防止事業）は，基本的には乳児が成人になった際の肝硬変や肝臓がんの予防のためである。また，近年接種可能となったヒトパピローマワクチン接種は，子宮頸がんの予防として大切である。今後，がん予防のための予防接種のさらなる開発が望まれる。

考えてみよう

1．ヒトの体温はどのように維持されているかまとめてみよう。
2．解熱薬や鎮痛薬は簡単に使ってよいのか考えてみよう。
3．せきはなぜ出るのか，考えてみよう。
4．新生児マススクリーニングの意義について考えてみよう。
5．予防接種の意義と問題点について考えてみよう。

参 考 図 書

・早川 浩，小林昭夫監修：テキスト子どもの病気，日本小児医事出版社，2007
・野原八千代編著：改訂小児保健実習セミナー第2版，建帛社，2015
・今村榮一・巷野悟郎編著：新・小児保健，診断と治療社，2007
・白野幸子：小児保健実習，医歯薬出版，2006

第10章 子どもの生活環境と精神保健

本章のねらい　子どもの生活や環境は，子どもと大人との相互作用のなかで，大人が子どもをよく理解した上で整えたい。家族や社会，子育て環境が変化する中で，安全な育児環境を整え，それらのことによって親子の精神保健をより良いものにしていきたい。また，子どもの心身症と精神疾患の概要と具体例，対応の原則について述べる。子どもは言葉での表現が未熟であり，自らの危機に際し言葉以外のさまざまな方法でSOSを発する。心身症や精神疾患を正しく理解し，適切な対応をすることが望まれる。

キーワード　生活習慣の形成，睡眠，排泄の自立，清潔，衣類，遊び，地域社会，子育て支援，保育所，生活環境，心身症，精神疾患，脳の病気，受容，共感，支持，環境調整，心理療法，薬物療法

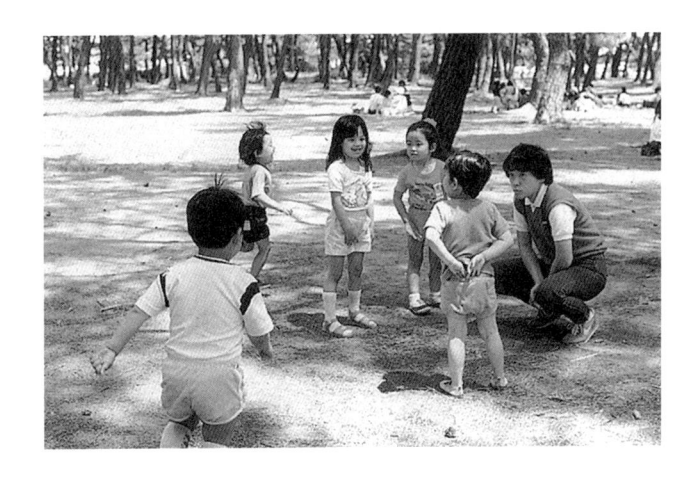

1．子どもの生活と環境

　子どもたちの生活は一見豊かになったように見えるが，その生活環境は，決して心とからだの健全な育ちのために良好であるとは言いがたい。子どもの生活リズムを大切にし，健康，安全で情緒の安定した生活ができる環境や，自己を十分に発揮できる環境を整えていかなければならない。

（1）子どもの生活

1）生活習慣の形成（表10-1）　しつけや教育は，社会でうまく生きていく手段，つまりしていいこと，悪いことを判断する力やふるまい方を身につけさせることであり，これらは子どものからだ・精神，心理の成長・発達に合わせて行われる。子どもを取り巻く環境が変化し，人々の価値観や生活の仕方が多様化した今日では，親は何をめざし，どのような方法でしつけや教育をするのがよいのかを迷うことがある。

　しかし，今も昔も育児の本質に変わりはなく，子どものすべてを受け入れ，信頼関係をつくりながら，十分に自己を発揮させ，他者との葛藤のなかで，行動の仕方をみつけるように仕向けていくのがよい。したがって，しつけや教育は画一的なものではなく，その子どもの個性や成長の様子を見ながら工夫して行うものである。

2）睡　眠（図10-1）　新生児は1日のほとんどを眠って過ごすが，成長とともにしだいに覚醒している時間が増える。さらに昼夜の区別がつくようになり，睡眠のリズムが夜を中心につくられていく。

　1歳ごろでは，1日12〜14時間の睡眠時間になり，昼寝も午後の1回だけになる。太陽のリズムに合わせた早寝早起きは人体の生理に適した生活リズムであり，将来にわたる健康な生活の基本となる。大人の生活が夜型になりがちな現代では，夜更かしをしたため朝食がとれなかったり，朝からあくびをしたりする子どもが増えている。これを防ぐためには，大人ができるだけ規則正しい生活を心がけねばならない。たとえば子どもの就寝時間をまず設定して，それに合わせて夕食や入浴の準備を整えるというように努力をする。その他，昼間に十分にからだを動かすこと，さらに寝室や寝具などの環境を整えることも必要である。また，電気を消して就寝のあいさつや，着替え，歯磨き，本の読み聞かせというような就寝儀式によって気持ちにけじめをつけるのもよい。

第10章　子どもの生活環境と精神保健

表10-1　年齢ごとのしつけ・教育の一例

年齢	しつけ・教育の方針例
1歳	危険なこと，本当にしてはいけないことはさせないが，他は自由に。万一どうしてもいけないことをしたら，その直後にしかる。
2歳	同上，しかし，なるべく怒らないつもりでいる。ゆっくり言いきかせると理解できるので，本人にわかるように言う。
3歳	自我が目覚め反抗するときは，危なくなければあまり干渉しない。友だち遊びの中で何をしたら良いか悪いか少しずつ身につけさせる。
4歳	自分の考えを言い，また，人の考えを聞けるようにする。文字や数字に興味をもち出したら，いっしょに遊ぶつもりで教える。
5歳	同上，また，幼児をとり囲む世界に関心と親しみの目を向けさせる。種々の体験をさせ，本人の興味や疑問に対して教える。

(加藤忠明・原口宏之編著：新版図説小児保健（第2版），建帛社，2000，p.43より)

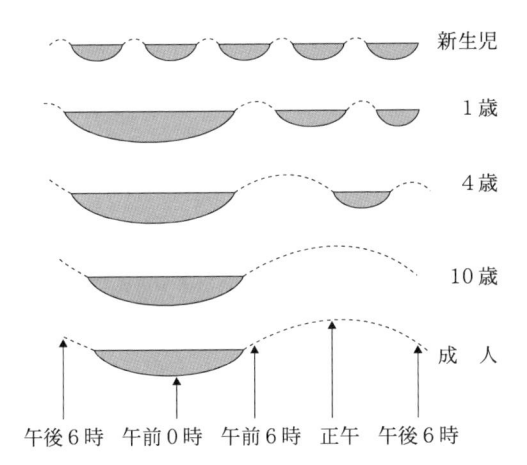

図10-1　年齢にみる眠りとめざめのリズム
(Kleitman, 1963 より)

生後半年〜1歳前後になると夜泣きをすることがある。空腹，のどの渇き，暑さ寒さ，洋服や寝具による締めつけ，昼間の興奮などが原因として考えられる。原因を取り除くと解決することもあるが，背中やおなかをとんとんして寝かせつけようとしても，抱きあげてみても,何をしてもおさまらずに周囲を困らせることもある。しかし，夜泣きは睡眠のリズムが安定するとなくなってくる。

　3）気になるくせ　乳児期の後半になると,夜泣きのほかにも親にとって,気になるくせがみられる(表10-2)。これらは親を困らせるが，かといって無理やりにやめさせようとすると，情緒不安定にさせてしまうこともある。特に異常でなければ，時期がくれば解決するので，おうように受けとめ放置してもよい。あれこれと工夫をしている間にやめてしまうものである。

　4）排　泄　濡れたおむつの不快感に慣れてしまわないように，汚れたらすぐに取り替えることから，排泄の自立へのトレーニングが始まる。顔をしかめたり，泣いて尿意のサインを出すことがある。それをうまくとらえることができたら，おむつを交換したり，間に合えばおまるに座らせたりする。この子どもの尿意の感覚に保育者が反応しておくと，1歳半ごろからは子ども自身が動作や言葉で尿意を知らせはじめ，だんだんおむつを濡らさないで間に合うようになってくる。排泄の自立の進み具合や完成する時期については個人差が大きい。たとえば，夏に向かう季節なら失敗をしても簡単に取り替えられ，洗濯も楽なため，保育者が大胆に進めることができる。あるいは，兄や姉がいればそれを真似して，自然に早く進行する。

　このように排泄の自立はいろいろな環境の影響を受けるものである。養育者がその子どもの成長や特徴をよく理解し，サインや特徴をよく観察していることがトレーニングの鍵となる。そこには信頼関係が大切で，成功すればほめるが，失敗してもしからないほうがよい。

　なお，経済性や手間などを考え，布おむつか紙おむつかを選ぶが，普段は布おむつを使用し，外出時や夜間，あるいは雨天が続いたときだけ紙おむつを使用するなどと組み合わせてもよい。どちらも濡れたまま放置しておくとおむつかぶれなどのトラブルがおきやすいので，まめに交換することが必要である。

　紙おむつは商品の開発が進み，濡れても快適で，おむつかぶれにもなりにくくなった (図10-2，10-3)。しかし，これは逆に子どもにとっては，不快感

第10章　子どもの生活環境と精神保健

を脳へ刺激伝達する機会を失うことを意味するので，はたして喜ばしいことかどうかは疑問である。

表10-2　心配しやすいが，異常ではないくせや行動

新生児期・乳児期	授乳後の不満足	母乳，ミルクが足りているにもかかわらず泣く。
	泣く，泣かない	理由がないのに泣く，激しく泣く，逆にあまり泣かない。
	授乳の量	乳の1日の回数，1回分の授乳量が多い，あるいは少ない。
	便秘	母乳児に多いが，便秘がちで，何もしなければ1週間も出ないこともある。
	指しゃぶり	乳児自身の指をすったり，しゃぶったりして指が真っ赤になっている。
	離乳食の進み具合	果汁，野菜スープなどミルク以外のものを拒否し，離乳食への準備がなかなか進まない。また，離乳食をあまり食べたがらない。
	抱きぐせ	常に抱いてもらいたがる，甘えたがる，また添い寝をしてもらいたがる。
	夜泣き	夜になってもなかなか寝ない。寝かせつけても，ベッドにおろそうとすると目覚めて泣く。眠りが浅くすぐ目覚めて泣く。
	何でも口に入れる	手につかんだものを何でも口に入れ，油断ならない。
	人見知り	母親，慣れ親しんだ人以外には，恥ずかしがったり，表情をかたくしたり，泣いたりして拒否的な様子をみせる。逆にあまりにも人見知りをしない。
幼児期	食欲の過少	食べない，逆に食べすぎる。
	かんしゃく	気に入らないと怒る。どこにでもひっくり返って泣く。さらに呼吸困難でチアノーゼになるほど怒る。
	乱暴	かみついたり，叩いたり，ものを投げたり，突進したりする。
	好き嫌い	野菜を食べないなど，食べ物に対して好き嫌いをする。
	がんこ	何でも思い通りにしたい，独占したい，ゆずり合えない，約束を守らない。
	おむつが取れない	トイレットトレーニングがなかなか進まない。
	夜尿	排泄は自立しているはずであるのに，夜間にお漏らしをする。
	退行現象	自立しているはずの生活習慣がくずれたり，赤ちゃん言葉に戻ったりする。
	内弁慶	家庭内では普通にふるまうが，外では極度に恥ずかしがる。

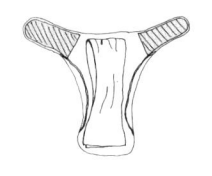

布おむつと
おむつカバー

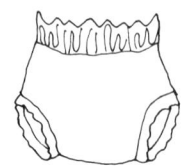

パンツ型おむつ

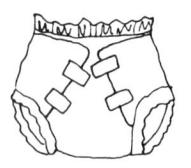

紙おむつ

おむつにネットを重ねてお
くと便の処置がしやすい

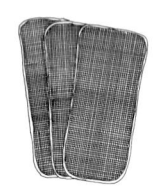

冬は保温ケースで温める
または蒸しタオルで清拭する

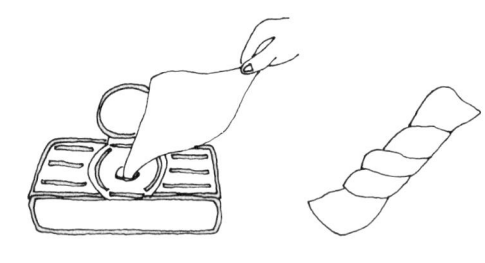

おむつ用ネット

清拭綿（ウェットティッシュ）

図10-2　おむつ用品

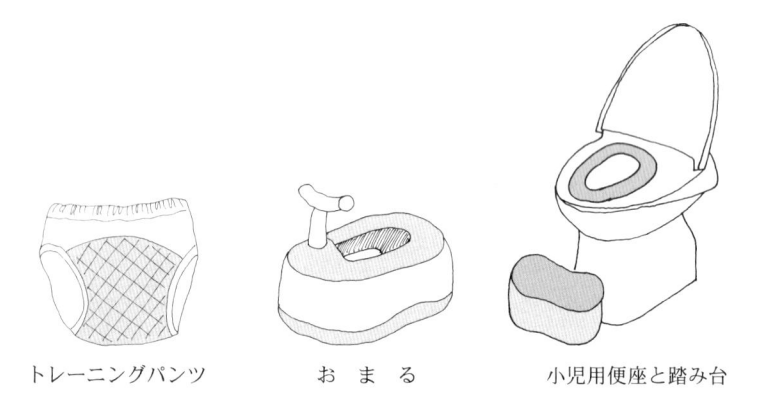

トレーニングパンツ　　　お　ま　る　　　小児用便座と踏み台

図10-3　トイレットトレーニング用品

5）清潔　手洗い，歯みがき，入浴，爪切りなどの清潔を保つ行為は，健康な生活を送るための基本である。強制して教えるのではなく清潔な状態が快適であることを認知でき，そして，その自らの欲求に応える形で，生活習慣として身につけていく。5〜6歳でこれらは一通りできるようになるが，引き続き崩れないように気をつけておく。

　乳幼児の皮膚は新陳代謝が激しく汚れやすいので，毎日，入浴させる。新生児期はベビーバスを使い沐浴をすると清潔で安全が保たれやすい（図10-4）。

　歯みがきは，乳歯が生えはじめたころから乳児用歯ブラシを使って行い，歯ブラシに慣れさせておく。歯みがきが自分でできるようになりはじめたころは，う歯の予防のためにチェックや仕上げは保育者が行う（図10-5）。

　手洗いは感染予防とマナーの両面から，どのような場面でどのような方法で行うのかを大人の日常を見せながら教えていく。基本的にはせっけんと水道水で汚れを洗い落とすが，感染予防のためには手指消毒が必要である。アルコール含有速乾性手指消毒薬を用いて，液が揮発するまでまんべんなく擦り込ませる（図10-6，表10-3）。もち歩けるポケットタイプ消毒薬，ふんだんに使える使い捨て手袋も活用するとよい（図10-6）。

6）衣類　恒温動物であるヒトは，生理的に体温調節の機能をもつ。さらに快適さ，健康の維持を求め，暑いと上着を脱ぎ，さらに暑いと感じると冷房を入れたり，涼しい場所に移ったり，また冷たい飲み物を求めたりする。しかし，幼いほど体温調節が未熟で，体重あたりの体表面積が大きいので外気温に影響されやすいうえ，このような工夫ができないので，保育者による衣類や気温などへの十分な配慮が必要になる（表10-4）。衣服は暑さ寒さの調節のほかに，皮膚を保護したり，汗を吸収したり，社会的な表現などさまざまな役割をもっているため，衣類を購入するときにはそれにふさわしいいくつかの条件を考慮して選ぶ。

　乳幼児期の布団は軽くて手入れのしやすい，体格に合うものを季節に合わせて用意する。日光に当てると乾燥だけでなく，殺菌効果も得られる。汗や尿で濡らしてしまうので2組は用意しておきたい。全体を覆うカバーを使って，頻繁に洗濯をすると清潔が保たれやすい。枕は頭が大きいので乳児期には必要ないが，汗をかくのでタオルをあてるとよい。

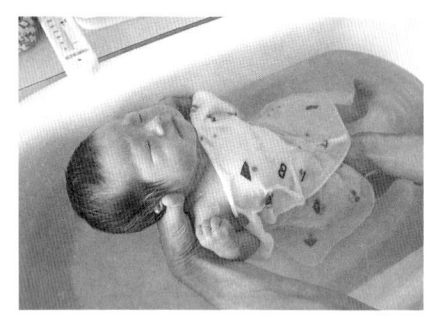

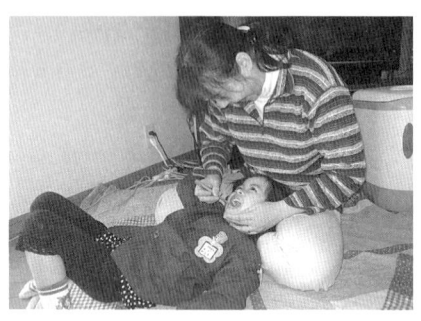

図10-4　ベビーバスで沐浴　　　　図10-5　歯みがきのチェックと仕上げ

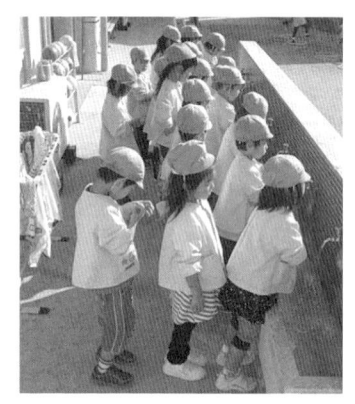

外遊びの後の手洗い　　　　　　　使い捨て手袋

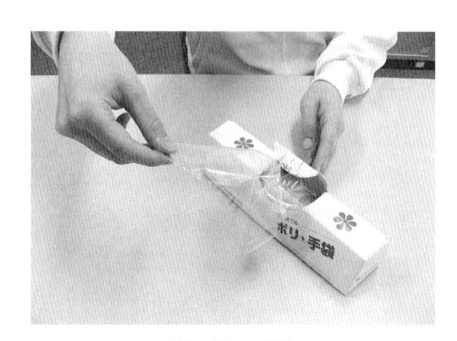

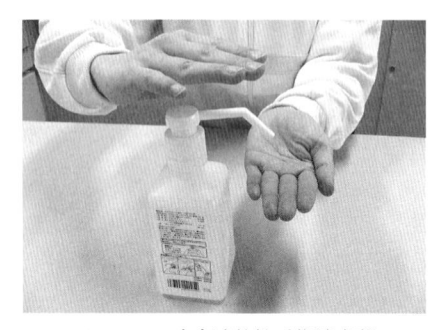

アルコール含有速乾性手指消毒薬　　　ポケットタイプ消毒薬

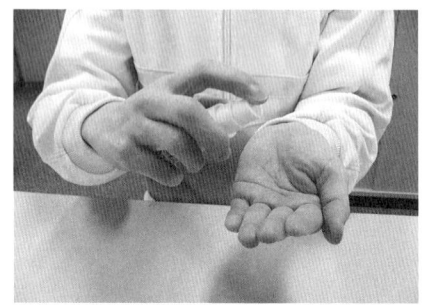

図10-6　手指衛生の方法

第 10 章　子どもの生活環境と精神保健

表 10 - 3　手洗いを習慣づけたい場面

1. 食事，おやつの前後
   食事の前はもちろん，子どもは食べ物で手を汚すので食後にも必要になる。
2. 排泄の後
3. 外遊びの後
4. 粘土や接着のり，クレヨンなどを使って汚した場合
5. 外出先から帰ってきたとき
   外出先で不特定多数の人が触る乗り物の手すりやつり革，ドアのノブ，図書館の本などから感染することも考えられるので，かぜの流行時には特に守らせたい。
6. 鳥，動物，昆虫，魚などの小動物と遊んだり，世話をした後
7. ピアノなど楽器を触るとき，配膳や洗濯物たたみなどの「お手伝い」の前

表 10 - 4　衣類の着脱上の注意点

1. 衣類はどんどん大きくなる体格に合わせて，活動をさまたげない，運動しやすいサイズに変えていく。
2. 衣服は洗濯しやすいもの，着脱しやすいもの，夏はすずしく汗を吸収するもの，冬は暖かいもの，また，かわいらしさなどを考え，材質やデザインを選ぶ。
3. 衣服は季節や気温の変化に合わせてまめに調節をする。重ね着をしていると調節しやすい。
   （1）新生児期には保温が第一で大人より 1 枚多い。
   （2）生後半年ごろまでは大人と同じくらいにする。
   （3）それ以降は新陳代謝が活発で，鍛錬も必要になるので大人より 1 枚少なめとする。
   （4）背中に手を入れてみて，汗ばんでいたら，着せ過ぎとみる。
3. 靴下は普段はいらない。
   特に寒い日やしもやけになりやすい子ども，その他，適宜着用する。
4. 靴は安全なものを選ぶ。滑りにくいものが安全で，歩きやすいサイズや形のものを選ぶ。自分で着脱するようになると，着脱しやすいが脱げにくいものとする。そうなると甲の部分を締めることができる紐やゴム，マジックが使われているものがよいが，紐の場合はきちんと結んでおかないと，それを踏みつけて転倒の原因になってしまう。

7）遊び・おもちゃ・友だち関係　子どもはさまざまな体験を通して，からだの発達とともに豊かな感性や表現力を育み，創造性を培うことになる。そして人とのかかわり方や，ものごとの対処，要領など人生に必要なさまざまなことの基礎を学んでいく。子どもの遊びはこのような体験として，重要な意味をもつものである。生き生きとした自発的な遊びを引き出すためには，その子どもの発達段階をよく把握し，それに合わせた場面やおもちゃを用意することも必要である。子どもの数が減った現在では，きょうだいや友だちと触れ合う機会が得られにくいので，遊びを通した喜びやけんかを体験することも少なくなった。あえて，公園など子どものいる場所に連れ出すこともある。同時に，近年では減ってしまったが，自然の中の遊びも大切にしたい。自然とのふれあいは，準備されたおもちゃにみる意図的な働きかけはないが，子どもは遊びを無限に広げ，自由で，常に新しい発見をし，またそれが探究心や好奇心を継続させることになるため，さらに遊びを広げていこうとする。心身の発達と友だち関係，適切なおもちゃの関係の概要を表10-5に示した。

8）外出・旅行　生後1か月をすぎると少しずつ外出の機会をもつようにする。外気浴で戸外の空気に触れさせ，気温の変化に慣れさせる。犬や鳥などの小動物や草木を見ながら通りを散歩すると親子の気分転換にもなる。座れるようになればベビーカーを使い時間や範囲を広げていく。旅行は1歳をすぎれば子どもの負担も少なくなり，出かけやすくなるので，親子で楽しむことができるようになる。暑さ寒さ，着替えや食事（授乳），休憩，乗り物などに対する細かな準備が必要になる。そうすると自家用車が便利である。

（2）家庭と地域社会

子どもの健やかな成長や安定した生活は，家庭と地域がそれぞれの機能を発揮することによって支えられる。子どもは家庭の，さらに地域の一員として育てられるが，それらの養育能力が家族形態の変化や，都市化による近隣関係の希薄さなどによって低下している。

1）母親の子育て不安と子育て支援　昔は自宅で分娩し，母親や姑など家族や近隣の産婆，年長女性が身近で出産や産前産後の母親や育児を助けてきた。現在ではほとんどの分娩が病院で行われ，日常的な問題や子育て不安を支援するような役割を果たしてくれる人が得られずに，不安や悩みを抱える母親が増

第10章 子どもの生活環境と精神保健

表10-5 子どものおおよその年齢に合わせた遊びと友だち関係、おもちゃの一覧

	遊び	友だち関係	おもちゃ
0歳	・手足を動かす、手をしゃぶる、つかむ、見つめるなどの運動や感覚を楽しむ遊び ・声を出す ・声をかける・あやす・抱き上げるなどの保育者のかかわりそのものの遊び	・一人遊び ・保育者(親)と1対1（受容的）	ガラガラ、メリーゴーランド、オルゴール、起き上がりこぼし、おしゃぶり、ブロック、人形、ぬいぐるみ、絵本
1歳	・好奇心が盛んで、身の回りに自発的に働きかける ・何でもつまんだり、ひっぱったり、出し入れを繰り返す	・ほかの子どもを意識する（傍観遊び） ・同じものを欲しがる	たいこなど打楽器、ラッパ、積み木、ままごと、電話、人形、ぬいぐるみ、絵本、ボール、手押し車、カタカタ、自動車、電車
2歳	・運動能力や指先の機能が発達する ・探索行動が盛んになる。大人がみていながらの外遊びが多くなる ・盛んに模倣する（大人とごっこ遊び）	・子どもどうしを好む ・子どものなかで遊ぶが一人遊びをする（平行遊び）	砂遊び、水遊び、絵本、紙芝居、お絵かき道具、パズル、おはじき
3歳	・集団でかかわりをもちながら遊ぶ ・自我が発達し、自己中心的なため、けんかをするが、これによって社会性が育つ ・遊びに発展性がある、大人の模倣をし、ごっこ遊びに取り入れる ・戸外でからだを動かして遊ぶようになる	・友だちを欲しがる ・共感し合う ・いじめたり、ものの取り合いをする ・グループ行動がみられる	カスタネット、折り紙、はさみ、三輪車、遊具（ブランコ、滑り台、ジャングルジム）、輪投げ、縄跳び、ままごと
4歳	・ルールのある遊び ・自分の意見をいい、相手のことも考えるようになり、協調性や社会性の発達がみられる ・手先が器用になり、工夫してものをつくる構成的な遊び	・仲間とのつながりが強くなるが、けんかも増える ・3〜4人の集団で一緒に役割をもって遊べる ・ごっこ遊び（協同遊び）	工作、ぬりえ、着せ替え人形、虫取り道具、戸外遊具、縄跳び、ごっこ遊び玩具、学習玩具、三輪車
5〜6歳	・運動能力が発達するので、遊び空間が広がり、遊び時間も長くなる ・ごっこ遊びは手が込んできて、より複雑な内容になる ・字を読めるようになるので書いたり、読んだりする	・仲間の存在が重要で誘い合って遊ぶ ・集団活動のなかで話し合いができる ・自分の役割が果たせる	ハーモニカ、ピアニカ、オルガン、プラスチックモデル、大工用具、ゲーム（トランプ、カルタ、すごろく）、サッカー、野球

加している。もちろん，子育て不安の原因は表10-6のようにほかにもある。特に不適切な養育や虐待が増加していることから，子育て支援には子どもに対してだけではなく，家庭支援の視点が求められる。近年では片親世帯が増加しており，保育所の配慮や支援がより一層求められている。また，専業主婦である母親のほうが共働きの母親より，子育ての負担感が高く，子育てに自信をなくしているということからも，子育て支援は，すべての子どもと家庭が対象になる。

　2）**父親の子育て参加**　　父親の存在とその役割については，従来の伝統的性役割分業意識（男は仕事，女は家事・育児）に代わり，今日では母親の子育てを支援するというより父親も母親と同様に育児を担当し，責任をもつという考え方が広がっている。両親が利用できる「育児・介護休業制度」(2005年改正)はそれを保障しようとするものであるが，実際にはまだまだ否定的な職場もあり，特に父親の利用率は母親のそれに比べると低い。父親が育児に参加すると，母親の子育て不安が低下し，父親自身も父親として自覚が高まり，人間として成熟していくという。

（3）**保　育　所**

　1）**保育所の意義**　　保育時間が長い保育所（図10-7）は，人間形成の基礎を身につける「生き生きと活動できる場」であるが，「温かなくつろぎの場」として，子どもが心身を休める役割をももつことを考慮しなければならない。家庭や地域の子育て機能が低下した現代では，病児・病後児保育や延長保育，夜間・休日・一時保育，さらに障がいや発達課題のある子どもの受け入れなどに，また，もっとも身近な児童福祉施設として，地域の教育センターとなって，些細なことでも相談できる窓口としての役割も期待される。

　2）**保育所と保護者とのかかわり**　　保育士をはじめ専門性を有した保育所職員は，子どもの成長や健康状態について，常に情報を共有し連携しながらその専門性を発揮して保育にあたり，親を支えなければならない。保育者と親はできるだけその子どもの保育所での体験，家庭での体験をそれぞれ報告し，語り合うようにする。保育者は親の話に耳を傾け，気持ちを受けとめ，共感することで，より子育て支援の意味が深まる。

第10章　子どもの生活環境と精神保健

表10-6　子育て不安の原因

1．社会背景	・社会的支援の不足 ・核家族化，都市化，過疎化，少子化などによる近隣関係が希薄，兄弟姉妹がいない，周りに子どもがいない，自分の子どもがはじめてさわる赤ちゃんといった現象 ・孤立しやすい住宅事情 ・情報社会での情報の混乱
2．家族支援の欠如	・夫，実母や姑など家族，親族からの支援が受けられない
3．母親側の要因	・精神的，身体的に不安定 ・家事・育児に追われ自分の時間がもてない ・育児に不慣れ ・経済的な問題 ・育児に対する知識や子どもの扱い方などが不十分 ・母親になることへの葛藤 ・母親の社会参加が少ないかあるいはまったくない ・わが子を愛することができない ・孤立や密室状態
4．子ども側の要因	・障がいをもって生まれた ・低出生体重児 ・育てにくい ・望まれて生まれてきたわけではない ・子どもの月齢・年齢

（長坂典子：家庭という密室での育児，こころの科学，103，52〜55，2002 より）

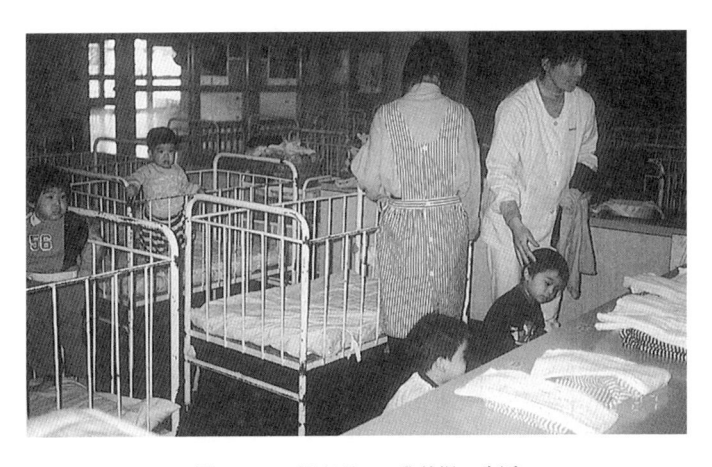

図10-7　保育所での乳幼児の生活

(4) 生活環境

健康的で安全な子どもの生活環境をつくるのは，社会の責任といえる。たとえばテレビやビデオの影響は大きい。**表 10 - 7** はその見せ方を示す。

交通事故の防止や危険区域の対処には地域全体で取り組まねばならない。

1）自然環境　　温室効果ガス濃度の増加によるといわれる地球の温暖化や，開発に伴う自然破壊，食糧不足は人類の生存基盤にかかわる深刻なものとなっている。オゾン層の破壊による紫外線の脅威には，外遊びのときの日差し対策が必要である。自然との調和を第一に，経済発展や生活の仕方を考えていくのが国際社会の課題といえよう。

2）合成化学物質　　食べ物や生活環境のなかに使われている合成化学物質が人を含むあらゆる生物に異常を生じさせている(薬剤, 環境ホルモン)。また，これらが抗原となってアレルギーを引き起こすこともある(食品添加物)。これからは，生活のあり方や廃棄物の処理方法を見直していく必要がある。電磁波の有害性が問われている携帯電話などの機器についても，子どもへの影響を意識してその使い方を考えるときであろう。

3）子どもを対象とした犯罪　　子どもを対象とした不可抗力の犯罪が増加している。子どもから目を離さないことや，地域ぐるみで防犯に取り組むことが求められる。また，不審者に対する避難訓練を実施するなど子ども自身にも年齢に合った安全教育が必要である。

表 10 - 7　テレビ・ビデオの見せ方

① 2歳以下の子どもには，テレビやビデオを長時間見せない
② テレビはつけっぱなしにしない
③ 乳幼児にテレビ，ビデオを1人で見せない
④ 授乳中や食事中はテレビをつけない
⑤ 乳幼児にもテレビの適切な使い方を身につけさせる
⑥ 子どもの部屋にテレビを置かない

(日本小児科医会・子どもとメディア対策委員会:「子どもとメディア」の問題に対する提言, 2008より)

2．子どもの心身症と精神疾患
（1）心身症と精神疾患の概要
　1）病とは　　心身症と精神疾患について述べる前に，病とその原因について整理しておく。「病は気から」のように，病を精神論で片づけ，本人の頑張りで乗り越えられるという考えがある。しかし，特に子どもの場合，本人の努力ではいかんともしがたい因により病になっており，この考えは厳に慎みたい。

　病は，①生体をゆがませるもの，②ゆがみそれ自体，③生体恒常性の反応からなる。生体をゆがませるものを病因と呼び，古典的には外因・内因・心因という分け方をする。ゆがみは因によって引き起こされた生体の状態で，症状や検査値などで表現される。ゆがみとの区別で厄介なのが侵襲に対する生体の反応である。感冒による発熱は，生体のゆがみというよりも生体恒常性の反応ととらえ，むやみと解熱剤を使用しないほうが正しい。

　2）外因・内因・心因　　外因は生体の外部から生体をゆがませる。高温による熱中症，高地での高山病，細菌による感染症，化学物質による中毒症，事故による外傷などである。

　内因は生体の内部から生体をゆがませる。染色体や遺伝子の異常による先天性疾患，悪性腫瘍が代表である。アレルギー疾患は，もともと生体を防御する役割をもつ免疫機構が自らに害をなす状態で，これも内因の一例である。

　心因は人の心のありようが生体にゆがみをもたらす。論が混乱するようだが，いかなる疾患も心のありようから影響を受ける。すなわち，すべての疾患は心因の要素をあわせもっている。「心頭滅却すれば火もまた涼し」「火事場の馬鹿力」などは，心のありようが生体に大きな影響を及ぼす例である。

　3）心身症は身体の病である　　心身症とは，心因が身体に大きな影響を及ぼし，その結果，臓器などの機能や構造に障がいが生じ，身体疾患を呈する状態である。あくまで脳以外の身体の病であり，脳の病だけでは心身症とは呼ばない。ただし，主に心身症を扱う心療内科は，時代の趨勢により心身症のみならず脳の病も扱うことが多い。

　4）アレキシサイミア　　心身症を理解する一つのキーワードである。ギリシャ語の a＝非，lexis＝言葉，thymos＝感情からつくられた造語で，失感情症と訳されることもある。自分の内面の感情への気づきが乏しい状態とされるが，

より広く，自分のからだから発せられているメッセージを聞きとれていない状態と考えるのが適切であろう。

極度のストレスや疲労にさらされると，生体は「疲れたから寝る」「このままでは倒れるから休む」など，自分を守るための内なる声に従ってそれ以上のゆがみを防ごうとする。しかし，その声に気がつかない，あるいは，あえてそれを無視することで，さらなるゆがみが蓄積され，身体疾患が発症するのである。

5）精神疾患は脳の病である　精神疾患は心の病と考えられがちだが，心は脳という身体器官がつかさどっている精神機能のことであり，脳も身体器官の一つである。したがって，精神疾患は脳の病と考えるのが正しく，原則としては身体疾患と同じ扱いで構わない。しかし，人間は心の働きを極度に肥大化させ，心だけが独立国家のような様相を呈している。その結果，脳という特殊な身体器官の病を精神疾患と呼ぶことになり，心理療法などの独自のかかわりが発達したのである。

（2）疾患の例

限られた紙面で子どもの心身症と精神疾患すべてに触れることは困難である。代表疾患を表に示した。詳細は成書を参照されたい。

1）心身症（表10-8～10-10）

① **全身に影響を及ぼすもの：アレルギー疾患（喘息，アトピー性皮膚炎），過敏性腸症候群，頭痛，摂食障害，過換気症候群，起立性調節障害**　身体疾患の検査と治療が最優先される。いずれも慢性に経過し，粘り強い治療が必要となる。身体面にばかり注意が向きがちだが，受容や共感を中心とした心理的配慮を忘れないようにしたい。

摂食障害は死に至ることもある重篤な疾患で，全身管理と心理的アプローチが不可欠である。治癒に至るまでには多くの時間と労力が必要で，関係者全員の協力が欠かせない。

② **局所症状が主体のもの：チック，夜尿・遺尿・頻尿，心因性難聴・心因性視野狭窄・円形脱毛，肩こり**　身体機能が障がいされているが，検査でも異常が出にくい。症状は局所にとどまるが，影響は生活全般に及ぶ。「気のせい」にせず，心身両面からの適切なアプローチが欠かせない。発達という"時の力"を待つしかない場合もある。

表10-8　心身症－全身に影響を及ぼすもの

アレルギー疾患 （喘息，アトピー性皮膚炎）	原因となるアレルゲンの同定とその回避，抗アレルギー薬の使用などが治療の基本である。ストレスや環境の変化が症状を増悪させる。穏やかで規則正しい生活が望ましい。
過敏性腸症候群	緊張により腸管の運動が不規則になり，腹痛，腹鳴，下痢，便秘などを生じる。緊張しやすい性格はすぐには治らず，その人に合わせた対処の工夫が大切である。整腸剤や漢方薬が効果を上げる場合もある。
頭　　痛	子どもでも珍しくない。痛みが段々強くなり，吐気などを伴うときは検査が必要である。散発的で，痛みの部位も一定しない場合は，いわゆる「頭痛もち」であることがある。家族に同じ症状の人がいる場合が多い。
摂食障害	やせること以外にアイデンティティを見いだすことが改善の糸口になる。拒食に至る心理的経緯は複雑で根が深く，治療に難渋することが多い。
過換気症候群	過度の緊張で息が吸いづらくなり，浅い呼吸が頻回になる。体内の二酸化炭素が過剰に排出されると，意識が低下したり手がしびれたりする。周囲がリズムをとり10回/分程度にゆっくり深呼吸させることや，紙バック呼吸が応急処置になる。
起立性調節障害	急に立ち上がったときに立ちくらみが起こり，長時間立ち続けると気分が悪くなる。朝起きるのが苦手で，乗り物に酔いやすく，お風呂でのぼせやすい。自律神経の機能不全である。学校などで不適応があると症状が助長される。規則正しい生活や適度の運動，薬物療法などが検討される。

表10-9　心身症－局所症状が主体のもの

チ　ッ　ク	本質は脳神経のドーパミン系の機能異常が原因の神経疾患である。緊張の度合いによって症状は増減する。緊張しているときよりも，少し緩んでいるときに多く認められる。薬物療法，心理療法，行動療法などが行われる。
夜尿・遺尿・頻尿	生まれてからずっと続いている場合は，排泄機能の発達不全であり心身症の要素は少ない。改善した症状が再発した場合は，環境変化やストレスが関連していることもある。環境調整や薬物治療などが行われる。
心因性難聴 心因性視野狭窄 円形脱毛	耳鼻科，眼科，皮膚科での検索が最優先である。からだに異常がない場合は心因性と考えるが，ストレス源が明らかでない場合もある。"聞きたくないこと""見たくないこと""髪の毛をかきむしりたいこと"などがないかが手がかりになる。
肩　こ　り	肩こりとして自覚されることは少ないが，肩に凝りを触れる子どもは多い。肩に力が入り，背伸びして，毎日緊張して生活していることがうかがえる。過剰適応が続き，無理が嵩じてほかの身体症状が出ないように配慮したい。

③ 子どもではまれなもの：消化性潰瘍，高血圧，不整脈，悪性腫瘍　　成人心身症の代表疾患であるが，子どもではまれである。生活習慣病と呼ばれ，長年の蓄積が発症に関連するためであろう。逆に，小児期からの適切な生活環境により予防できる可能性もある。

2）精 神 疾 患（表10-11～10-17）
① 発達の問題：発達障害　　詳細は第11章を参照。子ども・成人を問わず心身症や精神疾患をもつ場合，発達障害が隠れていて，それが的確にアセスメントされていないことも多い。
② 育ちの問題：不適切な養育，愛着障害　　詳細は第2章を参照。子どもにとって，すべての人間関係の基盤は乳幼児期の母親との愛着形成にある。そこでつまずくとさまざまな問題が生じてくる。
③ 行動の問題：反抗挑戦性障害，適応障害，行為障害　　表面上は行動の問題として表現されているが，本質は内面の感情がコントロールできずに，行動として外側に出てくるものである。信頼できる大人との間で感情のコントロールを乳幼児期から積むことが大切である。
④ 不安の問題：分離不安障害，全般性不安障害，強迫性障害，パニック障害，社会恐怖，トラウマ障害　　人生から不安は取り除くことができず，うまくつき合っていくしかない。不安の勢いが強すぎる場合や，不安をコントロールしたり弱めたりする機能が不十分な場合は不安が心のなかで大きな位置を占め，日常生活に障がいが生じる。
⑤ 気分の障がい：うつ病，双極性障害　　気分は心のエネルギーの量を反映する。心に元気がないと気分は落ち込み，それが続くと何をやっても楽しくなくなる。一方，元気の出ない状態と普通に元気，あるいは過剰に元気という状態が繰り返されることもある。
⑥ 身体表現性障害：身体化障害，転換性障害，心気症　　からだに異常や障がいがないにもかかわらず，からだに関するさまざまな訴えがある状態である。ヒステリーとほぼ同義である。身体各部の痛み，吐気や腹痛などの胃腸症状，まひや脱力などの神経症状，心因性難聴や心因性視野狭窄などがある。身体疾患を除外するための検査は欠かせないが，異常がみつからずに詐病（経済的・社会的利益を目的として病気をいつわること）として扱われ，本人は二重につ

第10章　子どもの生活環境と精神保健

表10-10　心身症－子どもではまれなもの

消化性潰瘍	子どもで胃付近の痛みを訴える場合のほとんどは，胃ではなく腸管の問題であり，過敏性腸症候群であることが多い。
高血圧	子どもの高血圧では必ず基礎疾患の精査を行う。
不整脈	同じく，基礎疾患の精査を行う。
悪性腫瘍	純然たる身体疾患だが，発症や治癒回復過程に心理的要素が強く影響することが明らかになっている。心理腫瘍学，精神神経免疫学などの研究により，心理状態が腫瘍の増殖に強い影響を及ぼすという。

表10-11　精神疾患－育ちの問題

不適切な養育	虐待より広い意味に使われる。身体的虐待のみならず，心理的虐待や育児を行わないネグレクトもクローズアップされつつある。人生のあらゆる局面において，不適切な養育による影響から逃れることはできない。
愛着障害	すべての人間に警戒をあらわにする"抑制型"と誰にでも好意をあらわにする"脱抑制型"に大別される。近年，統制のとれてないという意味でdisorganized（分裂した）愛着障害というカテゴリーが提唱されている。

表10-12　精神疾患－行動の問題

反抗挑戦性障害	半年以上継続する拒絶的，反抗的，挑戦的態度。しばしば口論をし，かんしゃくを起こし，指示に従わず，大人をいらだたせる。生まれつき我慢が難しく，衝動性が高い場合もあるが，多くは環境との相互作用で反抗的態度が持続してしまう。
適応障害	何らかのストレスにうまく適応できず，気分が落ち込んだり，不安にかられたり，社会的な行動がうまくいかなくなったりする状態。ストレスといっても単なる環境変化のことも多い。転校による不登校などが一例である。
行為障害	反社会的行為，たとえば人や動物に対する攻撃，器物破損や放火，窃盗や虚言などを繰り返す。年齢や発達段階によって基準が異なる。多くの場合，いきなり行為障害に及ぶのではなく，問題が長期間解決されず，その結果として行為障害に発展する。「手のかからないよい子」の行為障害は唐突に感じられるが，本人の内面では長年の葛藤が存在する場合がほとんどである。

表10-13 精神疾患-不安の問題

分離不安障害	大切な人から離れることに極度の不安をおぼえる。一般に3〜4歳になれば，親と離れることが可能になるが，さまざまな理由でそれまでの絆が薄かったり，もともと不安の強い子どもはなかなか離れることができない。
全般性不安障害	さまざまなことに絶えず不安をおぼえる。子どもの場合，不安は落ち着きのなさ，過敏，易疲労感，集中困難，易刺激性，睡眠障害などで表現される。安心を処方する。
強迫性障害	強迫は不安の別表現で，あることが気になって仕方がない状態である。それは考えでも行為でもかまわない。気にしても仕方がないと思っても気になってしまう。清潔を心配するあまり何度も手を洗ったり，自分が死んでしまうのではないかと気になって仕方がない状態などである。
パニック障害	突然強い恐怖や不安にとらわれ，めまい，動悸，息切れ，発汗，身震い，現実感の消失や死の恐怖などに強く襲われる。子どもではまれ。薬物治療が効果を上げる場合がある。
社会恐怖	人見知りや対人緊張が強く，他人から注目を集める行為が苦手である。恥ずかしい思いをすることを極度に怖れる。大人とのかかわりだけでなく，子ども集団内でのかかわりが困難になる。
トラウマ障害	死ぬような思いをする程の極度の恐怖（心的外傷＝トラウマ）を経験した後の心的状態をさす。フラッシュバック（トラウマ時に味わったえも言われぬ嫌な気持ちが後になっても何の脈絡もなく再現されること）が日常生活をさまざまに障がいする。最近は，トラウマの拡大解釈が多く，その人にとっての心的外傷すべてをさす傾向にある。

表10-14 精神疾患-気分の障がい

うつ病	気分が落ち込み，何をやっても楽しくない状態で，思考力が低下し，すべてが無価値であるように思われてくる。真面目で他人と群れることが好きな人がなりやすい。子どもの場合，①学校へ行き渋る，②原因不明の頭痛・腹痛・微熱などが続く，③眠れない，食欲がない，④涙もろくなり自分を責める，⑤好きだったことが楽しめなくなる，⑥イライラして攻撃的になるなどで表現される。中学生では4％がうつ病というデータもある。
双極性障害	エネルギーがありあまっている躁状態とうつ状態を数か月単位で繰り返すのが双極性障害1型（躁うつ病）である。双極性障害2型は大きな躁はなく，少し元気で普通に生活している状態と，少し落ち込んで元気のない状態とが交互に出現する。生活の工夫と，適切な薬物治療を行う。

第10章　子どもの生活環境と精神保健

表10-15　精神疾患－身体表現性障害

身体化障害	身体各部の痛み，胃腸症状，神経学的な症状など，多彩な苦痛を訴えるが，検査をしても明らかな異常はない。
転換性障害	ストレスや環境の変化の後に，一つもしくは複数の身体機能の異常を訴える。検査をしても明らかな異常はみつからない。心因性難聴，心因性視野狭窄，心因性歩行障害や偽性けいれんなどである。身体化障害とあわせ，古くからヒステリーと言われていた状態。詐病ではなく本人は苦痛を実感しており，本当のSOSはからだにはないことを意識しておく。
心気症	身体疾患は存在しないのに，自分が重篤な病気に罹患しているのではないかと強く疑ってやまない状態である。

表10-16　精神疾患－意識の問題

解離性障害	人間は目が覚めている状態では意識が途切れずに，ついさっきあったこと，現在のこと，この後に起こることをつなげて連続帯として意識している。解離では意識が低下し，この連続帯が途切れてしまう。普通の人でも一瞬ボーッとしたり，白昼夢のような状態になることがあり，解離の一種と考えられる。精神医学的な解離には，記憶を飛ばすこと（健忘），突然放浪してしまうこと（遁走），人格の交代（多重人格）などがある。いずれも想像を絶する苦痛に見舞われた場合の防衛機制である。痛覚などの知覚や，記憶，意識などを自我から切り離すことによって苦痛から逃れるのである。
解離性同一性障害	多重人格の別名。独立した性格，記憶，属性をもつ複数の人格が1人の人間に現れる。人格の移り変わりには高度の記憶喪失を伴う。実際にはまれである。

表10-17　精神疾患－思春期以降の精神疾患

統合失調症	陽性症状と陰性症状がある。陽性症状は思考の障がい，知覚の障がい，自我意識の障がいなどで，幻聴，幻覚，妄想，考想伝播などがある。陰性症状は感情の障がい，思考の障がい，自発性の障がいなどで，感情鈍麻，疎通性の障がい，常同的思考，自発性低下，無関心などがある。さまざまな病型がある。思春期発症では変な考えにとらわれ，身の回りが無頓着になり，生活が荒廃していくという経緯をとることが多い。早期発見により薬物治療の効果が期待できる。
人格障害	人格が確立した成人にあてはまる概念で，小児期は人格が形成途上にあるため人格障害とは呼ばない。多くのタイプが提唱されており，妄想性人格障害，統合失調質人格障害，統合失調型人格障害，反社会性人格障害，境界性人格障害，演技性人格障害，自己愛性人格障害，回避性人格障害，依存性人格障害，強迫性人格障害，抑うつ性人格障害，受動攻撃性人格障害などがある。以前，性格障害と呼ばれていたように，個性の延長線上という考えもある。

らい状態に陥りがちである。心のSOSをからだが代弁していることを忘れないようにする。身体機能に障がいが出るという意味では心身症に属するが，原因から考えると脳の病であり，精神疾患と考えてもよい。

⑦ **意識の問題：解離性障害，解離性同一性障害**　意識の変容が主な病態である。意識を下げることで問題も生じるが，意識を下げて病んだ部分を治癒の方向に進ませようという生体の工夫でもある。

⑧ **思春期以降の精神疾患：統合失調症，人格障害**　思春期以前ではまれな疾患であり，発症は早くても中学生以降である。精神科での対応が不可欠である。

（3）対応の原則（表10 - 18）

　1）症状を資質や能力としてとらえる　強いストレスで身体症状が出る人と心を病む人とがいるように，症状はその人の生まれもった資質に深く関連している。筆者は発熱という形で症状が出る。脳が過剰に回転しやすく，かっとなりやすい熱っぽい性格と対応している。症状はSOSであり，同時に治癒に向けての修復のヒントが多く含まれている。

　2）まず身体疾患の検査と治療を行う　医療で治せる疾患を見逃してはならない。また，身体症状に苦しんでいれば，心理的要因が強くても身体へのアプローチを最初に行う。心理的要因から身体症状に結びつくには複雑な経緯や身体のシステムがからんでいる。もつれた糸をほぐすには，端から少しずつほぐしていくのがコツである。

　3）受容・共感・支持－子どもを支える　治療や介入の原則は人間の自然治癒力を最大限に発揮させることである。

　まず，病んでいる子どもを支える。もがき苦しんでいる子どもを，そのままの状態で支持することから始める。いかなる病，それが気の病であったとしても，子どもは進んで苦しい状態に陥ったわけではない。止むに止まれぬ状況で病になっている。病の状態にある子どもを非難することは厳に慎みたい。親も苦しいが，子どもも苦しい。両方が苦しい状態を何とか受けとめる。

　共感とは相手のストーリーを読み取ってあげることである。子どもの苦しい状態に思いを馳せ，どんな気持ちでいるのか，何とか理解しようとする。

第10章　子どもの生活環境と精神保健

表10-18　対応の原則

(1) 症状を資質や能力としてとらえる
(2) まず身体疾患の検査と治療を行う
(3) 受容・共感・支持－子どもを支える
(4) 環境調整－子どもを取り巻く環境に働きかける
(5) 心理療法－子どものこころへ働きかける
(6) 薬物療法－身体と脳へ働きかける

4）環境調整－子どもを取り巻く環境に働きかける　　親，家庭，地域，幼稚園・保育所，学校などの生活環境が原因になっていることがある。環境が変化しないと，弱者である子どもへしわ寄せがいってしまう。

　園や学校などに原因がありそうなら，そちらに働きかける。親や家庭の場合は，親自身の生育環境も強く関連するので，一朝一夕には改善しない。

　些細なことでも子どもには強い影響を及ぼす。感受性の鋭いデリケートな子どもであれば特にそうである。働きかけるべき環境とは，不適切な養育などの大きな要因だけではない。

5）心理療法－子どものこころへ働きかける　　子どもを支え，環境調整をするだけで多くの場合は自然治癒力が働き，病の状態から改善していく。それでもなお介入が必要な場合がある。

　子どもの心理療法は言葉よりも遊びでのやりとりが主である。「遊びをせんとや生まれけむ」のように，子どもにとって遊びは世界を学ぶためのもっとも強力な手段である。親への働きかけを並行して行うとさらに有効な場合もある。

6）薬物療法－身体と脳へ働きかける　　薬物により身体症状を和らげ，治癒に向かわしめる。脳も身体器官であり薬物療法の対象になる。子どもは発達途上にあり，薬物の量や投与のタイミングを慎重に見計らう。特に脳に対する薬物を使用するときは，必要最小限にとどめ，作用と副作用のバランスを常にモニターする。自然治癒力を活性化するという意味からも，漢方薬の効能に習熟していると治療の幅が広がる。

　子どもや親にとって，すべての治療的介入は異物である。簡単な心理療法といえども，治療をめざしたすべてのかかわりは必ず副作用を伴うことを忘れてはならない。

考えてみよう

1. 自分自身の子どものころと今の子どもの生活環境の違いをあげ，それぞれの良い点と悪い点を考えてみよう。
2. 年齢ごとの発達の特徴をまとめ，しつけや教育の留意点を表にまとめよう。
3. 心身症と精神疾患の違いを考えてみよう。
4. 心身症と精神疾患の代表疾患をあげてみよう。
5. 対応の原則を考えてみよう。

参考図書

- 神田橋條治：「現場からの治療論」という物語，岩崎学術出版社，2006
- 冨田和巳編：小児心身医学の臨床，診断と治療社，2003
- 村瀬嘉代子・中井久夫：小さな贈り物－傷ついたこころにより添って，創元社，2004
- 山中康裕：少年期の心　精神療法を通してみた影，中央公論新社，1978
- 中根　晃・牛島定信・村瀬嘉代子編：詳解　子どもと思春期の精神医学，金剛出版，2007
- マイケル ラター・エリック テイラー著，日本小児精神医学研究会訳：児童青年精神医学，明石書店，2007
- 土居健郎：方法としての面接　臨床家のために，医学書院，1992
- 寺澤捷年：症例から学ぶ　和漢診療学　第2版，医学書院，1998

第 11 章

子どもの心の健康とその課題
―発達障害を中心に―

本章のねらい

子どもの心の健康にかかわる諸問題は，非常に広範囲に及ぶ。その現れは，いわゆる心身症や登園しぶり，不登校などであることが多い。原因として生育環境に大きく影響を受けている場合もあれば，子ども自身に内在する病理性に起因する場合もある。前者は，保護者の心身の健康状態や家族としての機能などが深くかかわっている。後者は子ども自身に診断名がつく場合で，最近では発達障害との関係が注目されるようになっている。もちろん，両者が混在することも少なくない。

ここでは発達障害という用語の歴史的な変遷について理解するとともに，発達障害者支援法における発達障害の定義を理解し，その中で扱われている主な疾患として自閉症，アスペルガー症候群，注意欠陥多動性障害，学習障害，言語発達遅滞について，概要・症状・病態を理解するとともに，子どもの保健上で留意すべき事項の習得をねらいとした。

キーワード

発達障害，発達障害者支援法，自閉症，アスペルガー症候群，注意欠陥多動性障害，学習障害，言語発達遅滞，精神遅滞，脳性まひ

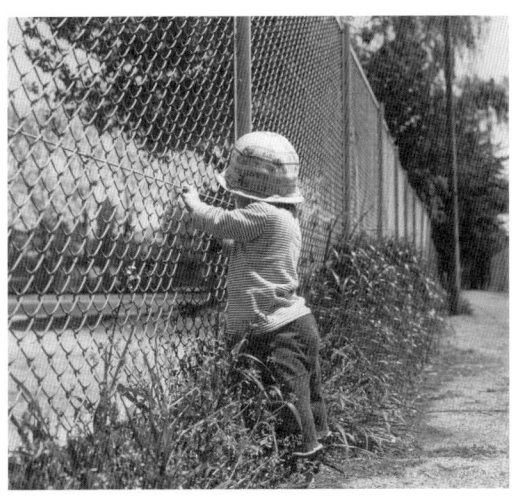

1. 発達障害の概念
(1) アメリカでの経緯

　発達障害という用語のはじまりは，1963（昭和38）年にJ.F.ケネディが精神遅滞の予防，治療，対策の法律を制定するために設置した委員会にまで遡る。やがてその委員会からの提案はアメリカ公法（発達障害サービス法）として結実し，**表11-1**に記した発達障害の概念へと発展し，知的障がい，自閉症，脳性まひ，てんかん，脳機能障害(学習障害など)，感覚障害の6つが発達障害と称されるようになった。

　つまり，発達障害とは，「発達期に生じた慢性の非進行性の脳損傷から生じる障害で，生活上の困難が現在から将来にわたって持続するもの」ということになる。

　福祉行政の立場から出発した発達障害であったが，1987（昭和62）年に発刊された米国精神医学会の分類と診断の手引き（DSM-III-R）では，発達障害(Developmental Disorders)として，①精神遅滞，②広汎性発達障害，③特異的発達障害，④その他の4つを包括する概念として登場した。しかし，改訂4版(DSM-IV)では発達障害という大きなくくりがはずされ，それぞれの疾患が独立するに至った。その理由は行政施策として，福祉サービスを提供するうえでは発達障害というまとまりをつくることに大きな意義がある。しかし，医学では疾患の違いを明らかにし，特異性のある治療法を見いだすことが重要とされるためであろう。

(2) 日本の発達障害者支援法

　日本では2005（平成17）年4月に施行された発達障害者支援法によって発達障害が定義された（**表11-2**）。これは，①自閉症，アスペルガー症候群その他の広汎性発達障害，②学習障害，③注意欠陥多動性障害という疾患に加えて，その他として「政令で定めるもの」から構成されている。この法律には，人口に占める割合が高いのに，これまで福祉の対象とされてこなかった疾患を取り上げるという意味合いがあった。そのため脳性まひや精神遅滞に関しては，前者は身体障害者福祉法で後者は知的障害者福祉法という法律によって，すでに福祉施策の対象となっていることから，発達障害者支援法では対象に含めてはいない。

第11章 子どもの心の健康とその課題―発達障害を中心に―

表11-1　アメリカ公法における発達障害の定義

A．精神的障がい(mental impairment)または身体的障がい(physical impairment)をもっている者，または精神的障がいと身体的障がいを合わせもっている者。
B．22歳以前に障がいが出現している者。
C．将来とも障がいが続くと思われる者。
D．次のような主たる生活能力のうち，3つまたはそれ以上の項目で重大な機能上の制限がある者。
　　1　身辺の自立　　2　受容言語と表出言語　　3　学習能力　　4　移動能力
　　5　自己統制　　　6　生活の自立　　　　　　7　経済的自立
E．特別な領域や2つ以上の頷域にわたる総合的な処置や療育や，個別に調査されたサービスを生涯にわたって，また継続期間を拡大して必要としている者。

(山下　巧，1985)

表11-2　発達障害者支援法（第2条）による発達障害の定義

自閉症，アスペルガー症候群その他の広汎性発達障害，学習障害，注意欠陥多動性障害その他これに類する脳機能の障害であってその症状が通常低年齢において発現するものとして政令で定めるものをいう。

（3）発達障害という用語

　これまでの医療分野が取り扱ってきている発達障害には，前述した知的障がい，自閉症，脳性まひ，てんかん，脳機能障害（学習障害など）などが含まれて使われることがあり，法律上や行政上の発達障害とは定義や包含される範囲が異なっている。また，同じ医療職であっても小児科医と精神科医では，意識下にある発達障害の範囲は異なるであろう。
　医療に携わる職種と福祉や教育に携わる職種とで大きな食い違いが生じないよう，発達障害という用語のはじまりからその意味するところの変遷について記した。子どもの保健にかかわる職種の方々においてもこうした歴史的経緯を踏まえたうえで，発達障害という用語を理解し，使用していただきたい。
　以上を踏まえたうえで，この章では自閉症・アスペルガー症候群，注意欠陥多動性障害，学習障害，言語発達遅滞について記載することとする。

2. 自閉症・アスペルガー症候群
(1) 自 閉 症
　自閉症とは，表11-3に示した3つの症状がすべて認められるものをいう。簡単に表現すれば，対人的相互反応の障がいとは，人とうまくつきあうことの障がいであり，コミュニケーションの障がいとは，言葉はもとより身振りや目線などの非言語的な意思伝達にも障がいがあることであり，興味や活動の限定的，反復的，常同的な異常とは，同じ動作を繰り返したり，あるものにこだわったりすることである。
(2) アスペルガー症候群
　アスペルガー症候群とは，上述した3つの障がいのうちコミュニケーションの障がいはないが，その他の2つの障がいは認められるものをいう。具体的には2歳までに単語が使えて，3歳の時点で2語文が日常的に使えている状態をさす。どちらも広汎性発達障害というおおきなくくりに含まれる。
(3) 自 閉 症 状
　よくみられる自閉症状には視線の合いにくさ，こだわり，パニック，感覚過敏・鈍麻，嗜好・嫌悪のかたより，奇異なコミュニケーション様式などがある。
　視線の合いにくさは，文字どおり視線が合いにくいということである。一瞬チラッとこちらを見てすぐに視線をはずすというパターンもよくみられる。年齢によっては，しだいに目が合うようになる子もいる。こだわりとは，おもちゃなどの物に対するこだわりだけでなく，手順などへのこだわりや，勝つことへのこだわりなどさまざまなものがある。パニックとは，泣き，奇声，走り回る，自傷，他害などを伴う感情の興奮である。パニックの発生には，こだわりのパターンが乱されたときに出現するなど，何らかの理由や因果関係が存在することもあるが，まったく理由不明にみえることも多い。感覚の過敏とは，音や触覚などに過敏で極端に嫌がることをいう。たとえば，太鼓や打ち上げ花火の音を怖がって耳をふさぐなどの行動がみられる。逆に注射を痛がらないなどの感覚鈍麻を示すこともある。コミュニケーション様式にも特徴がある。エコラリア（反響言語）といって，質問されたときにその返答として相手と同じ言葉を繰り返す仕方や，言葉の最後のイントネーションが上がる，人称の転換（自分をあなたと呼ぶ），会話の間が取れない，一方的に自分の好きなことを話す，

表11-3　自閉症の3つの基本的な症状

1．対人的相互反応の質的な障がい
2．コミュニケーションの質的な障がい
3．興味や活動の限定的，反復的，常同的な異常

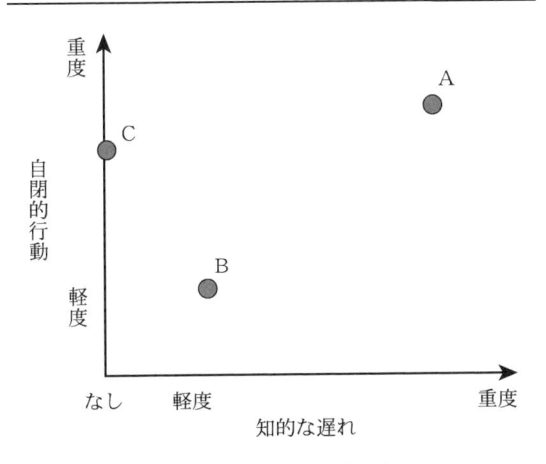

図11-1　自閉症の考え方

会話が成立しにくい，といった特徴がよく知られている。

（4）自閉的行動と知的障がい

　自閉症ではさまざまな程度の知的障がいを伴うことが少なくない。したがって，図11-1に示した2つの軸でとらえると理解しやすい。図11-1のAは，いわゆる古典的な自閉症で，自閉的な行動も知的障がいもともに重度な症例である。おおよそ頻度は2/1,000人程度である。なかにはBのように自閉的な行動も知的障がいも軽度であるという症例も存在する。そしてCのように知的障がいはないが自閉的な行動が明確に認められるという症例も存在する。アスペルガー症候群はCのように縦軸上に位置するものととらえると理解しやすい。このような知的障がいのない広汎性発達障害はおおよそ1/150人程度と考えられている。

（5）原　　因

　原因は脳の器質的あるいは機能的な障がいであるが，実にさまざまな脳の異常が報告されている。どこかの局所的な異常に収束するというよりも，関連す

る神経系統全体の異常や不調和などに着目するとよい。

3．注意欠陥多動性障害・学習障害
（1）注意欠陥多動性障害

　注意欠陥多動性障害（Attention Deficit/Hyperactivity Disorders;ADHD）とはその発達レベルからは理解できない程度に強い過活動，不注意，衝動性を呈する疾患である。過活動とは，おとなしくしておくべき場所でも，ウロウロと動き回ったり，多弁であったりすることをいう。たとえ着席していてもモゾモゾと手足を動かしているなども過活動に該当する。不注意とは，日々の活動で注意力が足りなかったり，話を聞いていなかったり，必要なものをよくなくす，あるいは宿題など集中力を必要とする活動を嫌うことをいう。衝動性とは思いつくとやらずにいられない状態で，順番が待てなかったり，人を遮って話しかけてきたり，他人の活動を邪魔したりすることをいう。

　診断は行動観察を主とした診察や詳細な問診によって行われている。過活動，不注意，衝動性という行動は，子どもであれば多少なりとも健常児においても認められる行動である。したがってこれらを症状として位置づけるには，表11－4に示した要件が満たされていることを慎重に検証することが求められる。

（2）学習障害

　学習障害とは，知的な遅れや視聴覚障がいがなく，十分な教育歴と本人の努力があるにもかかわらず，その知的能力から期待される文字の読み書きや計算などの習得に困難がある状態をいう。障がいされている能力によって読字障害，書字障害，算数計算障害に分類される。表11－5に主な症状を示した。

　読字障害と書字障害の合わさったものをディスレクシアと称し，これが学習障害の中核と考えられている。ディスレクシアの基本的な病態は，表記された文字を対応する音（オン）に置き換えるという解読の障がいであると考えられている。また脳の病理所見や家系解析からの遺伝的な知見も多く報告されており，発達の過程で文字の読み書きに障がいを示す臨床的な疾患単位を示していると考えられる。日本語は音（オン）と文字との対応が比較的良好なために，小学校高学年になるとさほど音読が困難ではなくなるが，中学生になって英語学習が始まると新たな困難が出現する。英語は音韻とスペルの対応が日本語よ

表11-4　ADHDを診断する際に留意すべき要件

異常性	生活年齢や発達年齢に比し，明らかに頻度が多かったり，程度が強かったりすること
持続性	ある程度の期間（通常は6か月以上）持続して認められること
普遍性	状況に依存せずにその行動が出現すること
不利益	その行動のために周囲や本人自身に不利益が生じていること

表11-5　学習障害の主な症状

学習障害のタイプ	症　状
読字障害	① 文字を一つひとつひろって読むという逐次読みがある ② 単語あるいは文節の途中で区切ってしまう ③ 読んでいるところを確認するように指で押さえながら読む ④ 文字間や行間を狭くするとさらに読みにくくなる ⑤ 一度，音読して内容理解ができると2回目の読みは比較的スムーズになる ⑥ 文末などは適当に自分で変えて読んでしまう ⑦ ページの読み始めに比べると終わりの読みは格段に誤りが増えるなど疲れやすい
書字障害	① 促音（「がっこう」の「っ」），撥音（「とんでもない」の「ん」），二重母音（「おかあさん」の「かあ」）など特殊音節の誤りが多い ②「わ」と「は」，「お」と「を」のように耳で聞くと同じ音（オン）の表記に誤りが多い ③「め」と「ぬ」，「わ」と「ね」，「雷」と「雪」のように形態的に似ている文字の誤りが多い ④ 画数の多い漢字に誤りが多い
算数計算障害	① 10の分解合成ができない ② 位取りが理解できない ③ 量の単位を間違う ④ 図形の認知や構成ができない

りも複雑なため，読字障害や書字障害が日本語よりも顕著に現れる。

　算数計算障害の病態はまだよくわかっていない。ターナー症候群や脆弱X症候群の保因者女児，未熟児出生などに合併することが報告されている。また，ディスレクシアやADHDに合併することも多い。

　学習障害にADHDが合併している場合では，行動上の問題は注目されるが，学習障害としての症状に目が届かないことも少なくない。治療経過のなかで

ADHDの症状の緩和がうまくいったにもかかわらず，学業不振が顕著である場合には，表11-5にあげた症状の有無に着目してみることも必要であろう。

4．言語発達遅滞

まず，言語発達遅滞という疾患名はないことに注意が必要である。言語発達遅滞という用語は，正確な診断が可能になるまでの言葉の発達が遅れているという状態を表す暫定的な症状名でしかない。

では，言葉の遅れとはどのような状態をいうのであろうか。言葉の発達は個人差や性差が大きく，また同一個人でも時期による違いが大きい。したがって，言葉の遅れとする基準は厳密で詳細なものよりは，大まかでゆるやかなものに設定しておくとよい。またこうした遅れは「評価した時点」での遅れであって，将来も遅れるかどうかを予見したものではない。乳幼児健診などで言葉の遅れを保護者に伝える場合には，このことに十分に留意する必要がある。表11-6に言葉の遅れとする基準を示した。

言語発達遅滞の原因には大きく3つのものが存在する。

（1）疾患の症状としての言葉の遅れ

表11-7にあげた疾患を原因とした言葉の遅れがある。精神遅滞がもっとも頻度が高い。注意欠陥多動性障害も3歳ごろには言葉の遅れを指摘されたが，その後おしゃべりになって困っているということも多い。自閉症ではすべての症例が言語発達遅滞という状態を呈するが，4～5歳ごろに会話が成立する程度まで，言語が発達してくることもまれではない。場面緘黙（かんもく）では，慣れた人や場所だと話すことができるとされているが，緘黙となってしまう場面が多くなると言語発達にも悪影響が生じうる。

その他，染色体異常や奇形症候群，筋疾患，代謝疾患，変性疾患，脳腫瘍などでも言葉の遅れは生じる。随伴する症状や経過の中で言葉の遅れが顕著になってくる場合には，進行性の疾患が背景に潜んでいないか注意が必要である。

（2）生理的範囲の言葉の遅れ

いわゆる発達のずれとも呼ぶべきもので，病的な意義はない。一般的には男児では女児に比べて言葉の発達は遅いことが多いとされている。また，家族性に言葉が遅いこともあり，きょうだいであるいは親子で同じ年ごろに同じよう

表11-6　言葉の遅れとする基準

健診時期	言語表出	言語理解
1歳6か月	有意味語が1～2個以下 (掛け声は除く)	依頼文の理解ができない (「ごみを捨ててきて」など。ただし動作で指示しないことが大切)
3歳	2語文が出ていない (使用できている2語文とする)	何（だれ）が？を含む質問が理解できない (「誰ときた？」「お母さんの車は何色？」など)

表11-7　言語発達遅滞の主な原因

1）疾患の症状としての言葉の遅れ
　①　精神遅滞　　　　　②　自閉症　　　　　③　注意欠陥多動性障害
　④　特異的言語発達障害　⑤　聴覚障害　　　　⑥　場面緘黙
　⑦　脳性まひ　　　　　⑧　学習障害　　　　⑨　その他
2）生理的範囲の言葉の遅れ
3）環境の影響

な言葉の遅れを示すが，後の発達には影響しないという場合もある。
　しかし，生理的な遅れの範囲にも限度があり，おおよそ1年以上の遅れがある場合には，たとえ保護者への安心のためであっても，安易に大丈夫といわず，専門医を紹介するべきである。

（3）環境の影響

　不適切な言語環境で養育されると，言葉が遅れるなどの影響が出現する。さまざまな被虐待事例にみられる言葉の遅れやコミュニケーションの障がいが環境の影響の深刻さを示している。虐待とまでいかずとも，養育者がテレビや携帯電話，メールなどに夢中で，乳幼児からの働きかけに応じない場合にも，言語発達への悪影響が懸念される。子どもからの働きかけに適切に応じることが子育ての基本の一つであるが，この基本的なやりとり関係が損なわれると言葉の発達や情緒の発達に重大な影響を及ぼす懸念がある。

考えてみよう

1. 言葉が遅いことを心配する保護者へのアドバイスを考えてみよう．
2. 自分の子どもが自閉症ではないかと心配している保護者に紹介できる地元の専門機関をあげてみよう．
3. ディスレクシアの子どもが，家で本読み練習をしてきたのに，学校で「本読みの練習が足りない」と叱られたときの気持ちを考えてみよう．
4. 注意欠陥多動性障害の子どもが，大人から「とにかく黙って座っていなさい」と言われたときの気持ちを考えてみよう．

参 考 図 書

・小枝達也編著：ADHD, LD, HFPDD, 軽度 MR 児保健指導マニュアル　ちょっと気になる子ども達への贈りもの，診断と治療社，2002
・前川喜平・小枝達也：写真でみる乳幼児健診の神経学的チェック法，南山堂，2007
・小枝達也編著：5 歳児健診　発達障害の診療・指導エッセンス，診断と治療社，2008

第12章

保育環境と衛生・安全管理

本章のねらい 　1歳以降の子どもの死因は，不慮の事故が毎年ほぼ第1位である。子どもは，その発育・発達段階に応じたさまざまな危険にさらされている。また，事故の直接的な原因のかげには，いろいろな潜在危険がある。子どもがさまざまな体験を積み重ねて学んでいく自由と，傷害や食中毒，死亡などのリスクとのバランスを適切に考慮しながら，潜在危険を取り除きたい。これらをふまえながら，保育所等における環境整備，衛生・安全・危機管理，災害への備え，事故防止マニュアルの整備を行いたい。また，けがや事故への対応として，けがの応急処置，リスクマネジメント，心肺蘇生法，AEDなどについて述べる。

キーワード 　保育環境整備，衛生管理，食中毒，不慮の事故，自殺，窒息，交通事故，溺死，けが，負傷，事故の原因，潜在危険，安全管理，安全教育，事故防止マニュアル，危機管理，応急処置，一次救急救命

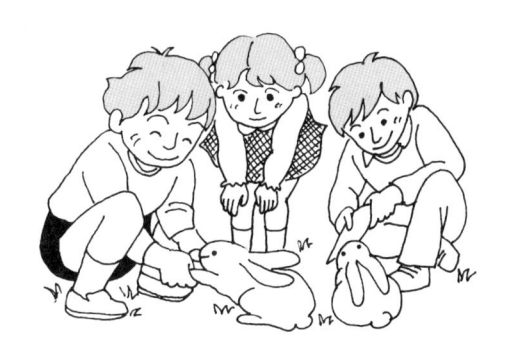

1．保育環境整備と保健

　施設の温度，湿度，換気，採光，音などの環境を常に適切な状態に保持するとともに（図12 - 1～3），施設内外の設備，用具などの衛生管理に努める（図12 - 4～6）。

　季節や施設の立地条件によってはエアコンや加湿器なども活用しながら，室温，湿度を調節し，換気を行い，部屋の明るさ，音や声の大きさなどにも配慮する。心身の健康と情緒の安定を図るには，部屋の空気が悪かったり，明るすぎたり，暗すぎないように注意することが大切である。また，危険な箇所がないように点検し，衛生管理を行う。

2．保育現場における衛生管理

　乳幼児は，心身ともに未熟で抵抗力が弱く，容易に病気や感染症にかかる。そのため，日頃から清掃，消毒などに関するマニュアルを活用し，常に清潔な環境を保ちたい。その際，清掃薬品・消毒薬などは鍵のかかる場所，または子どもの手の届かない場所で保管，管理し，安全の徹底を図る。保育所では，保育室，トイレ，調理室，調乳室，園庭，プールなどの衛生管理に配慮する必要がある（表12 - 1）。

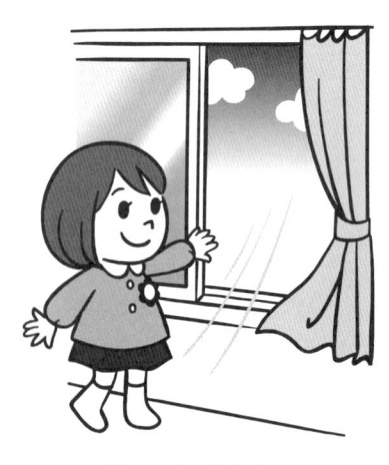

図 12 - 1　換気する

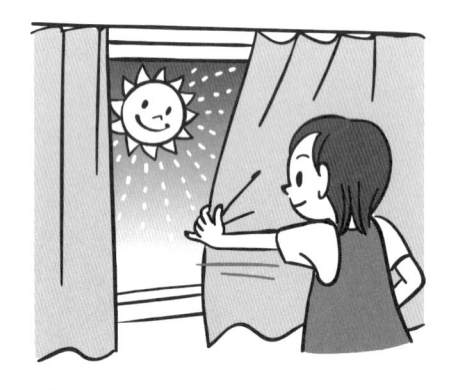

図 12 - 2　カーテンで日差しをさえぎる

図12-3　電灯の下で仲良く遊ぶ

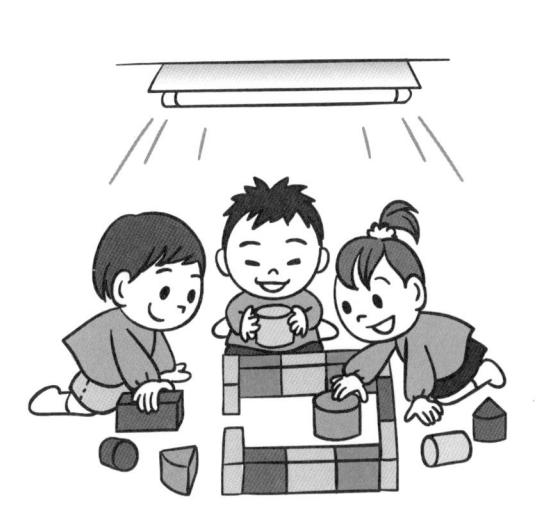

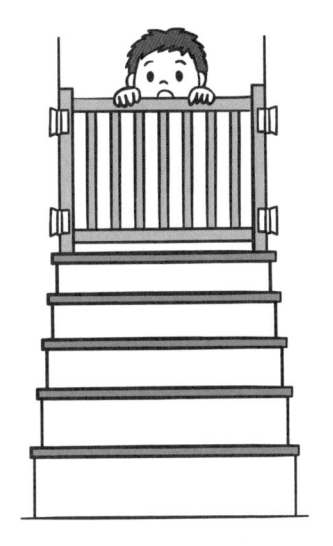

図12-4　階段から落ちないように柵を取り付ける

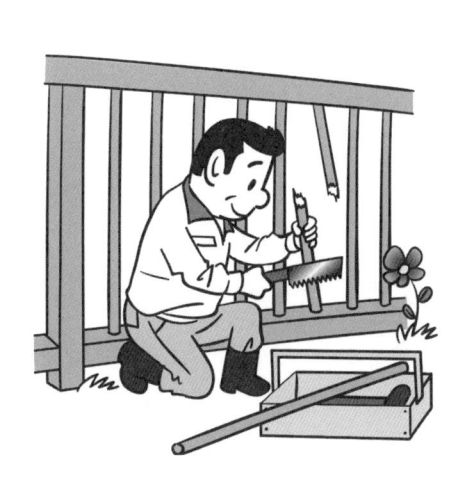

図12-5　危険なところを直す

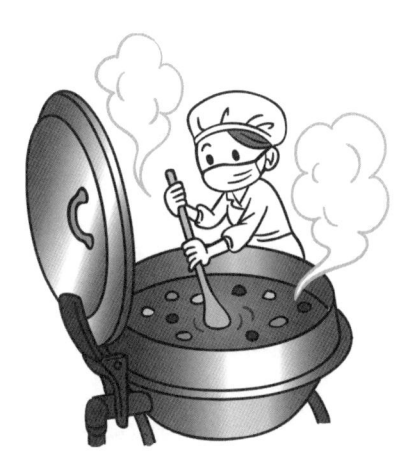

図12-6　衛生管理に努めながら給食を準備する

（1）食中毒への対応

1）食中毒発生直後の対応　複数の人がほぼ同時に嘔吐・下痢・腹痛などの症状を発生させて食中毒が疑われたら，対象となる人は別室に隔離し，子どもの場合は保護者に連絡するとともに医療機関への受診を求める。また，嘱託医や保健所・関係機関と連携し迅速に対応する。嘔吐物・便などは迅速かつ的確に処理・消毒を行い，二次感染の予防に努める。その際，マスク・使い捨て手袋などを用いることが望ましい。また，手指の消毒を徹底する。施設長や栄養士・看護師等は，入所児・家族・職員の健康状態を確認し，症状が疑われる場合は医療機関への受診を勧める。

2）保健所の指示　食中毒発生時は，保健所の指示に従い，給食の中止，施設内の消毒，職員や子どもの手洗いの徹底などを実施する。また，必要に応じて，行事を控えるなど感染拡大を防ぐよう配慮する。

3）食中毒の予防等　衛生管理の一環として，調理前の食品の管理や職員が確認するべき事項について計画表を作成するとともに，食中毒発生時に原因究明が行えるよう検食と記録を取り，保管する。食中毒の発生に関するマニュアルを作成し，職員全員への周知を図る。また，子どもが調理体験をする場合，衛生・安全面での事故を防止するため，留意すべき点検項目を作成し，周知徹底することが望まれる。

（2）子どもへの衛生指導

日常的な保育を通じて基本的な清潔の習慣が身につくよう配慮する（図12-7）。特に手洗いは重要であり，正しい手の洗い方を指導する。動物の飼育をしている場合は，世話の後，必ず手洗いとうがいを徹底する。また，調理体験の際は，服装，爪切り，手洗いなど衛生面，そして，調理器具への安全面の指導に留意する。

（3）職員の衛生知識の向上と手順の周知徹底

1）排泄物などの処理　排便や吐物などの処理に当たっては，手洗いの徹底，使い捨て手袋の使用など，感染防止のための処理方法を周知徹底する。また，感染を広げないように保育中に身につけていた衣服は着替える。

2）調乳など　調乳や冷凍母乳を取り扱う場合や子どもの食事の介助の際には，衛生に十分配慮する。

第 12 章　保育環境と衛生・安全管理

3）健康管理　　自己の健康管理に十分に留意し，特に感染症が疑われる場合には速やかに報告し，自らが感染源とならないよう適切に対処する。

表 12-1　保育所での衛生管理の項目

保育室	直接口に触れる玩具や，歯ブラシ・コップ，寝具，床，棚などの清潔・清掃 おむつ交換台・トイレ・便器・汚物槽・ドアノブ・手洗いなどの蛇口・沐浴槽などの消毒剤や消毒液などを用いての清掃
調理室と調乳室	室内及び調理・調乳器具，食器，食品の品質管理 入室の際の白衣（エプロン）や三角巾の着用とその清潔
園庭や砂場	動物の糞尿，樹木・雑草の管理，害虫などの駆除や消毒 小動物など飼育施設の清潔など
プール	消毒や水の管理，安全管理の徹底 特にビニールプール使用の際の感染症の予防など

○石けんをつけて，手を洗う

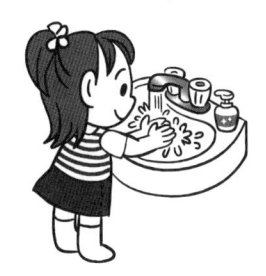

○うがいをする

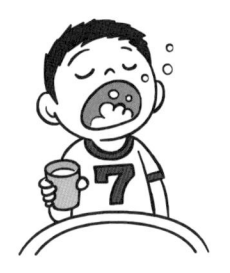

○手や足の爪を切る
（大人に切ってもらう）

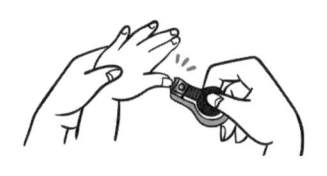

○おしりをきれいにふく

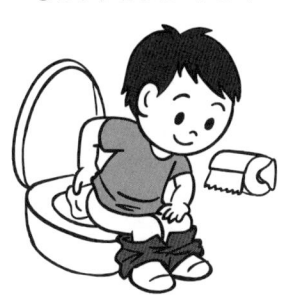

図 12-7　基本的な清潔の習慣

3．事故防止と安全対策・危機管理

（1）子どもの死因として多い不慮の事故と自殺

　乳児の死亡数と，その中に占める不慮の事故死の年次推移，及び割合を表12 - 2に示す。乳児の不慮の事故による死亡数は，1950（昭和25）年以降，年々減少しているが，感染症など他の死亡率の減少ほど顕著でない。また，1歳以降の子どもの死因は，不慮の事故が毎年ほぼ第1位を占めている（第1章 図1 - 5〜1 - 8参照）。交通事故死数は最近，酒酔い運転取り締まり強化のため減少しているが，10歳代の子どもの自殺は増加している。

（2）年齢により異なる死亡事故

　不慮の事故などによる2010（平成22）年の死因別死亡数とその割合，及び自殺数を年齢階級別に表12 - 3に示す。子どもの事故の種類や起こり方は，心身の発育・発達段階と深くかかわっているので，子どもの年齢によりどのような事故死を起こしやすいかは異なっている。保育士等は，子どもの発達特性と事故とのかかわりを理解することが望まれる。以下，年齢階級別の事故の特徴を述べる。

　1）0歳児　　寝ていることが多い0歳児は，吐物や異物などが気道を閉塞して生じる「不慮の窒息」が多い。乳児期前半では，母乳やミルク，また離乳食などを吐いた時に気道をつまらせたり，柔らかい敷き布団の上にうつ伏せに寝ていて，また掛け布団をかけ過ぎて鼻と口をふさがれたりする。

　さらに何でも口のなかに入れたがる乳児期後半になると，小さな物を自分でつまんで口のなかに入れ，気道をつまらせたりする。ピーナッツのような豆類は，のどや気管の中に入ると水分を吸収し，大きくなって取れにくくなるので，特に危険である。小さな物は，乳児の手の届くところに置かない注意が必要である。

　2）1〜4歳児　　危険な状況を十分には理解できないにもかかわらず，行動範囲がしだいに広がっていく1〜4歳児は，「交通事故」と「不慮の溺死」が多い。交通事故死のほとんどは自動車事故である。低年齢児では，子どものからだにあったシートベルト未着用のまま発生する乗車中の事故死，また年齢とともに，外遊びをしていて道路へ急に飛び出したり，車の直前直後の横断による事故が多くなる。

表 12-2　乳児死亡に占める不慮の事故の割合（1950年～2010年）

年　　次	1950	1960	1970	1980	1985
乳児死亡数（人）	140,515	49,293	25,412	11,841	7,899
不慮の事故，実数 （百分率）	2,189 (1.6)	1,315 (2.7)	1,142 (4.5)	659 (5.6)	451 (5.7)

年　　次	1990	1995	2000	2005	2009	2010
乳児死亡数（人）	5,616	5,054	3,830	2,958	2,556	2,450
不慮の事故，実数 （百分率）	346 (6.2)	329 (6.5)	217 (5.7)	174 (5.9)	124 (4.9)	113 (4.6)

（厚生労働省：人口動態統計 より）

表 12-3　年齢階級別にみた不慮の事故の死因別，死亡数と割合，および自殺数（2010年）
実数（百分率）

死　因	0歳	1～4歳	5～9歳	10～14歳	15～19歳
不慮の事故 総　数	113人 (100.0%)	151人 (100.0%)	125人 (100.0%)	121人 (100.0%)	424人 (100.0%)
交通事故	9人 (8.0%)	44人 (29.1%)	56人 (44.8%)	45人 (37.2%)	292人 (68.9%)
転落・転倒	4 (3.5)	19 (12.6)	10 (8.0)	11 (9.1)	27 (6.4)
不慮の溺死，及び 溺水	6 (5.3)	32 (21.2)	34 (27.2)	34 (28.1)	45 (10.6)
不慮の窒息	85 (75.2)	28 (18.5)	10 (8.0)	11 (9.1)	16 (3.8)
煙，火，及び火災 への曝露	3 (2.7)	21 (13.9)	11 (8.8)	13 (10.7)	9 (2.1)
その他	6 (5.3)	7 (4.6)	4 (3.2)	7 (5.8)	35 (8.3)
自　殺	0人	0人	0人	63人	451人

（厚生労働省：人口動態統計 より）

幼児は，具体的に目の前にあるものを自己中心的に考える傾向が強いので，ボールで遊んでいる場合，興味のあるボールのことしか考えられない。そこでボールが道路に飛び出ると，幼児もその後を追って行き，事故にあいやすい。遊び場となる公園などの周囲には，幼児が急に飛び出せないように柵などを設置することが望まれる。

　溺死は1歳児にもっとも多く，0歳児と同様，その約80％は家庭の浴槽の中で発生している。その他，トイレ，洗濯機，ビニールプール，バケツなど，ごく身近な思いもよらぬところで溺水事故は起きる。保護者が目を離したすきに屋内の水たまり場に1人で行って溺死する頻度が高い。夏に比較的多いが，一年中，幼児の溺水事故はみられる。溺水事故は，死亡率が高いのみでなく，たとえ救命できても低酸素状態に陥った脳への重い後遺症が残りやすいので，注意しなければならない。

　3）5〜9歳児　　幼稚園や小学校に通園・通学する5〜9歳児は，自動車による「交通事故」が多い。幼児は遊戯中の，そして小学校低学年児童は，下校中の自動車事故死が比較的多い。外遊びの際に急に道路に飛び出て，また下校時の他，買物や訪問時に直前・直後の横断をして発生することが多い。自宅付近で起きることが多いことにも注意が必要である。

　次に多い「不慮の溺死」は，海，湖，川，プールなどに転落して，または水泳中に発生しやすい。水泳を教える目的として水難防止も大切である。

　4）10〜19歳児　　10〜14歳児の全体的な死亡率は，人間の一生の中でもっとも低いが，死因としては「交通事故」と「自殺」が比較的多い。その誘因となる子どものうつへの適切な対応，また，いじめ対策が重要である。子どもの周囲にいる人たちは，日頃の対話などを通じて子どもの状況を把握し，いつもと異なる異変に気づいたら早めに対応できるようにしたい。

　15〜19歳児では，「自殺」と「交通事故」が急増する。自殺の動機としては，進路など学校問題，うつ病，その他病気の悩みなどが比較的多いので，適切な対応が必要である。また，無謀な運転を避けたり，シートベルトの装着を習慣づけたりする「交通安全」の徹底が望まれる。

（3）事故とけが

1）負傷者数　子どもの事故やけがは，死亡した場合を除けば，全体的に正確な統計はとりにくい。しかし，2009（平成21）年の警察庁の交通事故統計によれば，15歳以下の子どもの交通事故では，年間死者数111人に対して負傷者数は68,834人であったので，死亡者の約620倍の負傷者がいたことになる。

幼児の事故については，一般的に死亡事故1件に対し，医療機関を受診した事故が2,600件，家庭で治療した事故が10万件，無処置で様子をみた事故は19万件発生していると推定されている。

2）子どもの発育・発達と事故の発生　子どもは，小さなけがをして痛い思いを何回もしながら，しだいに自分でけがをしないように気をつけるようになる。したがって家庭内の応急処置で済み，傷のあとを残さない程度の軽いけがや事故はやむをえない。しかし，医療機関受診が必要な事故の発生は，極力さけたい。

乳児期前半は，自ら積極的にからだを動かすことが少ないので，兄姉に抱かれて落とされたり，棚からの落下物など，受け身の事故が多い。乳児期後半になると周囲のものに興味をもち，振ったり，口に入れたり，からだの移動が可能になるので，落ちたり，転んだり，ぶつかったり，熱いものに触れたり，誤飲したり，事故の種類が増えていく。

幼児期前半は，判断力の未熟さやからだを思うように動かせなくて発生する事故が多い。頭が大きく，またからだの平衡をうまく保てず，落ちたり，転んだり，頭や顔のけがが比較的多い。運動能力が発達していく幼児期後半は，とっさの際に手足で事故を防御するようになるので，手足のけがが比較的多くなる。しかし，冒険心や行動の激しさなどから大きな事故につながることがある。

3）事故を起こす子ども　事故を起こしやすい子どもの性格として，落ち着きのない子，好奇心旺盛な子，乱暴な子，依存的な子，注意力散漫な子，動作の早い子，逆に動作の鈍い子，などがいわれている。また，事故の家族集積性は高いともいわれ，子どもを放任したり，十分なしつけをしていない家庭では事故が発生しやすい。

（4）事故の原因

　事故でけがをした子どもの保護者は，もう少し自分が注意していれば事故を防げたと考えることが多い。不慮の事故といっても，ことに子どもの場合，不可抗力で発生する事故は少なく，何らかの原因がかげに潜んでいることが多い。事故が発生するとその原因がはっきりするが，普段はそれが潜んでいるようにみえる。そこで，前述の事故発生要因なども含めて，それを潜在危険という。

　以下に述べる潜在危険は，一つだけでも事故につながるが，いくつかが重なると事故は，より発生しやすくなる。

　1）**不適切な環境**　　子どもが生活する場に，危険なものがあったり，危険な状態が放置されている場合である。たとえば，乳幼児の手が届くところにたばこや薬品，飲み込みやすいもの，刃物，熱いアイロンなどがあったり，危険物があっても散らかっていてわからなかったり，乳児が寝ているベッドの柵が下がっていたり，廊下が滑りやすかったり，段差がある場合などである。

　2）**不適切な服装**　　ここでいう服装とは，衣服の他，装飾品，履物，持ち物などが不適切な場合である。たとえば，着ぶくれていれば動作が緩慢になりやすい。首にかかったペンダントなどのひもはひっかかりやすい。足に合わない靴，ことに大きな靴はころびやすい。大きな荷物はバランスをくずしやすい。

　3）**不適切な行動**　　運動機能が未熟な上，経験も乏しく，知識も不十分なためにみられがちな行動である。たとえば，道路の向こうにいる親をみつけて左右を確かめずに道路に飛び出す，ころがったボールを追ってブランコの脇でも，路上でも取りに行く場合などである。

　4）**心身が不調な状態**　　体調が悪く元気がなかったり，逆に興奮している場合などである。病気で熱がある，疲れている，ぼんやりしている，叱られてしょんぼりしている，忘れ物をしてあわてている，怒っている，はしゃいでいる，などの時に事故が発生しやすい。

（5）事故の防止対策

　子どもの事故防止対策は，大きく分けて安全管理と安全教育に分けられる。子どもの年齢が低いうちは，ことに安全管理が大切であるが，1歳前後からは安全教育を少しずつ行うことが可能になる。いずれにしても家庭や保育者だけの努力ではなく，地域社会全体の協力が必要である。子どもと接するすべての

第12章　保育環境と衛生・安全管理

表12-4　子どもの交通事故の特徴

* 歩行中が最も多く，次に自転車・自動車乗車中である。
* 日照時間・生活様式の違いにより，地域により事故の時間帯が異なる。
* 歩行中では，近くに通学以外で出かける際に，裏通りでの直前・直後の横断と飛び出しが多い。
* 自転車乗車中では，安全不確認と一時不停止が多い。
* 年代経過をみると，1歳以下と小学生以降では負傷者数の減少が少なく，乳児の乗車中事故は死亡率が高い。

(日本小児科学会・小児事故対策委員会　より)

表12-5　車による事故防止対策

* 運転免許証の取得・更新時に子どもの交通事故に対する問題点（①からだが小さいため，自動車から見えにくい，②自分の行動を中断したり停止することが身体的に困難である，③視覚・聴覚認知，予測能力，注意力が劣る，④衝動的な行動をする）を指導する。
* 子どもの命を守るため，また事故による被害を防止・軽減するために，子どもを自動車に乗せるときは子どものからだに合ったチャイルドシートを必ず着用する。締め付け不足，その他，リクライニングの調節不適切，助手席での使用，固定金具・クリップの不備などが多いので，車内のチャイルドシート着用の点検を受けることが必要である。
* 自転車乗車中は(補助椅子に乗せる時も)，転倒や転落によるけがを防ぐためヘルメットを必ず着用する。
* 新学期における交通安全対策の指導を強化する。
* 事故多発時間帯における保護者，子ども，及びドライバーに対する指導を強化する。
* 自宅に近いところは安全であるという先入観を持たないようにする。
* 生活道路での安全対策(車の乗り入れ制限など)，及び子どもの遊び場の確保を推進する。
* 窓を閉め切った車の中は，夏でなくても短時間で車内温度が上昇し，子どもが脱水や熱中症で死亡することがある。子どもが車内の機能をいたずらして事故になることもある。どんなに短時間でも，決して子どもだけを残して車から離れてはいけない。

(日本小児科学会・小児事故対策委員会，厚生労働省：母子健康手帳の様式改正についてなど　より)

大人へ機会あるごとに，安全教育など積極的に行っていきたい。

　子どもの交通事故の特徴を表12-4に，そして車による事故防止対策を表12-5に，また溺水事故防止とやけど防止に関する提言を表12-6，および表12-7に示す。これらは日本小児科学会がまとめた内容であり（一部改変），子どもの事故の特徴をまとめながら，具体的な事故防止対策を示している。車中でのチャイルドシートの正しい着用，自転車乗車中のヘルメット着用，車に子どもだけ残さないこと，浴室での溺水事故防止などがポイントである。

　1）安全管理　　子どものまわりにいる者が，事故の潜在危険を一つひとつ取り除いたり，危険のないように管理して，事故が起こらないようにすることである。ことに乳児や1歳児の事故のほとんどは，事故の主な原因を取り除いたり，注意したり，環境を整備することにより防ぐことが可能である。また，幼児や学童の発育・発達，遊びの発展などに関して，養育に携わる者が正しく理解し，把握して対処することが大切である。

　2）安全教育
　① 子どもへの働きかけ　　子ども自身が自ら安全な生活を行えるように仕向けたり，教えることである。どの年齢の子どもでも，ある環境の中で育った子どもが，まったく違う環境に置かれれば，すぐに事故を起こしやすい。したがって，子どもに何が危険なのか，どのように危険なのか具体的に教えて，どうしたら安全に行動できるか身をもって覚えさせることが必要である。

　生後9，10か月以降の乳児には，熱いやかんや針など，熱い物や痛い物にちょっと触らせて不快な思いを体験させれば，その後は乳児自身からは触れようとしなくなる。すなわち1歳前から条件反射的に安全に対する習慣を少しずつ身につけさせたい。

　1，2歳児は大人のまねをしたがる年齢であるので，道路の歩き方など，安全に対する行動様式を大人の模倣をさせることで安全教育を行いたい。危険なことはさせないようにしていると，してはいけないことを子どもなりに気づきやすい。また，万一危険なことをしたら，その直後にしかる。時間が経過すると，子どもは怒られている意味がわからなくなる。

　3歳以降の子どもは，言葉をよく理解するようになるので，言語理解による安全教育が可能になる。しかし，子どもには危険がどのようなものか理解できな

表12-6　溺水事故防止に関する提言

子どもの溺水事故に関して次の5項目を強調し，事故防止対策について提言する。
1）子どもの溺水事故は，発生頻度が非常に高い。
2）子どもの年齢によって，溺水事故の原因に違いがある。
3）乳幼児は，家庭内での溺水事故の発生が特に多い。
4）溺水事故は，時には死亡にいたる重大な事態を招くことがあり，初期の救急処置が重要である。
5）死亡にいたらないまでも，溺水による後遺症が残りやすい。

1．家庭内で発生する溺水事故の大半は浴室での事故であり，次のような適切な配慮によって，それを未然に防ぐことができる。
　＊浴室の入り口には子どもの手の届かぬ位置に取っ手か鍵を取り付け，子どもが簡単に浴室に入れないようにする。
　＊乳幼児がいる家庭では，浴槽に水を張ったままにしない。
　＊浴槽の蓋はできるだけ厚く固いものにし，子どもが乗っても落ちないようにする。
　＊流し場からの浴槽の高さが低いときには，子どもが転落する危険性があるので，十分注意する。
　＊乳幼児が浴室に入るときは，必ず大人が付き添うようにする。

2．乳幼児は，バケツのような極く僅かな水量でも溺水事故が発生する。特に乳幼児がいる家庭や施設でのビニールプールの使用には十分な注意を払う。また，洗濯機には，乳幼児が容易に覗き込めない工夫をする。

3．海，湖，川，池などの水のある場所には，子どもだけで遊びに行かせない。そのような場所で遊ぶ場合，ライフジャケットの着用などの対策を講じた上で，積極的な遊びを指導する。

4．教育や保育の現場で，安全教育・事故防止指導のより一層の徹底を図り，特に水の事故防止の指導を強化する。

5．日本小児科学会は，関係機関の協力のもとに，子どもとかかわりをもつ人を対象とした救急処置の実習講習会を企画開催する。

6．小児科医は，常に心肺蘇生に対応できるようにその技術を熟知し，さらにできるだけ診療の場にその器材を整備する。

（日本小児科学会・小児事故対策委員会　より）

表12-7　やけど防止に関する提言

子どものやけどの特徴
* やけどは，乳幼児，特に生後6〜23か月児に発生しやすい。男女差はない。
* 不慮の事故の中で重症度が高く，8割以上は通院が必要である。
* 冬，17〜21時に，家庭内，特に居間と台所で発生しやすい。
* やけどの受傷部位は，乳幼児では上肢，学童では下肢が多い。
* 範囲は10％未満が多く，深度は1度が25％，2度が70％である。
* 乳児〜2歳児のやけど防止には，茶碗，魔法瓶，電気アイロン，ストーブなどを注意する。
* 幼児では，茶碗，鍋，ストーブ，カップラーメンなどである。
* 学童では，花火，やかん，鍋などである。

子どものやけど防止に関する提言
* 子どものやけどは，発生頻度，重症度から考えて積極的に防止対策を講ずる必要がある。
* 年月齢によって，やけどの発生パターンはほぼ決まっている。
* やけどの防止活動の主な対象者は，乳幼児をもつ保護者である。指導の場として，乳幼児健康診査などを利用すると良い。生後半年過ぎの乳児の保護者に，頻回にかつ具体的に指導する。乳幼児のほとんどのやけどは，目を離したすきに起こる。前もって，家庭内の熱源を遠ざけておくことが大切である。
* 今後，新しい商品によるやけど，今まで知られていない機序によるやけどが発生する可能性があり，継続的にやけどの情報を収集し，詳細に発生メカニズムを検討する必要がある。

(日本小児科学会・小児事故対策委員会　より)

い場合は多いので，具体的に根気よく安全教育することが必要である。また，毎日の生活の中で，遊びを通していろいろなことを体験させ，運動能力を高めていくことが大切である。

　② **大人への働きかけ**　　親と子がいっしょによく遊んでいる家庭の子どもは，大きな事故の発生が少ない。これは，遊びながら子どもが今，何に興味をもっているか，何をしようとしているかなどを自然に感じとって環境を整えたり，遊びを介して危険を避ける能力を身につけさせやすいためである。

　子どもの発達段階に応じて，環境を整備したり，安全教育をしていける親，子どもに豊かな生活体験を与えることのできる親が，結果的に自主性の豊かな，事故の少ない子どもを育てられる。

③ 月齢・年齢別の事故防止　乳幼児の月齢・年齢にみる起こりやすい事故とその予防のポイントを表12-8に示す。これは母子健康手帳（妊娠届を市区町村に提出すると交付される母と子の健康に関する手帳）に記載されている内容である（一部改変）。子どもの発育過程の中で，いつごろ，どんな事故が起こりやすいか，すべての親が知ることによって，少しでも事故防止が可能になる。

　保育所保育指針，幼稚園教育要領における事故防止対策を表12-9，12-10に示す。子どもが「健康，安全な生活に必要な習慣や態度を身につける」ことをねらいとしている。単なる事故防止というより，人間の生存にとって重要な健康と安全を守る視点でまとめている。従来に比べて力点が置かれている内容は，安全の確保に努めながら，子どもがより積極的な活動や遊び，また運動やスポーツを行うなかで，安全な行動を身につけられるようにすることを年齢や学年別に述べている点，そして，自然災害など緊急時の対策である。

（6）保育所等における具体的な対策

1）日常の安全管理（セーフティマネジメント）　子どもの環境における安全点検表を作成し，施設，設備，遊具，玩具，用具，園庭などを定期的に点検し，安全性の確保や機能の保持など具体的な点検項目や点検日及び点検者を定める。また，遊具の安全基準や規格などについて熟知し，必要に応じて専門技術者による定期点検を実施する。

　子どもが日常的に利用する散歩経路や公園などについても，異常や危険性がないか，工事箇所や交通量なども含めて点検し記録をつけ，その情報を全職員が共有する。

2）災害への備えと避難訓練　火災や地震などの災害発生に備え，避難訓練計画，職員の役割分担の確認，緊急時の対応などについてマニュアルを作成し，その周知を図るとともに，定期的な避難訓練を実施する。避難訓練は，消防署，近隣の地域住民，そして家庭との連携の下に行う。また，災害時に保育所が地域の避難所になることもあり，地域との連携はたいへん重要である。

3）事故防止マニュアルの整備と事故防止　事故防止のために，日常どのような点に留意するべきか事故防止マニュアルを作成し，その周知を図る。

日常的な事故防止：あと一歩で事故になるところであったというヒヤリ・ハット（出来事）を記録し分析して，事故予防対策に活用する。

表 12-8　乳幼児の月齢・年齢別にみる起こりやすい事故とその予防のポイント

年　月　齢	起きやすい事故と，予防のポイント
新　生　児	**周囲の不注意による事故** ＊誤って上から物を落とす 　　→赤ちゃんの周囲を片づける／足元も確認する ＊上の子が抱き上げて落としたり，物を食べさせる 　　→目を離さず，よく言い聞かせておく
1〜6か月児	**転　　落** ＊ベッドなどから落ちる 　　→柵はいつも上げておく／赤ちゃんをソファーに寝かせない **や　け　ど** ＊誤って上から熱い物を落とす，こぼす 　　→赤ちゃんを抱いたままお茶を飲んだり，鍋などを扱わない ＊熱い湯のシャワーをかけてしまう 　　→必ず湯温を確認する
7〜12か月児	**誤飲・中毒・窒息** ＊たばこ，医薬品，化粧品，洗剤など，また，引き出しの中の小物，コイン，豆などを誤って飲む 　　→危険なものや口に入る小さなものは手の届かないところに置く／引き出しにはストッパーなどをつける **や　け　ど** ＊アイロン，魔法瓶やポットなどのお湯 　　→子どもの手が届かないところに置く／食卓テーブル上に危険な物を置かない ＊ストーブなどにさわる 　　→使う場合は必ず柵などをつける ＊鍋にさわる，テーブルクロスをひっぱりスープをかぶる 　　→目を離さない，テーブルクロスをしない，など **転落・転倒** ＊階段，玄関，扉，ベッドなどからの転落 　　→柵など転落防止対策をする **溺　れ　る** ＊浴槽や洗濯機に落ちて溺れる 　　→残し湯はしない／浴槽に鍵をつける／ビニールプールなどで遊ばせるときは絶対に1人にしない **車中のけが** ＊座席からの転落 　　→チャイルドシートで防止する

第12章 保育環境と衛生・安全管理

年　月　齢	起きやすい事故と，予防のポイント
1～4歳児	**転落・転倒** 　＊ベランダや階段などからの転落 　　→踏み台になるようなものは絶対に置かない **やけど** 　＊アイロン，ポットなど 　　→子どもの手が届かないところに置く／食卓テーブル上に危険な物を置かない 　＊ストーブなどにさわる 　　→使う場合は必ず柵などをつける **溺れる** 　＊浴槽に落ちる，水遊び 　　→残し湯はしない／水遊びのときは絶対に子どもを1人にしない，そばを離れない **誤飲・中毒・窒息** 　＊医薬品，化粧品，洗剤，コイン，豆などの他，あらゆるものが原因になる 　　→危険なものや口に入る小さなものは手の届かないところに置く／触れてはいけないものはよく言い聞かせる **交通事故** 　＊道路への飛び出し 　　→必ず手をつないで歩く／車に乗せるときは必ずチャイルドシートを装着する

（厚生労働省：母子健康手帳の様式改正についてなど より）

表12-9 保育所保育指針における安全と事故防止対策

保育の環境	＊子どもの活動が豊かに展開されるよう，保育所の設備や環境を整え，保育所の保健的環境や安全の確保などに努める。
健康と安全	＊子どもの健康及び安全は，子どもの生命の保持と健やかな生活の基本であり，保育所においては，一人一人の子どもの健康の保持及び増進並びに安全の確保とともに，保育所の子ども集団全体の健康及び安全の確保に努めなければならない。
教育のねらいと内容	＊健康，安全な生活に必要な習慣や態度を身につける。 ＊危険な場所や災害時などの行動の仕方が分かり，安全に気を付けて行動できるようにする。
保育への配慮	＊探索活動が十分できるように，事故防止に努めながら活動しやすい環境を整え，全身を使う遊びなど様々な遊びを取り入れる。
安全管理	＊保育中の事故防止のために，子どもの心身の状態等を踏まえつつ，保育所内外の安全点検に努め，安全対策のために職員の共通理解や体制作りを図るとともに，家庭や地域の諸機関の協力の下に安全指導を行う。 ＊災害や事故の発生に備え，危険箇所の点検や避難訓練を実施するとともに，外部からの不審者等の侵入防止のための措置や訓練など不測の事態に備えて必要な対応を図る。また，子どもの精神保健面における対応に留意する。
実施体制	＊全職員が健康及び安全に関する共通理解を深め，適切な分担と協力の下に年間を通じて計画的に取り組む。

（厚生労働省：保育所保育指針（平成20年告示）より）

表12-10 幼稚園教育要領における安全と事故防止対策

ねらいと内容	＊健康，安全な生活に必要な習慣や態度を身に付ける。 ＊様々な遊びの中で，幼児が興味や関心，能力に応じて全身を使って活動することにより，体を動かす楽しさを味わい，安全についての構えを身に付け，自分の体を大切にしようとする気持ちが育つようにする。
留意事項	＊安全に関する指導に当たっては，情緒の安定を図り，遊びを通して状況に応じて機敏に自分の体を動かせるようにする。 ＊危険な場所や事物などが分かり，安全についての理解を深められるようにする。 ＊交通安全の習慣を身に付けるようにする。 ＊災害などの緊急時に適切な行動がとれるようにするための訓練なども行う。

（文部科学省：幼稚園教育要領（平成20年告示）より）

保育体制：子どもの動静については，常に全員の子どもを把握する。観察の空白時間が生じないように職員間の連携を密にする。午睡を含めて，子どもの安全の観察にあたっては，一人ひとりを確実に把握する。

事故が起きた場合：必要に応じて迅速に応急処置，救急蘇生を行うとともに，緊急度に応じて救急車を手配し，保護者及び嘱託医へ連絡する。

保護者への説明：緊急時には早急にまた簡潔に要点を伝え，事故原因などについては，改めて具体的に説明する。

4）危機管理　不審者の侵入や火災，地震，重大事故や食中毒の発生など，子どもに大きな影響を及ぼすおそれのある事態に至った際の危機管理についても，日常的に検討しておく。保育所内で緊急事態が発生した際には，子どもの安全に留意し，適切に対処する。

緊急事態発生後の精神保健への配慮：緊急事態の際には，保育士等は子どもたちが不安にならないよう冷静にふるまうことが大切である。また，保護者に対しても冷静に対応する。

　子どもたちは，緊急事態を目前に体験した場合，強い恐怖感，不安感を抱き，情緒的に不安定になることがある（心的外傷後ストレス障害：PTSD）。必要に応じて，小児精神科医や臨床心理士などによる援助を受けて，子どもと家族への精神保健面への配慮を行う。

4．けがや事故への対応

　家庭でも，保育所でも，子どもの健康と安全に対して環境と衛生・安全の管理に十分配慮し，生命や健康を脅かす事故は絶対に回避すべきである。しかし，軽度なけがはその苦痛や対処を体験しながら成長していくものである。保育者はけがに対して慎重になりすぎて，安全ばかりに目を向ける消極的な保育をするのではなく，「何が危険か」「どうすれば危なくないのか」を学ばせることも必要であろう。

（1）けがの応急処置（図12－8）

　わが国の小児保健の課題のひとつに，幼児期以降の死亡原因第1位を占める不慮の事故の予防があげられる。事故はまず予防が第一であるが，起きてしまったときには，適切な対応や処置がなされたかどうかが重要で，それが生死や後遺症の発生，回復に影響する。したがって，特に以下に示すような，よく起きるけがや深刻なけがの応急処置については，その方法をよく知っておきたい。

　軽度なけがで，処置の必要がないと判断しても，その痛さに共感してやると，子どもは満足して耐えられ，がんばることができるものである。このような場面も大切にしたい。

　1）すり傷・切り傷　　出血がなければ，衣類をぬらさないよう留意して，土など汚れを洗い流す。出血があれば洗った後，ガーゼや救急絆創膏で保護，止血，必要なら消毒をする。消毒液を使用しない場合は，化膿しないよう傷口はよく洗い，食品用ラップフィルムや専用救急絆創膏をあてて乾燥させないようにする。しかし，保育士の行う処置は「治療」ではないので応急処置の域を越えないよう注意する。

　2）骨　折　　子どもの骨折は形状が戻りやすく治癒が早いが，応急処置が予後を左右する。骨折が疑われる場合の医療機関への搬送時には，周辺組織を傷つけないよう，骨折部位の上下の関節より長めの副木をあて，三角巾などで固定して安静を保つようにする。患部を冷やし，心臓部より高い位置に固定して炎症や内出血をできるだけ防ぐ。

　3）脱臼・捻挫　　関節が外れた状態を脱臼という。その部位をできるだけ安静にするため固定して，医療機関を受診し，整復してもらう。脱臼は，いきなり子どもの手を引いたときに肘関節に多くみられる。脱臼しかけた関節が元に戻った状態は捻挫というが，そのときも関節周辺が傷つき炎症が起きるので脱臼と同じように患部を安静に，固定して冷やす。

　4）鼻出血　　細い血管が密集している鼻根部のキーゼルバッハ部位は出血しやすく，一度血管が破れると習慣になりやすい。鼻にガーゼなどをつめ，出血部位を心臓より高くするため，寝転ばないで座らせる。鼻根部を抑えるようにつまんで圧迫する（図12-9）。冷やすと止血しやすい。また，からだを少し前傾に座らせ，口のなかに流れる血液は吐き出させ，後でうがいをさせる。

第 12 章 保育環境と衛生・安全管理

巻きはじめは三角を折り返して重ねるとはずれにくい

末梢から中枢へ向けて巻く
ずれ幅の間隔をそろえると美しく，安定もする

伸 縮 包 帯

屈伸部に適する

1本切り込みを入れ，指を通す

ねじる　折る　裏返して指にはめる

ネット包帯

2本切り込みを入れ，左右の耳を通す

前腕骨折　上腕骨折

三角巾

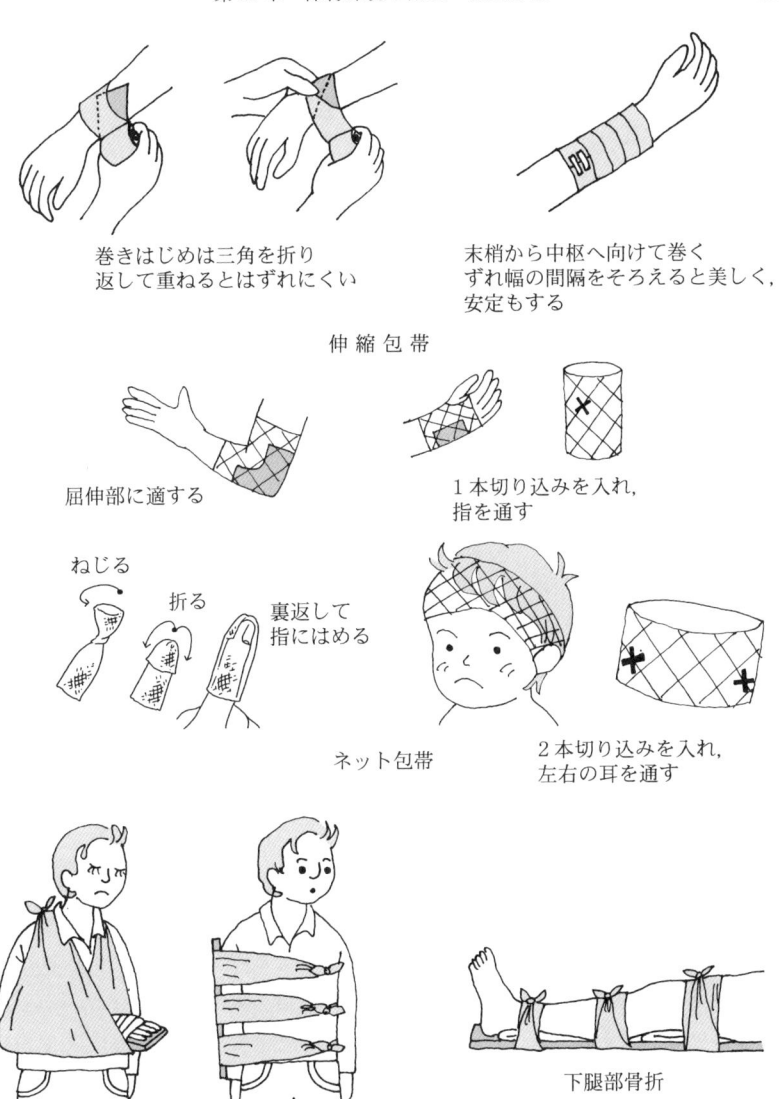

下腿部骨折

図 12-8　よく使われる包帯の種類と使い方

冷やす

鼻の根元をつまむ

口に流れた血液は吐き出す

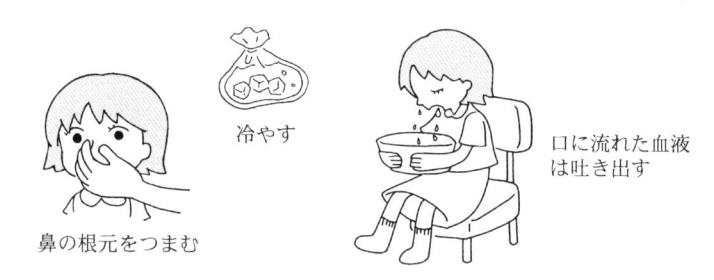

鼻の根元をつまむようにして圧迫し，前かがみの姿勢

図12-9　鼻　出　血

　5）頭部打撲　子どもは転倒・転落，あるいは衝突していろいろな部位をよく打撲する。打った部位やそのときの状況を判断して，必要ならその部分を冷やす。特にそれが頭部なら頭蓋内出血の可能性を考えて対応する。意識障害や嘔吐・嘔気，顔色が悪い場合は救急車を呼ぶ。そのときに何もないと判断しても，また医療機関で大丈夫だと診断されても，事故後24〜48時間は気を緩めず観察を怠らない。特に保育者の交代があるとき，保護者へ引き渡しするときにも，この事態を十分に伝達して，子どもの状態に注意することが重要である。

　6）気管支異物（誤嚥）　あめやこんにゃくゼリー，ピーナッツなどを食べていて，あるいは風船を膨らませて何かの拍子にそれらをのどに詰まらせてしまうことがある。救急車を呼びながら（場合によってはすぐさま自家用車やタクシーで病院に連れて行くこともあるが，病院の受け入れ態勢や交通渋滞のリスクを考える），その間にも背部叩打法，ハイムリック法，また掃除機を利用して吸引するなどをして排出に努める（図12-10）。

　7）誤　飲　6か月ごろになると，手にするものを何でも口に入れようとする。ボタンや硬貨，危険なものにはたばこ，薬，灯油，洗剤などがある。もっとも多いのはたばこで，手を入れて吐かせるだけでなく，医療機関で胃洗浄を行う必要がある。子どもは日々成長するため，届くはずがないと安心している場所に手が届いてしまうこともあるので，吸殻の後始末には気をつけなければならない。化学薬品のなかには吐き出させると逆に危険な場合もある。

　8）熱中症　外気温が高く湿度が高い日は，特に注意する。子どもは夢中で遊んでいるので，保育者が意識して外遊びを制限したり，木陰に入れたり，

第12章　保育環境と衛生・安全管理

片腕で抱え上げて，頭部が低くなるような姿勢にし，もう一方の手の付け根を使って，背中を5回叩く。

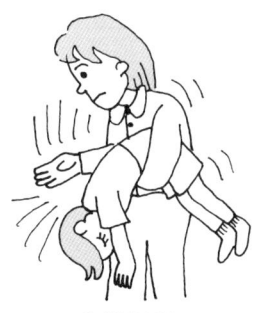

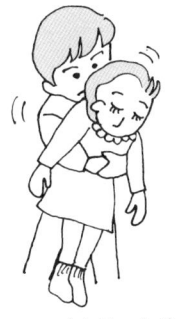

後ろから抱えて，みずおち下方に握りこぶしをあてる。もう一方の手でこぶしを握り，圧迫しつつ上方に一気に押し上げる。

背部叩打法　　　　　ハイムリック法

図12-10　誤飲の処置

園外で屋内に入れないときは，木陰でからだを冷やす

涼しい場所に移し，安静にする水分補給する

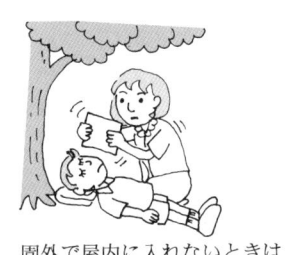

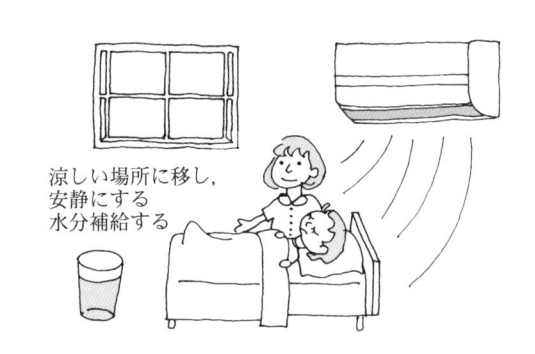

図12-11　熱中症の処置

帽子を着せたり，特に水分補給を促して予防する。体温が上昇し，嘔気・嘔吐，頭痛，意識障害，けいれんなどがある場合は，涼しい場所に移動させ，安静にする。からだを冷やして，上がってしまった体温を下げる。嘔気・嘔吐がなく，意識があれば水分補給をし，重度な場合は医療機関に送る（図12-11）。

　9）やけど　　ストーブや電気ポット，アイロンなどは子どもの近づくところに置かない。スイッチが入っていなくてもコードを抜いておくなど細心の注意を払う。やけどの手当ては，とにかく水道の流水で冷やし続けることである。水疱ができた場合はそれが感染予防の役割を果たすために，破らないように気をつける。洋服を着たまま熱湯をかぶった場合など，無理に脱がそうとしない

表 12 - 11　やけどの分類・症状・応急処置

分類	症　状	応　急　処　置
Ⅰ度	ヒリヒリする　発赤がある	①水道水で冷やす　②手掌より大きいもの，顔面のもの，関節など可動部分のものは受診する
Ⅱ度	強い痛みがある　水疱ができる	①冷やす　②感染予防のために水疱を破らない　③500円玉より大きい場合は受診する
Ⅲ度	皮膚が青白色か，焦げる　皮膚が衣類等に付着している	①冷やす　②衣類が皮膚に付着している場合は無理に脱がせないではさみで切る　③すべて受診する　④瘢痕が残る

で洋服を冷やす。重症度は深度と範囲で判断するが，搬送時にはショック状態を意識して，保温が必要な場合もある（**表12-11**）。

（2）リスクマネジメント

　保育所で事故が起きたら，その様子や行った処置を記録し，場合によっては事故報告書をつくる。保護者にはよく説明する必要がある。客観的で丁重な説明をすることで，家庭でも引き続き適切な対応ができるばかりか，一連の誠意ある対応として，保育所と保護者のトラブルを回避することにもなる。

　事故がなぜ起きたか，また起きそうになったかについて保育者間で情報や経験を共有し，話し合う機会をもつことは今後の事故防止につながる。

（3）一次救急救命：心肺蘇生法とAED（自動体外式除細動器）

　一次救急救命は現場に居合わせた誰でもが行うことができるもので，保育者は子どもの心肺停止の事態に備え，日ごろから研修会の機会を設けて，保育所内や園外保育の場面設定で心肺蘇生法を訓練しておく必要がある。

表 12 -12　子どもの心肺蘇生法（1～8歳）の留意点

1．原則，成人の方法とほぼ同じで，まず，呼びかけによって反応を確認する。
2．助けを呼んで誰もいない場合は，心臓の既往歴がない子どもであれば，まず2分間の心肺蘇生を行い，なお蘇生しないときに119番通報と，AEDの手配をする。
3．気道の確保は頭部後屈顎先挙上法で行い，吹き込み式での人工呼吸は胸が軽く膨らむ程度で2回（省いてもよい）する。
4．心マッサージは乳頭を結んだ部位の胸骨圧迫（1分間に100回の速さ，胸幅の3分の1が沈むような強さ）を30回行い，人工呼吸2回とのサイクルを繰り返す。
5．AEDのパッドは小児用を使用する。1歳未満の子どもには，AEDを使用しない。

AEDは公共施設に設置が義務づけられており，2005（平成17）年のガイドライン改正からは1歳以上の子どもにも使用できるようになった。初めての援助者にもできるように，音声メッセージとランプによって手順を誘導してくれるので，必要なときには躊躇せず使用したい（**表12-12，図12-12**）。

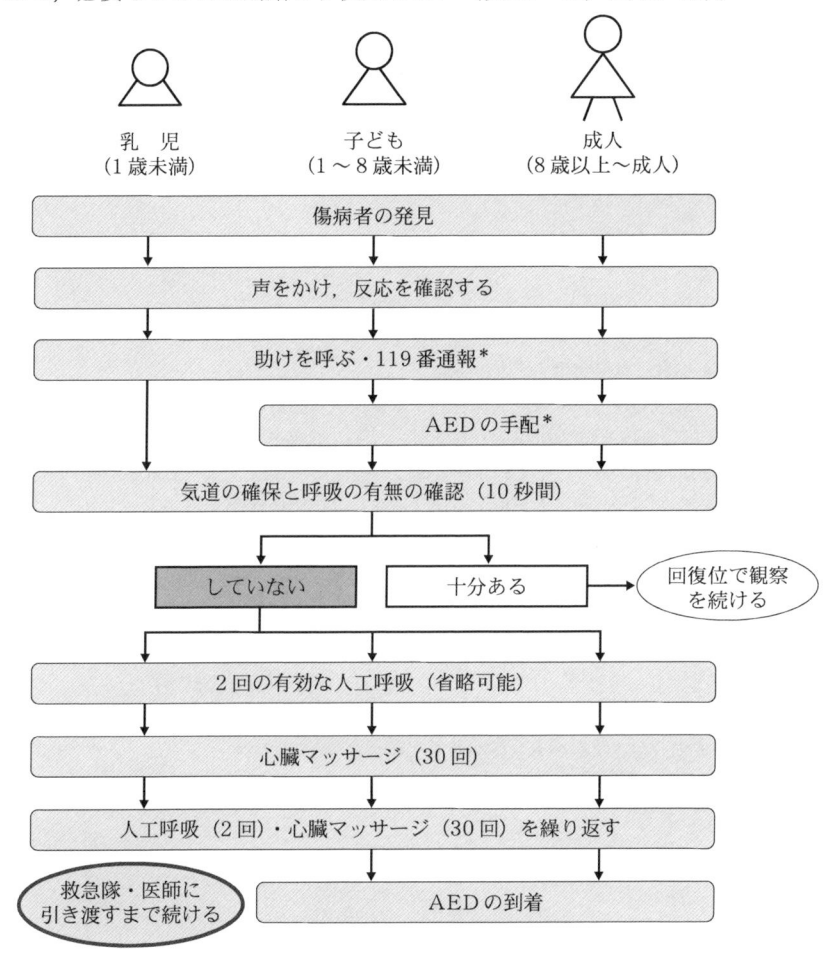

```
    乳児              子ども            成人
 (1歳未満)        (1～8歳未満)      (8歳以上～成人)
```

```
        傷病者の発見
            ↓
      声をかけ，反応を確認する
            ↓
      助けを呼ぶ・119番通報＊
            ↓
         AEDの手配＊
            ↓
   気道の確保と呼吸の有無の確認（10秒間）
       ↓              ↓
    していない      十分ある → 回復位で観察
       ↓                      を続ける
   2回の有効な人工呼吸（省略可能）
            ↓
       心臓マッサージ（30回）
            ↓
 人工呼吸（2回）・心臓マッサージ（30回）を繰り返す
       ↓              ↓
 救急隊・医師に       AEDの到着
 引き渡すまで続ける
```

図12-12 心肺蘇生の流れ
（参考：ガイドライン2005　http://www.jlsa.jp/g2005.html）

＊対象が子どもで，援助者が一人の場合，取り急ぎ2分間の心肺蘇生を行う。それでも蘇生がない場合には，119番通報とAEDの手配を行う。

(考えてみよう)

1. 食中毒を予防するにはどうしたらよいか考えてみよう。
2. 子どもの水の事故が日本でなぜ多いか考えてみよう。
3. 自分が今まで経験した事故は，どのようにすれば防げたか考えてみよう。
4. 保育所における安全管理にはどのようなものがあるか考えてみよう。
5. あなたが住む家の内外で，子どもの生活環境として想定してみて，危険な場所や物を探してみよう。そしてそれはどうすれば安全になるかを考えよう。
6. 盛夏の子どもの過ごし方，真冬の子どもの過ごし方について，それぞれの留意点を考えてみよう。

(参 考 図 書)

- 加藤忠明監修：SAFETY／安全，ドメス出版，2003
- 幼保施設危機管理研究会編：幼保施設等安全・安心ハンドブック，ぎょうせい，2007
- 保育所保育指針，厚生労働省，2008
- 厚生労働省雇用均等・児童家庭局保育課：保育所保育指針解説書，2008
- 母子衛生研究会編：母子保健の主なる統計，母子保健事業団，2010
- 高野 陽，柳川 洋，加藤忠明，中村正雄編著：改訂7版母子保健マニュアル，南山堂，2010
- 恒吉僚子：S.ブーコック：NHKブックス〔808〕育児の国際比較「子どもと社会と親たち」，日本放送出版協会，1997
- 日本子ども家庭総合研究所編：日本子ども資料年鑑，KTC中央出版，2008
- 根ヶ山光一編著：母性と父性の人間科学，コロナ社，2001
- 母子愛育会・日本子ども家庭総合研究所編：最新乳幼児保健指針第5版，日本小児医事出版社，2006
- 今村榮一，巷野吾郎編：新・小児保健第11版，診断と治療社，2007
- 柏木恵子：子ども・育児による親の発達，発達 No.56.Vol.14，ミネルヴァ書房，1993

第13章 健康および安全の実施体制

本章のねらい 日本の母子保健システムの基本となる法律は，児童福祉法，母子保健法である。前者により各種の児童福祉施設が設置され，また，後者等によって乳幼児健康診査，新生児マススクリーニング，予防接種（第9章参照）等が行われている。子どもの健康と安全を守っていくには，各施設のさまざまな職員の連携，また，専門機関・地域との連携を深めながら，各種行政サービスを効果的に利活用することが大切である。

キーワード 職員間の連携，児童福祉法，母子保健法，児童福祉施設，乳幼児健康診査，家庭との連携，保育所からの情報提供，専門機関・地域との連携

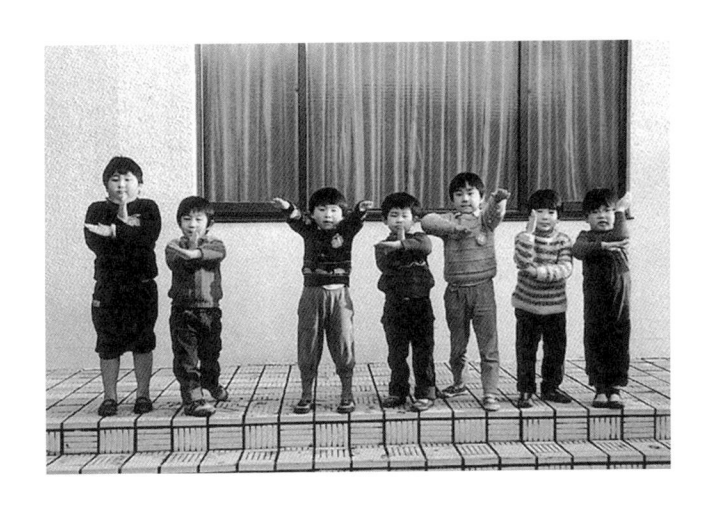

1. 職員間の連携と組織的取り組み

(1) 施設長の責務と組織的な取り組み

子どもの健康と安全に関する第一義的責任は施設長にある。施設長は，全職員の連携・協力の下，健康と安全に関する適切な実施体制を確立するように務める。そのため，保育課程に基づいた保健計画・食育計画を策定し，年間を通じて計画的に実践する。

(2) 職員間の連携の重要性

「健康および安全」に関する具体的な実践においては，各施設，全職員の連携・協力が不可欠である。また，それぞれの市町村の保健センターや保健所，医療機関，療育機関等との連携調整や協力体制の確立も欠かせない。

その場合，保健医療や栄養・食生活に関する専門的知識が求められることが多く，専門的な技能を有する職員（嘱託医，看護師，栄養士および調理員）の役割も重要である(表13-1)。これらの職員が配置されている場合，職種の専門性を活かして「健康および安全」にかかわる企画立案，連絡調整を行い，保育士等と連携を図っていくことが望まれる。

保育士は，家庭との連携を密にし，嘱託医やかかりつけ医等と各種相談しながら，子どもの疾病や事故防止等に関する認識を深め，保健的で安全な保育環境の維持，向上に努めたい（表13-1）。

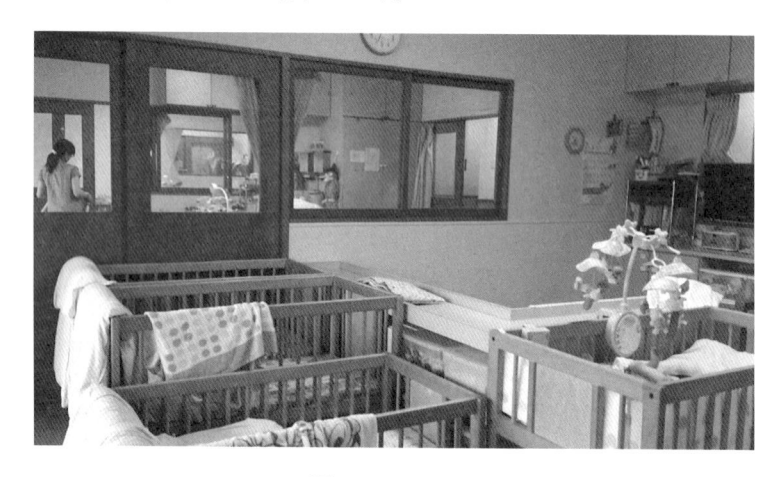

図13-1　乳児院

表13-1 保育にかかわる専門職の役割

保育士	子どもの発達に関する専門的知識をもとに子どもの育ちを見通し，その成長・発達を援助すること 子どもの発達過程や意欲を踏まえ，子ども自らが生活していく力を細やかに助ける生活援助 保育所内外の空間や物的環境，さまざまな遊具や素材，自然環境や人的環境を生かし，保育の環境を構成していくこと 子どもの経験や興味・関心を踏まえ，さまざまな遊びを豊かに展開していくこと 子どもどうしのかかわりや，子どもと保護者のかかわり等を見守り，その気持ちに寄り添いながら適宜必要な援助をしていく関係を構築していくこと 保護者等への相談・助言　等
嘱託医	保育所の子どもの発育・発達状態の評価，定期及び臨時の健康診断と，その結果に関するカンファレンス 子どもの疾病及び傷害と事故の発生時の医学的処置，医学的指導や指示 感染症発生時における指導指示，学校感染症発生時の指導指示，出席停止に関する指導 予防接種に関する保護者および保育士等に対する指導 衛生器材・医薬品に関する指導，及びその使用に関する指導　等
看護師等	子どもや職員の健康管理及び保健計画等の策定と保育における保健学的評価 子どもの健康状態の観察の実践，及び保護者からの子どもの健康状態に関する情報の処理 子どもの健康状態の評価判定と，異常発生時における保健学的・医学的対応，及び子どもに対する健康教育 疾病異常・傷害発生時の救急的処置と保育士等に対する指導 子どもの発育・発達状態の把握とその評価，及び家庭への連絡 乳児保育の実践と保育士に対する保健学的助言　等
栄養士	食育の計画・実践・評価 授乳，離乳食を含めた食事・間食の提供と栄養管理 子どもの栄養状態，食生活の状況の観察，及び保護者からの栄養・食生活に関する相談・助言 地域の子育て家庭からの栄養・食生活に関する相談・助言 病児・病後児保育，障がいのある子ども，食物アレルギーの子どもの保育における食事の提供及び食生活に関する指導・相談 食事の提供，及び食育の実践における職員への栄養学的助言　等
調理員	食事の調理と提供 食育の実践　等

2. 母子保健対策と保育
（1）児童福祉法と母子保健法

　児童の健全な育成を目指し，1947（昭和22）年，児童福祉法が制定された（**表13-2**）。すべての児童（満18歳未満の者）を対象とし，公的責任を明記している。さらに1951（昭和26）年，児童憲章が制定され，そのなかで，「児童は人として尊ばれる。児童は社会の一員として重んぜられる。児童はよい環境の中で育てられる。」としている。

　児童福祉法に基づき，戦後の母子保健対策は実施されてきたが，1965（昭和40）年，新たに母子保健法が制定され，母性と乳幼児の保健に関しては，母子保健法に含まれることになった（**表13-3**）。母子保健法では，母性の尊重とともに，乳幼児が現在の健康状態を維持するだけではなく，よりよい健康状態へ増進するという積極的な理念を述べている。

　日本の乳児死亡率（出生1,000に対する生後1年未満の死亡）は，明治・大正時代には150～160と高率であったが，その後減少を続け，2009（平成21）年には2.4となった。一方，少子化，核家族化の進行，働く女性の増加により家族機能は変化し，子どもをとり囲む環境は大きく変化している。児童虐待，十代の人工妊娠中絶の増加も報告されている。

　1994（平成6）年，エンゼルプラン（今後の子育て支援のための施策の基本的方向について），1999（平成11）年，新エンゼルプラン（重点的に推進すべき少子化対策の具体的実施計画）が策定された。2000（平成12）年には21世紀の母子保健の取り組みの方向性を示す国民運動計画として「健やか親子21」が策定された。2001年から2010年までの10年間を目標とし，2005（平成17）年に中間評価を行った。その後，市町村の次世代育成行動計画との連携の観点から2014年まで期間が延長され，2013年11月に最終評価が出され，8割が改善したとの評価を得た。さらにそれを受けて，2015年度から「健やか親子21（第2次）」が開始される。**図13-2**と**表13-4**にその課題の概要を示す。

　母子保健システムは，思春期，結婚，妊娠，出産，乳幼児期を通じてさまざまなサービスを受けられるようになっている（**図13-3**）。母子保健法に基づき，妊娠の届出をした者には，母子健康手帳が交付される。母子健康手帳は，妊娠，出産，乳幼児期の健康を記録，及び向上させるために重要である。

表13-2 児童福祉法

第1条　すべて国民は，児童が心身ともに健やかに生まれ，且つ，育成されるよう努めなければならない。
　2　すべて児童は，ひとしくその生活を保障され，愛護されなければならない。
第2条　国及び地方公共団体は，児童の保護者とともに，児童を心身ともに健やかに育成する責任を負う。
第3条　前2条に規定するところは，児童の福祉を保障するための原理であり，この原理は，すべて児童に関する法令の施行にあたつて，常に尊重されなければならない。

表13-3 母子保健法

(目的)
第1条　この法律は，母性並びに乳児及び幼児の健康の保持及び増進を図るため，母子保健に関する原理を明らかにするとともに，母性並びに乳児及び幼児に対する保健指導，健康診査，医療その他の措置を講じ，もつて国民保健の向上に寄与することを目的とする。
(母性の尊重)
第2条　母性は，すべての児童がすこやかに生まれ，かつ，育てられる基盤であることにかんがみ，尊重され，かつ，保護されなければならない。
(乳幼児の健康の保持増進)
第3条　乳児及び幼児は，心身ともに健全な人として成長してゆくために，その健康が保持され，かつ，増進されなければならない。
(母性及び保護者の努力)
第4条　母性は，みずからすすんで，妊娠，出産又は育児についての正しい理解を深め，その健康の保持及び増進に努めなければならない。
　2　乳児又は幼児の保護者は，みずからすすんで，育児についての正しい理解を深め，乳児又は幼児の健康の保持及び増進に努めなければならない。
(国及び地方公共団体の責務)
第5条　国及び地方公共団体は，母性並びに乳児及び幼児の健康の保持及び増進に努めなければならない。
　2　国及び地方公共団体は，母性並びに乳児及び幼児の健康の保持及び増進に関する施策を講ずるに当たつては，その施策を通じて，前3条に規定する母子保健の理念が具現されるように配慮しなければならない。

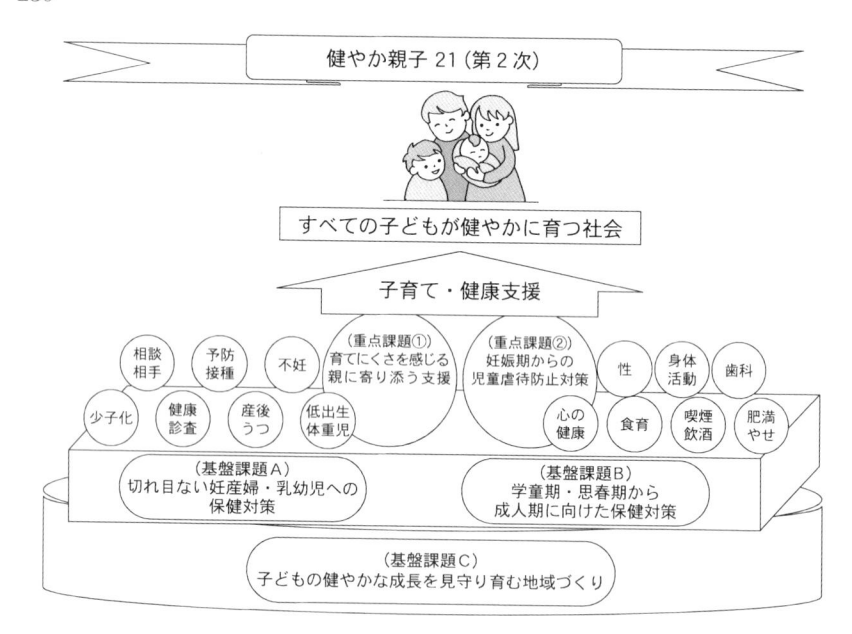

図 13-2　健やか親子 21（第 2 次）イメージ図

(図 13-2，表 13-4 とも，厚生労働統計協会編：国民衛生の動向 2014/2015，厚生労働統計協会，2014，p.114 より)

表 13-4　「健やか親子 21（第 2 次）」における課題の概要

	課題名	課題の説明
基盤課題A	切れ目ない妊産婦・乳幼児への保健対策	妊娠・出産・育児期における母子保健対策の充実に取り組むとともに，各事業間や関連機関間の有機的な連携体制の強化や，情報の利活用，母子保健事業の評価・分析対策の構築を図ることにより，切れ目ない支援体制の構築を目指す。
基盤課題B	学童期・思春期から成人期に向けた保健対策	自動生徒自らが，心身の健康に関心を持ち，より良い将来を生きるため，健康の維持・向上に取り組めるよう，多分野の協働による健康教育の推進と次世代の健康を支える社会の実現を目指す。
基盤課題C	子どもの健やかな成長を見守り育む地域づくり	社会全体で子どもの健やかな成長を見守り，子育て世代の親を孤立させないよう支えていく地域づくりを目指す。具体的には，国や地方公共団体による子育て支援施策の拡充に限らず，地域にある様々な資源(NPOや民間団体，母子愛育会や母子保健推進員等）との連携や役割分担の明確化が挙げられる。
重点課題①	育てにくさを感じる親に寄り添う支援	親子が発信する様々な育てにくさ(*)のサインを受け止め，丁寧に向き合い，子育てに寄り添う支援の充実を図ることを重点課題の一つとする。 (*) 育てにくさとは：子育てに関わる者が感じる育児上の困難感で，その背景として，子どもの要因，親の要因，親子関係に関する要因，支援状況を含めた環境に関する要因など多面的な要素を含む。育てにくさの概念は広く，一部には発達障害等が原因となっている場合がある。
重点課題②	妊娠期からの児童虐待防止対策	児童虐待を防止するための対策として，①発生予防には，妊娠届出時など妊娠期から関わることが重要であること，②早期発見・早期対応には，新生児訪問等の母子保健事業と関係機関の連携強化が必要であることから重点課題の一つとする。

第13章 健康および安全の実施体制

平成27年('15)4月

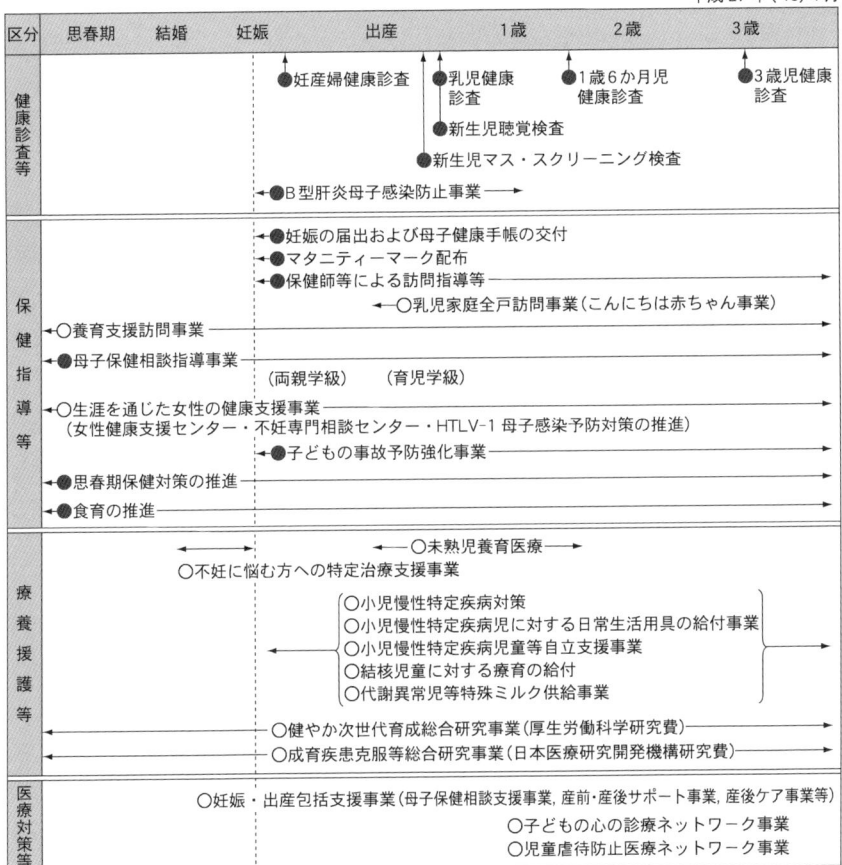

区分	思春期	結婚	妊娠	出産	1歳	2歳	3歳

健康診査等
- ●妊産婦健康診査
- ●乳児健康診査
- ●1歳6か月児健康診査
- ●3歳児健康診査
- ●新生児聴覚検査
- ●新生児マス・スクリーニング検査
- ←●B型肝炎母子感染防止事業→

保健指導等
- ●妊娠の届出および母子健康手帳の交付
- ●マタニティーマーク配布
- ●保健師等による訪問指導等
- ○乳児家庭全戸訪問事業(こんにちは赤ちゃん事業)
- ○養育支援訪問事業
- ●母子保健相談指導事業
- (両親学級)　(育児学級)
- ○生涯を通じた女性の健康支援事業
- (女性健康支援センター・不妊専門相談センター・HTLV-1母子感染予防対策の推進)
- ●子どもの事故予防強化事業
- ●思春期保健対策の推進
- ●食育の推進

療養援護等
- ○未熟児養育医療
- ○不妊に悩む方への特定治療支援事業
- ○小児慢性特定疾病対策
- ○小児慢性特定疾病児に対する日常生活用具の給付事業
- ○小児慢性特定疾病児童等自立支援事業
- ○結核児童に対する療育の給付
- ○代謝異常児等特殊ミルク供給事業
- ○健やか次世代育成総合研究事業(厚生労働科学研究費)
- ○成育疾患克服等総合研究事業(日本医療研究開発機構研究費)

医療対策等
- ○妊娠・出産包括支援事業(母子保健相談支援事業,産前・産後サポート事業,産後ケア事業等)
- ○子どもの心の診療ネットワーク事業
- ○児童虐待防止医療ネットワーク事業

注　○国庫補助事業　●一般財源による事業

図13-3　主な母子保健施策
(厚生労働統計協会編:国民衛生の動向 2015/2016,厚生労働統計協会,2015,p.114より)

（2）児童福祉施設

児童福祉法第7条で，児童福祉施設とは，助産施設，乳児院，母子生活支援施設，保育所，児童厚生施設，児童養護施設，障害児入所施設，児童発達支援センター，情緒障害児短期治療施設，児童自立支援施設および児童家庭支援センターとされている。

1）助産施設 保健上必要があるにもかかわらず，経済的理由により，入院助産を受けることができない妊産婦を入所させて，助産を受けさせる施設（児童福祉法第36条）。

2）乳児院 乳児（特に必要のある場合には幼児を含む）を入院させ養育し，退院した者について相談その他の援助を行う施設（同第37条，図13-1）。

3）母子生活支援施設 配偶者のない女子又はこれに準ずる事情にある女子及びその者の監護すべき児童を入所させ，保護するとともに，自立の促進のために生活を支援し，退所した者について相談その他の援助を行う施設（同第38条）。

4）保育所 日日保護者の委託を受けて，保育に欠ける乳児又は幼児を保育する施設。特に必要があるときは，日日保護者の委託を受けて，保育に欠けるその他の児童を保育することができる（同第39条）。

5）児童養護施設 保護者のいない児童（特に必要のある場合には，乳児を含む），虐待されている児童その他環境上養護を要する児童を入所させ，養護し，退所した者には相談その他の自立のための援助を行う施設（同第41条）。

6）障害児入所施設 福祉型と医療型の2つに区分される。障がい児を入所させ，保護，日常生活の指導，独立自活に必要な知識技能を与え，医療型にはさらに治療が加わる（同第42条）。

7）児童発達支援センター 障がい児の通所支援の中核施設。日常生活の基本的動作の指導，独立自活に必要な知識技能の付与，集団生活適応のための訓練を行う。福祉型と医療型に区分され，医療型では治療も行う（同第43条）。

8）児童家庭支援センター 地域の児童の福祉に関する問題について，児童，母子家庭その他の家庭，地域住民その他からの相談に応じ，必要な助言と，規定による指導を行い，児童相談所，児童福祉施設等との連絡調整，援助を総合的に行う施設。児童福祉施設に付置する（同第44条の2）。

表13-4　主な児童福祉施設

名　称	施設数 在籍者数(人)	機　能
乳児院	125 3,136	左頁参照。約1/4は虐待された乳幼児である。
母子生活支援施設	262 10,006	左頁参照
保育所	21,681 2,056,845	左頁参照
児童養護施設	582 29,975	左頁参照
情緒障害児 短期治療施設	37 1,175	軽度の情緒障害を有する児童を，短期間，入所させ，又は保護者の下から通わせて，その情緒障害を治す。
児童自立支援施設	58 1,726	不良行為をなし，又はなすおそれのある児童及び家庭環境その他の環境上の理由により生活指導等を要する児童を入所させ，又は保護者の下から通わせて，個々の児童の状況に応じて必要な指導を行い，自立を支援する。

（施設数，在籍者数は，厚生労働省「社会福祉施設等調査」より　2010年10月1日現在）

○　障がい児支援の強化を図るため，障がい種別ごとに分かれた施設体系について，通所・入所の利用形態の別により一元化。

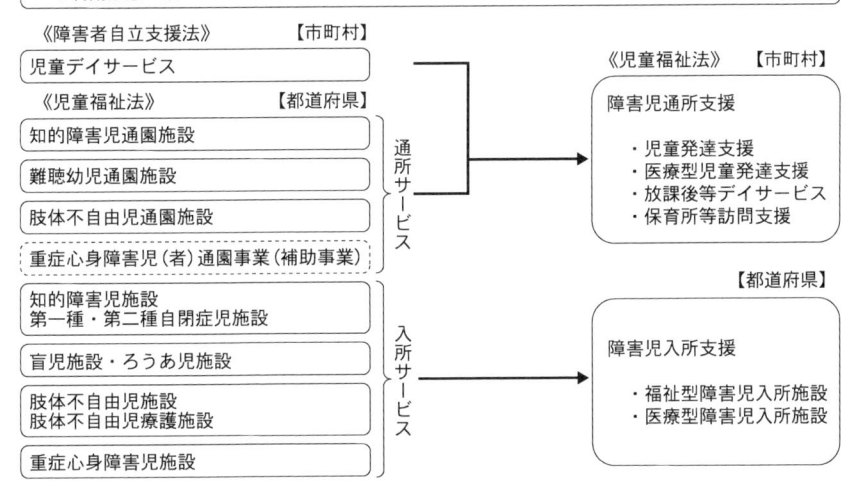

《障害者自立支援法》【市町村】
児童デイサービス

《児童福祉法》【都道府県】
知的障害児通園施設
難聴幼児通園施設
肢体不自由児通園施設
重症心身障害児(者)通園事業(補助事業)

通所サービス →

《児童福祉法》【市町村】
障害児通所支援
・児童発達支援
・医療型児童発達支援
・放課後等デイサービス
・保育所等訪問支援

知的障害児施設
第一種・第二種自閉症児施設
盲児施設・ろうあ児施設
肢体不自由児施設
肢体不自由児療護施設
重症心身障害児施設

入所サービス →

【都道府県】
障害児入所支援
・福祉型障害児入所施設
・医療型障害児入所施設

図13-4　障がい児施設・事業の一元化
（厚生労働統計協会編：国民の福祉と介護の動向　2012/2013，厚生労働統計協会，2012，p.130より）

（3）乳幼児健康診査

健康診査は，成長・発達の過程にある子どもの発育の継続的評価と，種々の疾病，障がいの早期発見を目的として実施される。さらに，適切な保健指導により疾病の発生を予防することが可能な場合もある。乳幼児健康診査は，母子保健法の規定により行われ，乳児健康診査，1歳6か月児健康診査，3歳児健康診査等がある。

1）乳児健康診査　乳児では，母子健康手帳といっしょに乳児健康診査の受診票を渡している市町村も多く，医療機関で健康診査を受け，必要に応じて精密検査が行われる。乳児期前半では，先天性心疾患，股関節脱臼などの異常の発見，育児行動，離乳状況を確認する。後半では，行動発達，社会性に焦点をあて，予防接種の有無を調べ必要に応じて指導する。

2）1歳6か月児健康診査　1歳6か月を超え満2歳に達しない幼児を対象とし，身体発育状況，栄養状態，精神発達の状況，言語障がいの有無，聴覚の障がい（後ろから名前を呼ばれたとき，振り向くかどうか），視覚異常の有無，予防接種の実施状況などを調べ心身障がいの早期発見，虫歯予防とともに，栄養指導・育児指導など保護者への指導も行われている。異常が認められる場合は，専門医による精密検査が行われる。

3）3歳児健康診査　満3歳を超え満4歳に満たない幼児を対象に行われ，身体発育，精神発達，視覚・聴覚障がいの早期発見を目的とする。身体発育，精神発達の面から重要な時期であり，医師，歯科医師等による総合的健康診査を実施している。その結果に基づき，精密検査，保健指導を行う。

なお，2001（平成13）年度から，1歳6か月児健康診査，3歳児健康診査において，心理相談員，保育士が参加し，子育ての悩みが解決できるよう心理相談などを行い，育児支援対策が強化されている。

4）5歳児健康診査　3歳児健康診査と就学時健康診断の間に，5歳児健康診査を実施する自治体が増えている。母子保健法では，1歳6か月児と3歳児の健診の実施を義務づけており，これ以外の健診は必要に応じて行うとしており，乳児健診を実施する自治体が多い。しかし，3歳児では集団生活の経験が少ない児も多く，軽度発達障がいの発見が難しいが，5歳児では発見し，早期に療育を開始することが可能な場合が多い。

3．保育所と，家庭・専門機関・地域との連携
（1）家庭との連携
　健康で安全な子どもの生活を確立するためには，保護者や家族の協力は不可欠であり，常に密接な連携を図ることが必要である。
　1）家庭からの情報　子どもの家庭での生活実態，健康状態，既往歴や予防接種歴，過去の傷害を伴う事故等の情報は，入所時のみでなく常に収集する。また，子どものかかりつけ医を確認し，必要に応じてかかりつけ医と連携を図るように努める。
　2）保育所からの情報提供と説明　子どもの健康と安全，食生活や食育に関する活動について，保育所から家庭に情報提供することが必要である。特に，季節ごとの疾病・事故に関する情報，季節に応じた食事・献立，感染症の発生状況とその予防対策等について，家庭に適宜伝えていく。
　また，保育所の子どもの健康と安全に関する基本的取り組み方針等については，入所時に説明する。さらに，保育現場における医療的ケアについては，入所時および適宜，保護者との間で，嘱託医や地域の医療機関を交えた情報交換を行い，保護者に周知徹底を図る。

（2）専門機関・地域との連携
　1）保健医療における連携　保健医療に関連する機関としては，保健センター，保健所，病院や診療所等の歯科領域を含む医療機関等がある。これらの機関から，保育現場で必要となる子どもの健康や安全に関する情報や技術の提供を受けられる。
　また，保育所の嘱託医や歯科医と密接に連携し，保育現場で発生した疾病や傷害の発生時における具体的な対応や助言を得るとともに，日頃から情報交換を行う。その際，子どもや家庭の個人的な情報に関しては，守秘義務の徹底が求められる。
　2）母子保健サービスとの連携　乳幼児健康診査や訪問事業等，市区町村が実施する各種保健サービスによって得られる子どもの健康状態，発育や発達状態に関する情報は，保育現場において有効である。保護者の了解を得て，母子健康手帳等も活用していきたい。
　市区町村が実施する乳幼児健康診査は，乳児，1歳6か月児および3歳児を

対象として実施されている。その他，各地域，また各医療機関によって独自に他の年月齢を対象にしていることもある。また，「生後4か月までの全戸訪問事業」（こんにちは赤ちゃん事業）が全国的に実施されている。これらの健診や保健指導と保育所の健康診断を関連させ，子どもの状態をより正確に把握したい。

3）食育の取り組みにおける連携　保育所における食育をより豊かに展開するためには，子どもの家庭・地域住民との連携・協力に加えて，地域の保健センター・保健所・医療機関，学校や社会教育機関，地域の商店や食事に関する産業，さらに地域の栄養・食生活に関する人材や職種の連携・協力を得ることも有効である。

　栄養士が配置されている場合，その専門性を十分に発揮し，それらとの連絡調整の業務を積極的に行うことが期待される。

4）障がい等のある子どもに関する連携　医療機関や療育機関との連携が望まれる。療育に携わる専門職による専門的な対応や知識・技術を学ぶとともに，保育所での日々の子どもの様子を伝える等，情報交換を通じて，子どもへの理解を深めていく。

5）虐待防止等に関する連携　保育現場において，不適切な養育や虐待等の疑いのある子どもや気になる子どもを発見したときは，速やかに市区町村の関係部門（保健センター，児童福祉部門）へ連絡し，さらに必要に応じて児童相談所に連絡し，早期に子どもの保護や保護者への対応に当たることが必要である。また，地方自治体が設置する要保護児童対策地域協議会（子どもを守る地域ネットワーク）に保育所が積極的に参画し，協力したい。

6）災害等の発生時における連携　保育所内外の事故発生，災害発生やその災害訓練時，および不審者の侵入等の事態に備え，日頃から保護者，近隣の住民，地域の医療機関・保健センターや保健所・警察・消防等との密接な協力や支援にかかわる連携体制を整備することが必要である。

7）小学校との連携　入所中の健康状態，発育・発達状態，既往歴や事故の状態等は，子どもの卒所後の保健活動等に役立つこともあるので，保護者の了解のもとに，小学校と情報共有や相互理解など連携を図りたい。また，小学校で発生している感染症等についても情報提供してもらい，保育現場での蔓延を予防することも必要である。

第13章 健康および安全の実施体制　　　*237*

考えてみよう

1．職員同士の連携は，どのようにしたら効果的に行えるか考えてみよう。
2．児童福祉法と母子保健法の関連について考えてみよう。
3．児童福祉施設のいくつかを取り上げ，調べてみよう。
4．専門機関や地域との連携には，具体的にどのようなものがあるか考えてみよう。

参 考 図 書

・厚生労働統計協会編：国民衛生の動向，厚生労働統計協会，各年版
・幼保施設危機管理研究会編：幼保施設等安全・安心ハンドブック，ぎょうせい，2007
・厚生労働省雇用均等・児童家庭局保育課：保育所保育指針解説書，2008
・母子衛生研究会編：母子保健の主なる統計，母子保健事業団，2010
・高野　陽，柳川　洋，加藤忠明，中村正雄編著：改訂7版母子保健マニュアル，南山堂，2010

索　引

〔欧　文〕

A型肝炎 …………………92
A群連鎖球菌感染症 ……93
ADHD …………………194
AED ……………………222
B型肝炎 …………………92
BCG ……………………163
C型肝炎 …………………92
DPT ……………………161
HDL コレステロール …134
IgA …………………47,79
IgE ……………………100
IgG ………………47,79,144
QOL ……………………60
RS ウイルス感染症 ………93
SIDS ……………………63
WHO ……………………8

〔ア〕

愛着障害 ………………182
悪性腫瘍 ………………182
悪性新生物 …………110,132
アスペルガー症候群 ……192
アタマジラミ ……………97
アデノウイルス感染症……90
アトピー……………66,100
アトピー性皮膚炎
　　　　　　　　…102,180
アレキシサイミア ………179
アレルギー…………100,180
アレルギー性結膜炎 ……106
アレルギー性紫斑病 ……117
アレルギー性鼻炎 ………106
安全管理 ………………210
安全教育 ………………210

〔イ〕

胃潰瘍 …………………146
育児・介護休業制度 ……176
1 型糖尿病 ……………120
一次救急救命 …………222
1 歳 6 か月児健康診査 …234
遺伝カウンセリング ……74
遺伝子 ………………66,68
遺伝性球状赤血球症 ……117
遺伝病 ………………66,68
遺伝要因 ………………132
遺　尿 …………………180
いびき …………………155
咽頭結膜熱 ………………90
院内保育 …………………62
インフルエンザ …………86

〔ウ〕

ウイルス ……………80,83
ウイルス性肝炎 …………92
うつ病 …………………182
運動発達 …………………48

〔エ・オ〕

エイズ ……………………92
衛生管理 ………………200
エコラリア ……………192
円形脱毛 ………………180
エントレインメント ……52
応急処置 ………………218
嘔　吐 …………………145
悪　寒 …………………142
おたふくかぜ ……………88

〔カ〕

外表奇形 …………………66

外部環境要因 …………132
解離性障害 ……………186
カウプ指数 ………………38
過活動 …………………194
過換気症候群 …………180
学習障害 ………………194
化　骨 ……………………42
かぜ症候群 ………………83
肩こり …………………180
偏りの疑い ………………32
学校保健安全法 …………80
過敏性腸症候群 ………180
花粉症 …………………106
川崎病 …………………108
感覚の過敏 ……………192
感染症 …………60,78,83
感染症予防法 ……………80
感染性胃腸炎 ………95,146
間代性けいれん ………149
陥没呼吸 ………………156

〔キ〕

記　憶 ……………………49
気管支異物 ……………220
気管支喘息 ……………103
器質性頭痛 ……………158
喫　煙 …………………134
気　道 …………………152
吸気性喘鳴 ……………155
急性下痢 ………………148
急性糸球体腎炎 ………116
急性上気道炎 ……83,142,154
急性灰白髄炎 ……………84
急性腹痛 ………………157
胸囲の計測 ………………30
共　感 …………………186
蟯虫症 ……………………98

索引

強直性けいれん …………149	後天性免疫不全症候群……92	消化器………………44
狭頭症………………39	誤嚥……………………220	消化器疾患……………121
強迫性障害……………182	呼気性喘鳴……………155	消化性潰瘍……………182
巨人症………………36	5歳児健康診査………234	猩紅熱…………………93
切り傷…………………218	子育て支援……………174	小頭症…………………39
起立性調節障害……128,180	子育て不安……………174	情緒の安定………………6
緊張性頭痛……………158	こだわり………………192	衝動性…………………194
〔ク・ケ〕	骨折……………………218	小児がん………………110
	骨年齢…………………42	食生活指針……………136
空気感染………………78	〔サ・シ〕	食中毒…………………202
クラインフェルター症候群		食物アレルギー………102
……………………72	災害………………213,236	書字障害………………194
クレチン症……………118	細菌性食中毒…………95	心因性視野狭窄………180
経気道感染………………78	細菌性赤痢………………91	心因性難聴……………180
経口感染…………………78	細胞性免疫………………80	人格障害………………186
形態異常…………………66	詐病………………144,182	心気症…………………182
経皮感染…………………78	3歳児健康診査………234	神経回路…………………42
けいれん………………149	算数計算障害…………194	神経芽腫………………110
けが……………………207	軸索………………………42	神経疾患………………124
血液型…………………69	事故……………………207	人口動態統計……………10
血液疾患………………117	事故防止対策…………208	心疾患……………112,134
結核………………………90	事故防止マニュアル…213	心室中隔欠損症………112
血管性紫斑病…………117	自殺……………………15,204	心身症……………179,180
血友病…………………117	支持……………………186	新生児………………40,52
下熱薬…………………144	視線の合いにくさ……192	新生児聴覚スクリーニング
下痢……………………148	失感情症………………179	……………………160
健康観察……………58,61	しつけ…………………166	新生児破傷風……………93
健康の概念………………8	児童虐待…………………18	新生児マススクリーニング
言語発達遅滞…………196	児童憲章………………228	……………………160
原始反射…………………52	児童福祉施設…………232	身体障害………………182
原発性免疫不全症…100,117	児童福祉法……………228	身体的虐待………………18
〔コ〕	ジフテリア………………84	身長の計測………………30
	自閉症…………………192	心肺蘇生法……………222
誤飲……………………220	社会恐怖………………182	心房中隔欠損症………112
行為障害………………182	若年性関節リウマチ…120	心理的虐待………………18
合計特殊出生率…………10	周産期死亡率……………13	心理療法………………187
高血圧…………………182	主治医……………………60	〔ス〕
膠原病…………………120	出生数……………………10	
甲状腺機能亢進症……118	出生率……………………10	髄鞘化……………………42
巧緻性……………………48	受容……………………186	水痘………………………89
交通事故……………204,210	循環器……………………46	睡眠……………………166

睡眠−覚醒リズム…………26
頭蓋骨………………………42
健やか親子21 …………2,228
頭　痛 ……………158,180
すり傷 ……………………218

〔セ・ソ〕

セーフティマネジメント
　　　………………………213
生活習慣病 ……132,136,182
生殖器………………………46
精神疾患 ……………179,182
精神遅滞 …………………124
精神発達 ……………………49
成人病 ……………………132
成長ホルモン………………26
成長ホルモン分泌不全性低
　身長症 …………………118
性的虐待……………………18
生命の保持 …………………4
生理機能の指標……………40
せ　き ……………………152
摂食障害 …………………180
潜在危険 …………………208
染色体 ………………………68
染色体異常 ……………66,70
喘　息 ……………………180
先天異常……………………66
先天性甲状腺機能低下症
　　　………………………118
先天性心疾患 ……………112
先天性胆道拡張症 ………121
先天性風しん症候群
　　　…………………73,88,163
先天性副腎皮質過形成症
　　　………………………118
全般性不安障害 …………182
喘　鳴 ……………………155
戦　慄 ……………………142
双極性障害 ………………182

〔タ〕

ターナー症候群……………72
ターミナルケア……………62
体　温 ……………………140
体温調節中枢 ……………142
胎　児 …………………40,52
胎児循環……………………46
胎児性アルコール症候群
　　　………………………73
胎　便 ……………………40
体重の計測 ……………30,58
大頭症………………………39
胎内環境要因………………68
大脳辺縁系…………………40
多因子遺伝病………………72
ダウン症候群………………70
脱　臼 ……………………218
脱　水 ……………………149
単純性熱性けいれん ……150
胆道閉鎖症 ………………121
タンデムマススクリーニング
　　　………………………160

〔チ〕

チック ……………………180
注意欠陥多動性障害 ……194
中枢性鎮咳薬 ……………154
中性脂肪 …………………134
腸管出血性大腸菌感染症…91
重複障害がい児 …………126

〔テ〕

手足口病……………………95
手洗い ……………171,202
低身長………………………36
ディスレクシア …………194
適応障害 …………………182
溺　死 ……………………206
鉄欠乏性貧血 ……………117
てんかん ……………128,149

転換性障害 ………………182
電子式体温計 ……………140
伝染性紅斑…………………96
伝染性軟属腫………………97
伝染性膿痂疹………………97

〔ト〕

頭　囲 …………………30,39
統合失調症 ………………186
糖尿病 ……………………120
頭部打撲 …………………220
動脈硬化症 ………………134
特異的防御機構……………78
読字障害 …………………194
特発性血小板減少性紫斑病
　　　………………………117
特別支援学校 ……………124
突発性発疹………………84,144
とびひ………………………97
トラウマ障害 ……………182
トリグリセリド …………134
トリソミー…………………70

〔ナ・ニ〕

内臓奇形……………………66
内分泌疾患 ………………118
泣き入りひきつけ …128,150
喃　語 ………………………49
２型糖尿病 ………………120
二分脊椎……………………73
日本脳炎 ………………91,163
乳　歯 ………………………42
乳児健康診査 ……………234
乳児コリック ……………157
乳児死亡率 ……………12,228
乳幼児突然死症候群………63
妊娠期間中の危険因子……40

〔ヌ・ネ・ノ〕

ネグレクト…………………18
熱中症 ……………………220

索　引

ネフローゼ症候群 ………116
捻　挫 ……………………218
脳………………………………40
脳細胞 …………………………42
脳腫瘍 ……………………110
脳性まひ …………………126
能動免疫………………………47

〔ハ〕

歯…………………………………42
パーセンタイル……………32
排泄の自立 ………………168
破傷風…………………………93
発育の偏り……………………32
発育評価………………………30
発育・発達……………………24
白血病 ……………………110
発達の指標……………………48
発達障害 ……………182,190
発　熱 ……………………140
パニック …………………192
パニック障害 ……………182
歯みがき …………………171
反響言語 …………………192
反抗挑戦性障害 …………182

〔ヒ〕

ひきつけ …………………149
鼻出血 ……………………218
比体重…………………………38
非特異的防御機構……………78
避難訓練 …………………213
泌尿器疾患 ………………116
飛沫感染………………………78
肥　満…………………………38
百日咳…………………………87
病原体…………………………80
病児の世話 ………………140
日和見感染症…………………92
貧　血 ……………………117
頻　尿 ……………………180

〔フ〕

ファロー四徴症 …………112
風しん…………………………88
プール熱………………………90
副腎皮質ホルモン……………26
腹　痛 ……………………157
不顕性感染……………………78
不整脈 ……………………182
不注意 ……………………194
不適切な養育 ……………182
プリオン………………………80
不慮の事故 ……………15,204
不慮の窒息 ………………204
プロスタグランジン …142
憤怒けいれん ……128,150
分離不安障害 ……………182

〔ヘ・ホ〕

ヘルパンギーナ………………96
便（乳児）……………………96
片頭痛 ……………………158
保育所 …………176,232,235
保育所保育指針 …4,6,8,213
膀胱炎 ……………………116
保健活動 ………………………2
母子健康手帳 ……8,212,228
母子相互作用………24,49,54
母子保健システム ………228
母子保健法 ………………228
母子免疫………………………47
発作性の呼吸困難 ………106
母乳栄養………………………28
骨………………………………42
ポリオ…………………………84

〔マ〕

マイコプラズマ肺炎…………97
マクロファージ………………78
麻しん…………………………87
マススクリーニング ……160

慢性下痢 …………………148
慢性糸球体腎炎 …………116
慢性疾患………………60,109

〔ミ・ム・メ〕

みずいぼ………………………97
みずぼうそう…………………89
三日はしか……………………88
虫歯予防………………………44
ムンプス………………………88
メタボリックシンドローム
　……………………………134
メラトニン……………………26
免疫（免疫系）…47,78,100
免疫グロブリン……28,47,79
免疫疾患 …………………117

〔ヤ・ユ・ヨ〕

薬物療法 …………………187
やけど ……………………221
やせ症…………………………39
夜　尿 ……………………180
優性遺伝病……………………68
夜泣き …………………26,168
予防接種 …………………161

〔ラ・リ・レ・ロ〕

卵円孔…………………………46
リスクマネジメント ……222
流行性嘔吐下痢症……………95
流行性角結膜炎………………90
流行性耳下腺炎………………88
臨界期…………………………24
リンゴ病………………………96
リンパ球………………………80
劣性遺伝病……………………69
レム睡眠………………………26
ローレル指数…………………38

〔編著者〕

加藤　忠明（かとう　ただあき）　（独）国立成育医療研究センター成育政策科学研究部前部長，
女子栄養大学非常勤講師，「小児保健研究」副編集委員長　医学博士

岩田　力（いわた　つとむ）　東京家政大学子ども学部教授　医学博士

〔著　者〕（五十音順）

加藤　則子（かとう　のりこ）　十文字学園女子大学人間生活学部教授　医学博士

小枝　達也（こえだ　たつや）　（独）国立成育医療研究センターこころの診療部　医学博士

成　和子（せい　かずこ）　明治学院大学非常勤講師　医学博士

高野　貴子（たかの　たかこ）　東京家政大学家政学部教授　医学博士

谷村　雅子（たにむら　まさこ）　関東学院大学人間環境研究所客員研究員　医学博士

広瀬　宏之（ひろせ　ひろゆき）　横須賀市療育相談センター所長　医学博士

横山　正子（よこやま　まさこ）　神戸女子大学健康福祉学部教授

図表で学ぶ子どもの保健 I

2010年（平成22年）11月30日　初版発行
2016年（平成28年）12月15日　第9刷発行

編著者	加藤　忠明
	岩田　力
発行者	筑紫　和男
発行所	株式会社 建帛社 KENPAKUSHA

〒112-0011　東京都文京区千石4丁目2番15号
TEL　(03) 3944-2611
FAX　(03) 3946-4377
http://www.kenpakusha.co.jp/

ISBN 978-4-7679-3271-2　C3047　　あづま堂印刷／愛千製本所
©加藤忠明・岩田力ほか，2010.　　Printed in Japan
（定価はカバーに表示してあります）

本書の複製権・翻訳権・上映権・公衆送信権等は株式会社建帛社が保有します。
JCOPY ＜出版者著作権管理機構 委託出版物＞
本書の無断複製は著作権法上での例外を除き禁じられています。複製される場合は，そのつど事前に，出版者著作権管理機構（TEL 03-3513-6969, FAX 03-3513-6969, e-mail : info@jcopy.or.jp）の許諾を得てください。